健康中国 科普丛书

U0236108

癌症不可怕

1 肿瘤相关知识

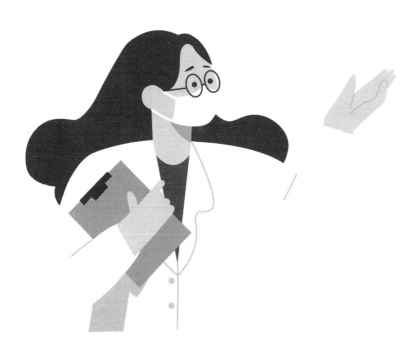

高文斌　刘　江　陈盛阳　潘文俊 —————————— 主编

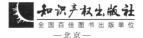

知识产权出版社
全国百佳图书出版单位
—北京—

图书在版编目（CIP）数据

癌症不可怕 / 高文斌等主编 . — 北京：知识产权出版社，2023.4
（健康中国科普丛书）
ISBN 978-7-5130-8660-8

Ⅰ.①癌… Ⅱ.①高… Ⅲ.①癌—普及读物 Ⅳ.①R73-49

中国国家版本馆 CIP 数据核字（2023）第 003961 号

内容提要：

本书以抗肿瘤诊疗过程中的案例、知识点为主要引导，介绍恶性肿瘤的预防、临床症状、
诊断方法、治疗模式、诊疗不良反应和疾病随诊等相关内容。同时介绍肿瘤诊疗的新技术、
新手段、新方法，真实说明疾病诊疗过程，澄清诊疗中的误区和错误观念，力求肿瘤诊疗过程
规范化。全书突出科普性、大众性、专业性、实用性、规范性，既贴近于普通百姓，又服务于临
床，内容翔实，资料丰富。适合普通读者和相关专业医生阅读参考。

责任编辑：张　珑　　　　　　　　　　　　责任印制：刘译文

健康中国科普丛书
癌症不可怕
AIZHENG BUKEPA
高文斌　刘　江　陈盛阳　潘文俊　主编

出版发行：知识产权出版社有限责任公司	网　　址：http://www.ipph.cn
电　　话：010—82004826	http://www.laichushu.com
社　　址：北京市海淀区气象路50号院	邮　　编：100081
责编电话：010—82000860转8574	责编邮箱：laichushu@cnipr.com
发行电话：010—82000860转8101	发行传真：010—82000893
印　　刷：三河市国英印务有限公司	经　　销：新华书店、各大网上书店及相关专业书店
开　　本：720mm×1000mm　1/16	总 印 张：26.75
版　　次：2023年4月第1版	印　　次：2023年4月第1次印刷
总 字 数：321千字	总 定 价：140.00元（全5册）

ISBN 978-7-5130-8660-8

出版权专有　侵权必究
如有印装质量问题，本社负责调换。

本书编委会

主　编

高文斌　深圳市罗湖区人民医院

刘　江　深圳市罗湖区人民医院

陈盛阳　深圳市罗湖区人民医院

潘文俊　深圳市罗湖区人民医院

编　委

汪艾曼　国药北方医院

江振宇　包头医学院第二附属医院

王武龙　包头医学院第二附属医院

王显会　吉林市中心医院

李沙沙　暨南大学附属第一医院

陈　岷　四川省医学科学院四川省人民医院

朱正水　安徽理工大学医学院

序　一

"要倡导健康文明的生活方式，树立大卫生、大健康的观念，把以治病为中心转变为以人民健康为中心，建立健全健康教育体系，提升全民健康素养，推动全民健身和全民健康深度融合。"这是习近平总书记在2016年全国卫生与健康大会上发表的重要讲话。

自党的十八大以来，习近平总书记始终把人民的健康放在首位，不断推进健康中国建设。人民健康是社会文明进步的基础，也是民族昌盛和国家富强的重要标志，更是广大人民群众的共同追求。党中央把维护人民健康摆在更加突出的位置，确立了新时代卫生与健康的工作方针，制定了"健康中国2030"规划纲要，发出建设健康中国的号召，明确了建设健康中国的大政方针和行动纲领，人民健康状况和基本医疗卫生服务的公平性、可及性持续改善。

中国农工民主党（以下简称"农工党"）是以医药卫生等领域高中级知识分子为主的参政党，具有爱国革命的光荣历史和优良传统，是中国共产党久经考验的亲密友党。深圳农工党各级组织和党员立足自身特点和界别优势，积极聚焦、推动"健康中国"和"美丽中国"建设，为推动改革创新发展、促进社会和谐、增进民生福祉、彰显农工党界别特色发挥重要作用。

近年来，随着恶性肿瘤发病率、死亡率的持续增长，其已经成为严重威胁我国广大人民群众生命安全的重大疾病之一。加强恶性肿瘤疾病的防治，是每一位医药卫生界农工党党员的责任。这不仅要求农工党党员在临床一线做好肿瘤诊疗"三早"，即"早发现""早诊断"和"早治疗"；同时，还要求我们走到疾病诊疗的前边、走进社区、走进百姓的生活之中，对肿瘤预防进行宣教，从而达到肿瘤防治"四早"的目的，即"早预防""早发现""早诊断"和"早治疗"，以更加适宜的方式保证和服务于广大人民群众生活健康的需求。

农工党深圳市罗湖区总支部委员会自2021年就开展了"美丽罗湖、健康社区"系列科普宣传活动。他们发动广大基层农工党党员,利用自己的专业所长,从社区群众的实际生活出发,采用生动、活泼、翔实的内容,在日常工作之余,利用网络、新媒体、社区授课、义诊等多种手段,为罗湖区的社区群众介绍了常见的肿瘤发病原因,以及各种预防肿瘤发生的措施;介绍了常见的习惯、意识、理念等方面的误区,获得了广大社区居民的欢迎和好评。宣传的同时,他们还把这些内容汇集成书,系统地介绍了肿瘤诊疗中的预防、诊断、治疗、不良反应防治等相关内容。真正意义上达到了"传播健康生活方式,介绍肿瘤诊疗知识,揭示真相,澄清误区,传递健康,粉碎谣言"的目的。

中国农工民主党广东省委会副主委

深圳市委会主委

深圳市卫生健康委副主任

常巨平

2022年6月

序 二

"人民健康是社会文明进步的基础,是民族昌盛、国家富强的重要标志。"习近平总书记在看望参加全国政协十三届四次会议的医药卫生界、教育界委员,并参加联组会时强调,要把保障人民健康放在优先发展的战略位置,聚焦影响人民生命健康的重大疾病和主要问题,加快实施健康中国行动,织牢国家公共卫生防护网。科学防治需要相信科学、依靠科学、尊重科学。因此,我们要传播科学思想,引导科学认识,把预防疾病的科普知识宣传下沉到社区和网上空间,以提高人民群众的科学素质,增强识别能力,科学预防疾病。

农工党深圳罗湖区总支部充分发挥我们的界别优势,积极组织党员实施各种形式的市民健康讲座、健康教育直播和健康义诊等工作;把医药、卫生、健康知识、理念送到罗湖区每一个社区,有针对性地把医学、药学专家送到社区群众身边,为社区居民传递健康知识并进行健康指导,实现了"美丽罗湖、健康社区"的目标。在活动中,涌现出一大批优秀的党员,特别是高文斌博士受到了社区群众的夸奖与认可。这既是罗湖区广大社区群众对健康知识的渴求,也是农工党罗湖区总支部开展"美丽罗湖、健康社区"系列活动的目的和初心。

近年来,肿瘤疾病诊疗已经取得了明显的进步,肿瘤的治疗与管理已经逐步实施慢性病全程管理模式。即便如此,肿瘤的预防、诊断、治疗也充满着乱象,尤其表现在肿瘤诊疗信息、水平的参差不齐,肿瘤预防、诊疗、随诊等方面存在错误的知识、理念,使得人民群众在日常生活、诊疗中时常会"踩中各种雷"。农工党深圳市罗湖区总支委员会委员、罗湖区人大代表、深圳市罗湖医院集团肿瘤内科主任高文斌教授利用自己的专业所长,从社区群众的实际出发,在日常工作之余,利用网络、新媒体、社区授课、义诊等多种手段,为深圳市罗湖区社区群众系统介绍了日常生活中常见肿瘤的发病原因,防癌、治癌措施,为百姓提供一定的健康保障。欣闻他又和同行一起将这些宣传内容汇集成书，这不仅更加方便广大社区百姓阅读和学习，也丰富了"美丽罗湖、健康社区"活动内容，用实际行动切实担负起新时代赋予的新使命，践行了农工党党员积极履职尽责、推动"健康中国"和"美丽中国"建设的责任，为促进社会和谐、增进民生福祉贡献了农工党人的力量。

中国农工民主党深圳市委会副主委

罗湖区总支部主委

肖敏静

2022 年 6 月

前　言

　　恶性肿瘤是近年来严重威胁我国乃至全球人类生命健康的主要疾患之一,其发病率、病死率逐年升高,并居于人类致死性病因第一位。科学防治肿瘤已经成为疾病诊疗过程中的首要内容。近年来,对恶性肿瘤实施"三早"诊疗策略(即"早发现""早诊断""早治疗")已经获得了满意的效果,临床肿瘤疾病早筛已经使其早期发现成为可能,早期实施干预措施也获得了满意的治疗效果。在此基础上,人们更加重视对肿瘤疾病的早期预防,即通过行之有效的预防措施,最大限度地减少肿瘤疾病的发生,达到治疗未病的目的。这也是2022年肿瘤防治宣传周中首次提出的肿瘤防治需要推荐、坚持"四早"的诊疗理念,即"早预防""早发现""早诊断""早治疗"。

　　很多老百姓对肿瘤疾病相关知识一无所知,甚至存在误解和偏见,偏听偏信、上当受骗、贻误治疗的事件也时有发生。本书正是基于这些情况,用通俗易懂的语言描述肿瘤相关专业知识,提高大众对肿瘤知识的理解和知晓度。我们依据权威医学书籍,并查阅大量国内外医药专业文献,用通俗易懂的语言讲临床肿瘤诊疗中的故事,于故事中介绍肿瘤诊疗的相关知识。一篇文章一个话题,简短、明了。

　　本书的编写,得到了中国农工民主党广东省委会副主委、深圳市委会主委、深圳市卫生健康委副主任常巨平教授,中国农工民主党深圳市委会副主委、罗湖区总支部委员会主委肖敏静女士的关心和指导,并且亲自为本书作序,在此深表感谢。同时也感谢我的妻子、儿子,我的成功之路,始终有你们的支持和鼓励,有你们在身边真好。

　　本书的出版,还受到深圳市第四批引进高层次医学团队"医疗卫生三名工程"项目、中国农工民主党深圳市罗湖区总支部委员会"健康社区"项目的资助,在此一并感谢。

高文斌

2022年6月于广东深圳

目　　录

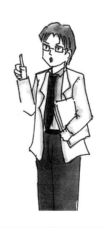

话题1：临床肿瘤学的"百年"辉煌

说起临床肿瘤学专业，它还真的是现代医学大家庭中的小弟弟。1946年，人们采用氮芥成功治疗恶性淋巴瘤被公认为临床肿瘤学的起点，这也有别于我国传统医学应用中医药治疗恶性肿瘤的方法。随着社会、科学技术的发展，临床肿瘤学从其诞生的那一刻即成为医学领域中最为活跃、投入最多、最引人关注的学科之一。人们对恶性肿瘤的认识和诊疗过程的进步，真的是可以用"与时俱进"来形容。肿瘤诊疗模式的改变，已经把对肿瘤疾病的认知、诊治水平精准地提升到了基因水平。

把时钟拨回到20世纪的七八十年代，那时候的肿瘤科医生能够给予患者最多的建议就是："回去以后，想吃点什么就吃点什么吧。"至于说到恶性肿瘤的治疗，也唯有手术、放射治疗（即放疗）、化学药物治疗（即化疗）这经典的"三板斧"模式，而且治疗所采用的药物也是极其匮乏的，毒副作用很大，患者的耐受程度低下，用"小米加步枪"来形容那时的恶性肿瘤治疗则是再形象不过了，因此，人们"谈癌色变"。

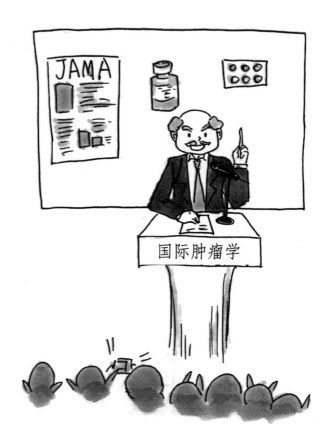

　　时间进入到 20 世纪 90 年代以后,日新月异的科技进步与发展为生物医学、基础医学、药学、肿瘤学和肿瘤相关学科的发展奠定了基础,临床肿瘤学的发展也走上了快车道。人们对肿瘤的认识、诊疗发生了翻天覆地的变化,随之而来的肿瘤治疗也发生了根本性变化,肿瘤的治疗理念、方法、药物也获得了极大的丰富。肿瘤性疾病的诊疗已经从最初的大体确定有无、大体形态或镜下病理学诊断水平,逐步发展到组织、器官、细胞水平,甚至是分子和基因水平。与之相对应的则是越来越精细化的"一把钥匙开一把锁"的精准化治疗和个体化治疗。尤其是近年来,各类靶向治疗药物、免疫检查点抑制剂的诞生为临床治疗提供了更加丰富的药物和手段,使得恶性肿瘤的治疗有

了极大的保障。手术治疗、放射治疗、化学药物治疗、靶向药物治疗、免疫治疗、介入治疗、传统医药、营养干预、心理调节、肿瘤康复、临床护理等多学科、多手段参与的恶性肿瘤多学科会诊（MDT）诊疗模式成为目前临床肿瘤学诊疗的"主旋律"。这些进步使得恶性肿瘤的整体治疗效果获得了显著性的提高，患者的生存时间明显延长，肿瘤患者的生存质量大幅度改善，部分癌种患者的死亡率也有所下降，人们真正意义上看到了恶性肿瘤也可以像高血压、糖尿病一样，成为一种可防、可控的慢性疾病。此外，大量的多国家、多学科、多中心参与的临床研究为临床治疗提供了最为精准的治疗方案，也进一步完善了适合我国国情的指南和诊疗方案。尤其值得自豪的是，近年来，那些具有完全自主知识产权的中国原研、原创类药物获得了极大的成功，相关的研究成果也被刊载在国际知名的医学杂志上，中国的临床肿瘤学者也多次走上国际肿瘤学舞台，报告我们自己的研究成果，向世界发出了"中国好声音"，中国人的研究写入国际知名指南也成了"家常便饭"。

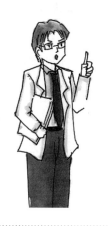

话题 2：肿瘤防控，压力与机会同在

世界卫生组织国际癌症研究机构（IARC）发布的 2020 年全球最新癌症负担数据中，中国已经成为名副其实的"癌症大国"，这主要体现在中国癌症的新发人数和死亡人数均位居全球第一。面对这样的局面，可以说，我国的肿瘤防控任务是极其严峻的。但是，仔细分析这些数据我们可以看到，在我国常见的致癌因素和防癌习惯中，蕴藏着很大的预防肿瘤发生的空间。也可以说，我国的肿瘤防控任务是压力与机会同在。

随着中国社会老龄化程度的不断加剧，我国与世界上多数国家一样，近年来恶性肿瘤的发生率也在不断地增加。加之我国作为世界上的人口大国，癌症整体数据已经达到了不容乐观的局面。2020 年全球新发癌症病例 1929 万例，其中中国为 457 万例，占全球的 23.7%，男性 248 万例，女性 209 万例。2020 年全球癌症死亡病例 996 万例，其中中国为 300 万例，约占总数的 30%，男性 182 万例，女性 118 万例。从另外一个角度看，我国因肿瘤死亡人口的数量、比例明显高于新发病例，这提示我国肿瘤的诊疗工作还有很大的提升空间。

在我国恶性肿瘤的类型上，肺癌的发病率依旧处于首位，且其死亡人数也位列第一。虽然乳腺癌在全球发病数高居第一，但在中国则是排列在肺癌、结直肠癌、胃癌之后而居第四位。这样说来，我国的肿瘤发生有着自己的特点。中国癌症新发病例数前十的癌症分别是肺癌、结直肠癌、胃癌、乳腺癌、肝癌、食管癌、甲状腺癌、胰腺癌、前列腺癌和宫颈癌，这10种癌症占新发癌症数的78%。肺癌的死亡人数排在第一位，占总数的23.8%，其余依次为肝癌、胃癌、食管癌、结直肠癌、胰腺癌、乳腺癌、神经系统肿瘤、白血病和宫颈癌，这10种癌症死亡数占癌症死亡总数的83%。从这样的结果来看，我国肿瘤疾病的发生既有我们自身的特色（或者说在我国高发的食管癌、肝癌、胃癌等肿瘤不断增长），同时，也可以看到在那些经济发达国家常见的恶性肿瘤（如肺癌、乳腺癌、结直肠癌、前列腺癌等）的发病数也在不断升高，这提示我们我国的肿瘤发病情况也具有国际趋势性。

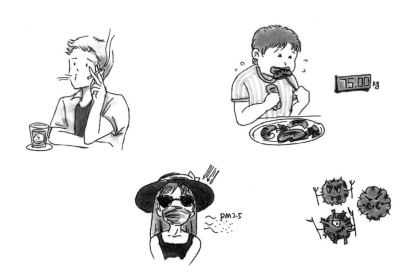

在全球范围内，由于人口老龄化的加剧，预计2040年癌症负担将比2020年增加50%左右，如此计算全球新发癌症病例数将近3000万。

这在正在经历社会和经济转型的国家中最为显著。因此,对于我国而言,癌症预防、治疗、干预就显得尤其重要。

在我国,常见的致癌因素可分为五大类23种。①行为因素:吸烟、吸二手烟、饮酒、缺乏锻炼;②饮食因素:水果、蔬菜、膳食纤维、钙的摄入不足;红肉、加工肉类、腌制蔬菜食用摄入过多;③代谢因素:体重超标、糖尿病;④环境因素:PM2.5水平升高、紫外线辐射;⑤感染因素:幽门螺杆菌、乙肝病毒、丙肝病毒、人类免疫缺陷病毒(即艾滋病毒)、人乳头瘤病毒、EB病毒、华支睾吸虫、人类疱疹病毒8型。统计表明,只要是控制好以上23种致癌因素,中国约45.2%的癌症死亡是完全可以避免的。

因此,在我们的日常生活中,需要针对这23种致癌因素实施针对性预防。这些针对性预防举措的施行真的没有什么技术难度,仅有的难度是改变一下你的传统意识,或者改变你的生活习惯,会让你在短时间有一些小小的不适。

说到肿瘤的预防,戒烟永远是头等大事,最佳的癌症预防策略就是永远不吸烟。作为1类致癌物的酒精,也是需要严格控制的,安全的酒精剂量只有0。控制体重,不只是在预防心脏病、糖尿病、骨质和关节疾病上有益,也是预防肿瘤的主要措施。培根、火腿、香肠、热狗都被世界卫生组织列为第一组致癌物,健康的饮食就是要减少加工肉类、红肉的摄入。与此同时,还要考虑增加运动,加强体育锻炼,保持健康的体重,改善免疫系统功能。

除了预防以外,癌症筛查也是及早发现肿瘤的有效手段。早发现、早诊断、早干预是提高生存率的主要手段。乳腺癌、宫颈癌、结直肠癌、肝癌、肺癌、甲状腺癌、胃癌等的筛查十分重要。

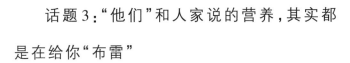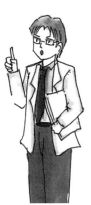

话题3："他们"和人家说的营养,其实都是在给你"布雷"

作为肿瘤科医生,有关疾病的诊断和治疗方面的问题,其实并不是患者或者家属询问最多的内容,而"吃什么、如何吃、吃多少"才是。这个倒也是比较好理解的,毕竟民以食为天。对于恶性肿瘤性疾病而言,它是一种消耗性疾病,也是一种营养性、代谢性疾病。由此可以看出,与营养直接相关的肿瘤治疗也是肿瘤诊疗的一个重要组成部分,可以说科学、合理、综合、平衡的饮食治疗可以很好地改善患者的营养状况,为患者实施恶性肿瘤的诊疗提供先决条件,也具有预防和减轻患者发生营养不良、肿瘤恶病质的作用,可以很好地增强患者的体质状态,改善患者的诊疗耐受,提高患者的生存质量,增强患者的诊疗依从性。

营养在肿瘤诊疗中具有如此重要的作用,然而在现实的医疗和生活中,却很少有医生或者患者及家属对营养给予更多的关注,很多的患者和家属十分关注所谓的"他们"或者是"人家"所说的肿瘤营养。其实,这些说法中很多内容都是肿瘤营养治疗中的"坑"或者"雷"。

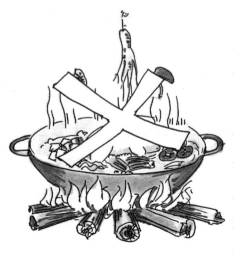

现在还有很多人认为,各种各样的汤,尤其是加了各种高档食材、药物、滋补品的汤具有大补的作用,这类汤水也就成了患者们营养、滋补的首选食物。秉承着"营养都在汤里面"的理念,很多患者或者家属都会花成千上万元购买虫草、灵芝、海参、人参等材料进行煲汤,也有的会配合使用乌鸡、甲鱼、飞龙、牛尾、猪蹄、各种鱼类等来炖汤。他们的观点是,所有食材的精华都溶解在汤里了,喝汤就行,汤渣和各种食材完全可以扔掉。在他们的眼里,如此炖出的汤类具有容易吸收、食用方便的特点,也是肿瘤患者营养补充的首选方法。其实,这些观念都是错误的,甚至有的汤会对人体产生一定的危害。目前,大量的临床与基础研究数据显示,在各种炖汤中,营养成分是很少的,这与各种成分在汤水中的溶解度直接有关。各种汤中的主要成分包括非蛋白氮,各种嘌呤,肌酐,少量游离的氨基酸,少量的钾、钠、钙、镁等离子成分。相较于那些汤渣和各种食材,汤水中的营养成分完全不是一个或者几个数量级。此外,长期采用喝汤的方式补充营养,既达不到补充营养的目的,还可能会因为大量喝汤而影响其他食物的摄入,因为汤冲淡了胃酸的浓度,直接影响食欲、味觉、消化和吸收功能。此外,单一的膳食模式和结构会直接导致营养不良的发生。这对于需要充足、平衡营养的肿瘤患者而言,损伤是可想而知的。在临床营养学上,优质蛋白质、脂肪、含有各种营养素的青菜、水果是各种营养的重要来源,摄入各种各样的食材才是保证患者营养丰富的主要方式。对于那些因为疾病、诊疗、各种并发症等导致进食困难的患者,尤其需要进一步优化他们的营养补充途径、模式和方法。临床上,多数主张将各种食材精细制备,使其质地软烂,或者使用必要的厨房设备制成匀浆、糊状、粥状,这样既保证了食物丰富的营养成分,也便于患者服用,最大程度地减轻患者的消化负担,有利于消化、吸收。对于部分进食非常困难的患者,采用胃管鼻饲的方式可以很好地保证治疗期间的营养补充和能量供给。

说到肿瘤患者的营养问题,还有一种与上述观点截然相反的模式,认为对于肿瘤患者而言,应该严格限制营养的摄入,不能给患者补充充足的营养。在他们看来,营养成分补充得越充分、越丰富,可能导致肿瘤生长、增殖得越快速,并导致肿瘤转移或者复发。持这样观点的人还不在少数,他们甚至会主动减少或者限制患者的饮食、营养摄入。但是,大量的临床研究显示,这样的操作和行为不但不能实现"饿死"肿瘤的目的,反而使得接受诊疗的患者最终因为营养的缺乏而无法顺利完成肿瘤的治疗,就更不用说限制肿瘤的生长了。因此,肿瘤细胞生长速度、增殖比率与肿瘤患者的营养摄入之间没有直接的关系。相反,各种优质的蛋白质,如精肉类、深海鱼类、蛋类、奶制品、豆制品等,是机体组织对抗肿瘤、对抗组织细胞修复的重要原料。美国癌症协会的研究显示,为了进一步对肿瘤患者

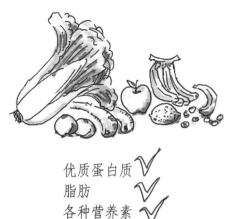

优质蛋白质 ✓
脂肪 ✓✓
各种营养素 ✓

实施抗肿瘤治疗的措施,肿瘤患者的膳食营养成分和能量供给不仅不能减少,还要增加20%左右才能满足需求。各项基础研究和临床试验表明,目前尚无证据显示人体增加营养会促使肿瘤细胞快速增殖、生长。

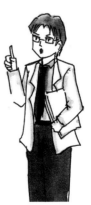

话题4：肿瘤诊疗中不要给医生设置人为限制

在恶性肿瘤疾病诊疗过程中，医生经常能遇到患者或者患者家属提出各式各样的特殊要求：

"医生，我们的治疗能不能不去肿瘤科，在其他病房里治疗用药不是也一样吗？"

"医生，诊断上拍片子、抽血化验都没有问题，就是不要再动刀动剪子取了。"

"医生，手术以后是否可以不做化疗，做化疗实在是太辛苦了。或者是只安排吃点口服药就好？"

"医生，手术都把肿瘤完全切除了，后边的放疗、化疗就不要做了吧？"

患者或者患者家属给医生提出这些各种各样的特殊要求，最主要的原因就是他们缺乏医疗知识，同时也满含对自己或者家人的关心、关注。众所周知，恶性肿瘤的诊治一直与科学技术的发展、社会的进步直接相关，用与时俱进来形容也不为过。以往针对恶性肿瘤的诊断、治疗，医疗技术和方法真的不多，诊断上多数依赖于影像学，即使病理学检查,也主要依赖于大体病理学、光镜下病理学检查或者组织化学染色等初级技术。至于治疗,则更加仰仗手术、放疗和化疗"三板斧"的作用。化疗药物不单纯是品种数量上较少,相关的毒副反应还很大,化疗后导致的恶心、呕吐、白细胞下降、机体免疫水平降低等不良反应更是肿瘤治疗的恶名和梦魇。更为关键的是,即使是经过了上述治疗,很多患者没有获得令人满意的结果,如此也就使得很多人对于恶性肿瘤的治疗心怀芥蒂或者是出现了高度怀疑。

随着科学技术的发展,恶性肿瘤的诊疗技术和诊疗理念也发生了很大的变化,人们对于疾病的认识已经不再局限于大体组织、器官水平,对于恶性肿瘤疾病的认识和了解已经达到了细胞、分子甚至是基因水平,传统诊断上的一些观点甚至已被新技术所取代。与之相应的是肿瘤治疗理念和治疗模式的改变。除了传统的手术、放疗、化疗以外,恶性肿瘤的治疗又增加了靶向药物治疗、介入治疗、免疫治疗、生物医学治疗等新型技术、手段,更为关键的是各种新型抗肿瘤治疗

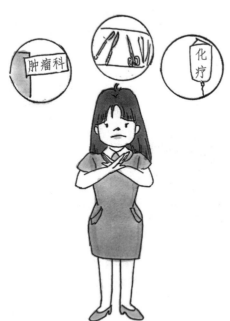

药物的开发和上市已经到了日新月异的地步,再结合全球范围内大规模、长时间、多机构参与的临床试验研究,应用循证医学的诊疗理念来指导和实施治疗,肿瘤的治疗已经达到了极其规范的状态。如此,恶性肿瘤的治疗手段和效果已经达到了"鸟枪换炮"的地步,很多肿瘤的治疗已经不再仅仅是要求治疗有效,而是要获得根治或者把恶性肿瘤变成一种和高血压、糖尿病一样的慢性病

来管理和治疗。

目前，肿瘤相关疾病的诊断与治疗均由肿瘤多学科会诊小组决定和实施，临床的各项诊疗措施也会涉及各个专业，即肿瘤治疗已经不再是某一个专业"包打天下"的状态了，就更不用说由一个专业代替另外一个专业实施疾病诊疗。对于疾病的诊断来说，获得组织学标本也仅仅是第一步，接下来还要进行肿瘤基因分型、驱动基因判定、药物敏感性指导、诊疗适应证、治疗预测、预后性因素的检测，这些都为疾病的诊疗提供最基本的信息和内容。如果诊断理念还停留在拍片子、抽血化验的水平，那真的是"OUT"了。目前多数肿瘤可以通过遵循各种诊疗规范或者诊疗指南来进行治疗，但是要想获得很好的治疗效果，遵章守纪是很有必要的。此外，各种抗肿瘤新药、新技术不断应用于临床，加上各种新型辅助性药物的使用，传统意义上的那些不良反应，大多数都已经迎刃而解，或者说已经不是个问题。

读了上述内容，你还会在肿瘤的治疗期间给医生设置人为限制吗？

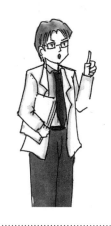

话题5：肿瘤治疗，你不是一个人在战斗

刚从岗位上退休的老李在最近的检查中发现肝脏上有三个转移性病灶占位，入院经过完善检查后明确是降结肠癌肝转移。看着病历上"Ⅳ期"的字样，老李感觉大事不妙，别的不说，就单纯肿瘤转移到了肝脏还能有好结果吗？老李和子女们私下咨询了几位医生，大家的意见也是各式各样，有的建议直接一次性手术把结肠和肝脏转移病灶切除；有的医生建议先进行化疗、靶向药物治疗，在评价治疗效果后再确定后续治疗方案；也有的医生建议实施介入治疗。老李和孩子们感觉这些建议都有些道理，所以有些纠结，又添了"心病"。就在这个时候，针对老李的病情，肿瘤内科约请了"肿瘤多学科会诊"（MDT），来自多个学科的几位专家根据老李的具体情况，分析各种治疗模式的优劣，为老李制订了一个拟实施转化治疗的诊疗方案，彻底打消了老李的顾虑和纠结。此后，在完成了病理基因检测的基础上，老李已经完成了3个周期的化疗加靶向药物治疗，复查肝脏上的肿瘤明显缩小、消失，已经到了实施手术切除肿瘤的最好时机。老李一边做着术前的准备，一边感慨自己"不是一个人在与肿瘤战斗，自己的身后还有一群人"。

说起老李此次结肠癌肝转移的疾病诊疗过程，真的是连他自己都没有想到的。在整个诊疗过程中，很多步骤、内容、形式都颠覆了他对医生看病、治疗的传统认识，最让他感兴趣的就是肿瘤疾病诊疗中采用的MDT。

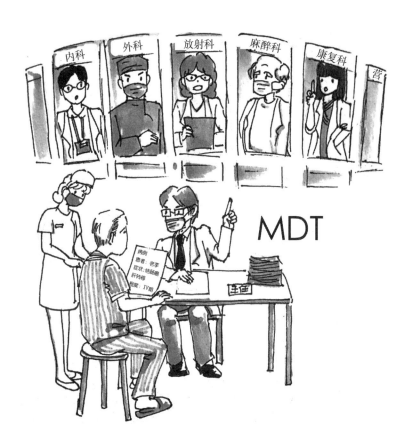

说起MDT，还真的是肿瘤综合诊疗理念的一次重大的转变。MDT起源于20世纪90年代，是由美国医疗专家组率先提出的一个全新的诊疗理念。MDT的主要内容是在疾病的诊疗过程中，由来自肿瘤外科、肿瘤内科、放射治疗科、影像科、病理科、麻醉科、营养科、心理卫生科、功能康复科、疼痛科、护理学等多个专业科室的专家组成的一个相对固定的诊疗团队，针对某一个患者的具体病情，以集体专家会诊的模式进行集体诊疗，为患者提出最佳治疗方案。这样的诊疗团队还要在患者的治疗过程中定期听取患者的治疗反馈，实施诊疗优化，不断调整、修正治疗方式，以期使患者获得最佳的治疗效果和临床获益。在欧美经济发达国家，MDT已经成为临床肿瘤诊疗的常态，英国甚至已经立法，确定了每一位癌症患者都需经过MDT，如此才可以真正意义上保证每一位患者的治疗利益。应该说MDT对于科学、规范、个体化治疗每一位肿瘤患者具有积极意义，也是目前已有的其他诊疗模式所不可替代的，并且逐渐成为肿瘤治疗的主流和趋势。

MDT与传统肿瘤治疗模式之间的区别，主要体现在疾病诊疗的理念上。在肿瘤传统诊疗模式中，肿瘤患者的治疗受到首诊医生的影响很大，外科接诊则以手术治疗为主，内科接诊则是考虑化疗，放疗科医生以放疗为主，这与我国医院目前肿瘤治疗的分科体制直接相关。这样的诊疗模式不能将患者的疾病当成一个整体看待，容易受到单一学科诊疗医生的经验、认识、水平等影响而延误病情，甚至是错过最佳治疗时机。MDT刚好解决了这样的问题。在MDT的诊疗过程中，患者面对的不再是一个接诊医生，而是一个诊疗专家团队，其专业涵盖了与此疾病相关的所有学科，部分诊疗甚至可以为患者的未来发展、预后提供最为直接的支持手段和干预措施，做到未雨绸缪。在这样由专家团队共同制订的科学、规范、综合又具有个体化的治疗方案中，患者无疑是最大的获益者。

对肿瘤患者实施MDT，理论上说适合所有的患者，尤其是新发现的首诊患者。治疗过程中诊疗出现超越预期结果需要更改治疗方案的、需要实施多学科参与的、合并有多种疾病可能干扰肿瘤诊疗的，或者肿瘤病情复杂需要多学科会诊的患者，在肿瘤 MDT 中均可以获得益处。

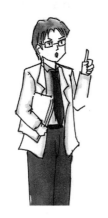

话题6：都是乳腺癌，国内外的发病原因还真的不大一样

乳腺癌是女性最为常见的恶性肿瘤，其发病率近年来逐年上升。2020年11月，世界卫生组织国际癌症研究机构（IARC）发布的全球肿瘤数据显示：全球乳腺癌新发病例已经高达226万例，比肺癌多出6万例。由此，乳腺癌就取代了肺癌，成为全球第一大肿瘤。虽然我国肿瘤年报中肺癌的发病率依旧排列在首位，且我国女性乳腺癌整体的发病率低于欧美国家，但是，乳腺癌的发生率却呈快速增长的趋势，尤其是近年来，我国乳腺癌发病率以每年3%~4%的增长速度快速增长，这样的增长速度远高于欧美国家的发病水平，也高于全球的平均水平。加上我国的人口基数巨大，乳腺癌的发生例数将会快速增加。这样来说，我国乳腺癌防治的形势较之欧美国家更为严峻，我们必须予以重视和警觉。

乳腺癌的病因研究表明，对于全球的大多数女性而言，目前趋向于一致的结论认为，初潮年龄早、绝经较晚、电离辐射多、生育少、哺乳期短或无、有多发性原发性癌的发生、有乳腺癌的家属聚集性是发生乳腺癌的主要因素。而初次足月产年龄早、高产次和长时间哺乳则对乳腺癌有预防作用。然而，国内外女性发生乳腺癌的流行病学资料显示，国内外女性发生乳腺癌的病因还真是有着一些区别。认识和区别这些差异可为乳腺癌防治提供借鉴。

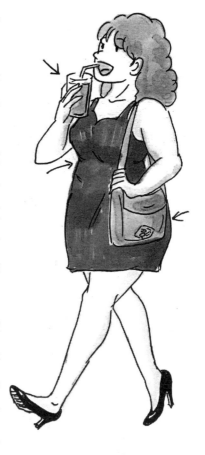

在国外，尤其是经济发达的欧美国家，乳腺癌有较高的发病率，甚至居于恶性肿瘤发病的第一位。其发生的原因主要与孕激素、摄入糖量过多、身材肥胖及日常生活中特有的生活习惯等直接相关。

孕激素：孕激素是女性体内含量较高的主要激素种类之一，对于处于绝经期的女性而言，部分国外女性习惯于采用补充孕激素的方法治疗绝经期综合征，以期减轻绝经期的相关临床症状。

但是，实施了孕激素补充、治疗之后，女性乳腺癌的发生率将会有所增加。过多进食甜食：临床流行病学统计表明，糖类、甜食的消耗量与该地区乳腺癌的发生率有一定的相关性。例如，在英国、丹麦、荷兰等糖类消耗量比较大的国家，乳腺癌的发病率也相对较高。而意大利、葡萄牙等糖消耗量比较小的国家，其乳腺癌的发病率也相对较低。对于女性乳房而言，其本身即可以吸取胰岛素，长时间、大量摄取高糖食物、甜食，就会导致血液中的胰岛素含量相对升高，处于较高的水平，从而引发乳腺对胰岛素的摄取增多，也成了乳腺癌易患的主要因素之一。身材肥胖：研究表明身材肥胖、丰满的女性更容易患乳腺癌，尤其是年龄超过30岁的女性，如果身上的肥肉全部集中在腰部、胸部,那么发生乳腺癌的风险就会大增。胸罩:流行病学统计表明,女性在白天使用胸罩的时间超过 12 小时、时常穿着紧身胸罩,则罹患乳腺癌的概率将会明显上升。

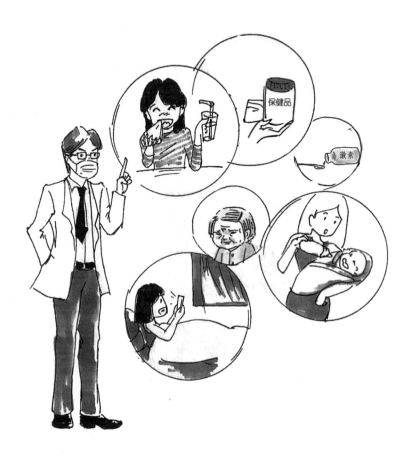

在中国,女性乳腺癌的发病率激增有自己的病因特点,有的特点与我国所处的特殊经济发展时期息息相关,有的特点则与我国人民所特有的观念和生活习惯有关。①人口老龄化:恶性肿瘤原本就是一种老年性疾病,也是老年人口最容易发生的疾病。随着我国人口预期寿命的不断提高,很多地区都已经进入人口老龄化状态,肿瘤发生概率也相应增大。②不良的生活习惯:吸烟、酗酒、熬夜、竞争激烈、压力增高、外卖饮食等这些不健康的生活方式，都是乳腺癌发病率增加的主要风险因素。③晚婚、晚育、不育的生育观：随着社会的发展，社会竞争日益激烈，尤其是城市生活成本的提高，越来越多的女性生育年龄越来越晚，甚至很多人即便是结婚，也不考虑生孩子。对于那些已经生产的女性，母乳喂养时间很短或者没有，这也是导致乳腺癌发生率增高的主要因素。④不规范的激素使用和保健行为：激素替代治疗的弊端虽然已经很明确，但是，我国依旧有很多围绝经期妇女在实施着不规范的、不正规的、自由性极大的激素替代治疗，这些都是增加乳腺癌风险的主要因素。此外，我国是保健品大国，一些打着保健、强身、健体的不规范保健品是引发女性机体激素水平异常、危害身体健康的主要原因，自然也是乳腺癌发生的主要诱因。⑤遗传因素：流行病学统计表明，中国的年轻、超年轻（25岁以前）乳腺癌发生的比例和数量远高于欧美国家，这也是乳腺癌遗传因素比例升高的主要原因。

在我国，很多发达城市的乳腺癌发病率已经达到了与欧美发达国家相近的水平，甚至一些经济欠发达区域的乳腺癌发病率也是如此。因此，我国的肿瘤发生与防治就有着我国所特有的混杂性、多样性、特殊性，防治措施和手段也需要不断调整和改变。

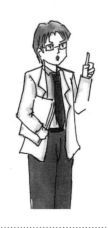

话题7：回归社会，肿瘤治疗的最高境界

手术、放疗、化疗、靶向药物治疗、免疫治疗等多种治疗方法是目前治疗恶性肿瘤常用的手段。对于上述治疗方法的综合或者序贯应用，也是目前肿瘤治疗的主要模式。

可以想象，经历了这些治疗方法的肿瘤患者会多么辛苦。当肿瘤患者的治疗完全结束时，多数情况下，他们面对的不是窃喜和兴奋，而是对自己的未来生活的疑惑、不安和不解。确切点说，他们不知道自己接下来该做些什么，这也是患者在治疗结束以后询问最多的内容。

在日常的诊疗过程中，我时常会与自己的患者说："面对疾病的诊疗，别把自己太当回事，但也别太不当回事。待全部的诊断、治疗都完成以后，剩下的时间就完全由你自己把握，治疗后的最佳模式就是回归社会。"

经历了临床诊疗的肿瘤患者，随着治疗的结束，他们的身心关注要点也发生了改变。治疗后的内容以体力恢复、身体调理、院外治疗、随诊观察为主。这些患者的身体还没有完全恢复，还会出现前期治疗导致的各种不良反应和伴发症,患者身体的改善和恢复还需要一段时间。这就是我们常说的"别把自己当回事,也别太不当回事"的主要原因,尤其是对于那些还处于仅需要口服靶向药物、副反应不是很大的"带瘤生存"患者,他们需要关注的内容就更多了。肿瘤患者的治疗后康复是一个长期工作,也是一个逐步过程,最终的目标就是患者要回归到正常的生活之中。

说到回归正常的社会、生活之中,很多人自然会想到是否需要继续参与工作的问题。在我看来,要根据患者自己的精力、体力来决定,尤其是那些年轻的患者,还是建议积极地参加力所能及的工作,回到熟悉的工作环境。因为这样可以最大限度地改善患者的心理状态,有利于其心境的调整。当然了,工作之初,最好可以采用弹性工作时间、相对宽松的工作模式,不需要实施所谓的考核为最佳,因为这样的工作模式会使患者感觉自己已经不是病人,是原来的自己,对社会、家庭有用,不再只能被别人照料,其心境自然会好得多。这样的工作模式远远好于一直赋闲、居家,捧着药罐子养生好。

即便如此,在恢复期的患者,还是需要学会好好地照顾自己。关注自己身体、心理、社会等多个方面的问题,同时也要管理好自己的生活起居和临床随诊。

照顾好自己的身体,学会管理好自己尚存的不良反应和相关症状,尤其是对于那些睡眠差、疲劳、治疗性损害、营养不良、贫血及治疗引发的伴发症、并发症,还

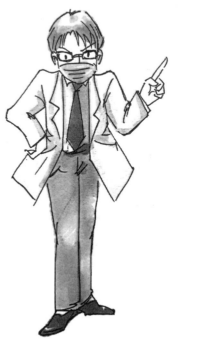

别太把自己当回事!

是需要在医生的指导下实施后续的治疗和调养。应对各种诊疗性疲劳最好的方法就是科学、规律、适合的体育运动，单纯的依赖休息貌似真的不太管用，或者说是越休息越乏力，身体越沉。实施合理的锻炼，强度不宜过大，主要根据疾病病种、身体状况有计划、有弹性地实施。在饮食管理上，科学饮食真的是一门学问，什么能吃、什么不能吃，这些还是需要与自己的处方医生交流。总体来说，对于恢复期的肿瘤患者，原则上没有什么忌口之说，恢复期的饮食就是正常的饮食。需要特别说明的是，如果遇到营养方面的问题，最好还是去医院营养科询问营养师，制定一个适合自己恢复的饮食食谱。

肿瘤患者恢复期的心理调节也是一项主要的内容，健康的心理是肿瘤康复的基础。肿瘤患者自己要学会调整自己的身份认知，改变对周围事物、人员、处境，甚至是对自己的看法、认识。除了健康以外，其他任何事情的理解和期待都是可以最大限度地接纳的。对于所患疾病，听从医生的安排、实施个人配合是最聪明的选择。注重情绪的调整和管理，学会不良情绪的释放和宣泄，心情上的问题需要化解，必要的时候也可请心理医生的协助解决。

有选择地回归社会、生活是肿瘤治疗的最高境界，相信每个人的内心都蕴藏着巨大的能量，这些内容完全可以成为支持肿瘤患者回归社会、工作、生活的动力。在此期间，患者出现一些小问题是很正常的，患者和家属需要从整体趋势上看问题，不能因为短时间的身体状况下降而疑心重重。身体状况一段时间内不太好时，不要过于紧张，积极的查明原因，放松心境，配合诊疗工作。

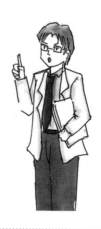

话题8：你是那个"免疫力低下"的人吗？

在我们周围，是不是会见到这样的人，他们时常会生病感冒，大家甚至开玩笑说：

"他是单位里每年感冒次数最多的一个，几乎是每一个人患感冒的时候他都会陪着来一次，陪着第一个感冒开始，陪着最后一个好！"

大家会很自然地把这样的身体状态与机体免疫力低下联系到一起。在大家眼里，仿佛时常患病就是免疫力低下的表现。其实，在临床上还真的没有判断免疫力正常与否的指标，即不能单纯只看生病的次数来评判免疫力的高低。对于疾病而言，免疫力水平的高低只是其中的一个原因而已，且往往不是决定性因素。

引发免疫力低下的因素很多，最常见的则与我们的日常生活情况、生活习惯等直接有关，主要有以下几种。①过度的劳累、焦虑、情绪紧张、失眠、熬夜，这些不良精神、心理因素可以导致免疫力减退。②饮食结构不合理，饮食主要以油炸、肥腻的食物为主，食物中蛋白质比例较少。③久坐和运动量明显不足。④年龄增长也可以引起机体免疫功能的逐渐减退。⑤合并患有各种急、慢性疾病（如糖尿病、高血压、高血脂、肾病、脑卒中等）也可以导致免疫力降低。⑥发生各种感染性疾病（如新型冠状病毒肺炎、艾滋病等）的时候，机体的免疫功能也会被抑制，导致免疫力低下。⑦某些先天性遗传因素，也是造成免疫功能低下的主要原因，这些人很容易患有各种自身免疫性疾病。

在我们的日常生活中，一般可以简单地通过以下6点来判断和评价自己的免疫力状态和水平，如果有3点或者3点以上符合了，那就真的需要注意增强你的免疫力了。①经常感冒，而且病程较长，一般在7天甚至10天以上。②每天睡眠时间即使超过9小时，仍感到疲惫。③伤口愈合能力差，撞伤或者出现淤青很难消退。④肠胃较弱，频繁发生腹泻。⑤经常发生口腔溃疡。⑥频繁发生各种炎症反应。

当免疫力低下时，大家想得最多的就是如何提高免疫力。实际上，免疫力并不是越高越好，或者说免疫力越强越好，免疫力过强也不是一件好事。免疫力过强的时候，机体的免疫系统会把很多原本正常的组织当成异物进行攻击，导致自身免疫性疾病，如类风湿、红斑狼疮、免疫性肾病等，在治疗上则需要运用免疫抑制剂。对于那些免疫系统过强，或者是失去调控的患者，免疫机制成了脱缰的野马，可能会给机体带来如同"细胞因子风暴"那样的重大灾难。如此说来，最为理想的免疫状态应该是相对平衡与稳定，人体免疫中最为健康的模式就是"免疫平衡状态"。

维持"免疫平衡状态"，说起来也比较简单，最主要的就是有一个好的情绪和心态，学会适当的自我心理疏导、调节心情；同时还要保证充沛的睡眠，避免过度劳累；实施合理的膳食结构，保证食物的种类，尤其要保证优质蛋白、水果、蔬菜和各种维生素的摄入量。

在平衡膳食的基础上，运动，尤其是有氧运动对于提高免疫力有积极作用。长时间的中等强度的运动，可以使免疫细胞分布得更加广泛，其功能也能够持续更长的时间。中等强度的运动可以使呼吸和血液循环加快，代谢增加，能够很好地调动身体各方面的机能，促进细胞、组织、器官和身体各系统的功能，提高免疫力。

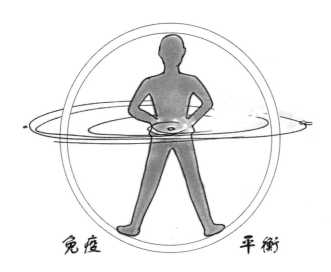

免疫　　　　平衡

最佳的提高身体免疫力的运动是每次30分钟左右的中等强度运动，每周维持5次左右。所谓的中等强度的运动，简单地说就是主观感觉呼吸、心跳明显加快，可以说话但不能唱歌，微微出汗。如果使用心率判断中等强度运动，即心率在（170-年龄）±（10~20）次内就是中等强度有氧运动的水平了。

提高免疫力，切忌三天打鱼两天晒网，持之以恒最为重要。此外，对于那些仙丹妙法、保健用品，目前基础与临床的科学家们尚未找到任何一种保健品可以增加免疫力，降低感染风险，切实有效的方法还得是"动起来"。

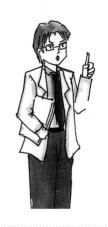

话题9：肿瘤也会遗传吗？

遗传使得我们从家族、父母等前辈那里继承了他们的特征、秉性等。但是，遗传也不总是好的。就遗传性疾病或者具有遗传倾向性的疾病而言，父母等前辈的基因也会传递给他的子女，直接导致遗传性疾病的发生。肿瘤是一种基因性疾病，常通过遗传的方式由其父母传递给他们的子女，子女再传给下一代，所以有家族性、聚集性的肿瘤疾病的现象。具体表现为一个家庭中可以出现几个恶性肿瘤患者，这些患者可能患同一种恶性肿瘤，也可能患有多种恶性肿瘤。如果实施相应的基因检测，往往可以明确疾病的遗传基因和致病基因。

肿瘤的家族聚集也说明肿瘤是一种多基因遗传、具有易感性的疾病。国际顶级临床医学刊物《美国医学会杂志》（JAMA）曾刊文指出肿瘤疾病与遗传之间的关系，大量的流行病学结果显示，大约三分之一的肿瘤是由遗传因素造成的。致癌的变异基因是从父母传递给子女的，包括先天的基因变异与后天的基因突变，也就是说，遗传是肿瘤发生的主要原因之一。实际生活中，如果你的身边有身患肿瘤的亲属、亲戚，那你就一定要注意和留心这样的遗传风险了，尤其是有以下几种肿瘤疾病的时候,它们的遗传倾向、遗传风险或者遗传易感性更加明显。

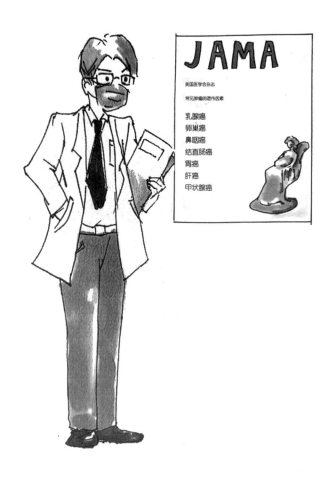

乳腺癌:在乳腺癌患者中,20%~25%具有家族聚集性,这其中又有55%~60%属于具有遗传性的乳腺癌。对于乳腺癌的遗传倾向,临床上多见于患者的外祖母、母亲、姨娘患有乳腺癌,这样的家庭里的女儿得乳腺癌的概率要比其他女性高出2~3倍。因此,具有乳腺癌家族史的女性尤其需要重视自己的乳腺健康。

卵巢癌:卵巢癌是典型的多数情况下由遗传基因突变而引起的,

也就形成了家族聚集性发病的特点。一种被称为 *BRCA*1/2 基因的突变是导致遗传性卵巢癌综合征的主要原因,约占90%以上。*BRCA*1/2基因是抑制细胞癌变的重要"刹车装置",一旦这样的装置发生了突变,"刹车"就会失灵,对于肿瘤的抑制作用也就消失了。因此,对于有卵巢癌或乳腺癌家族史的女性,基因检测或者科学的遗传咨询有积极的意义。检测出具有 *BRCA*1/2基因突变的人群是否需要实施预防性手术切除需要谨慎,合理避险。

鼻咽癌:同一家族中出现几个鼻咽癌患者的现象并不少见,这也说明鼻咽癌有着明显的遗传基础和家族遗传倾向性。统计表明,有家族病史的人,其患病的概率比正常人要高出 20~40 倍。较为遗憾的是,在常规的体检中很少有人会重视耳鼻咽喉的检查。有鼻咽癌家族史的人建议实施鼻腔镜和EB病毒检测。对于发病位置隐蔽的患者影像学检查还是具有意义的。

结直肠癌:20%~30% 的肠癌患者具有明显的家族史,包括其他各类肿瘤的家族史。鉴于明显的遗传倾向和癌前病变的危险性,一级直系亲属中出现家族性肠息肉病的时候,其家人实施肠镜检查就显得尤为重要。对于45岁以上的人群,一次高质量的肠镜检查可以保证 5~10 年的肠道安全。也有选择大便潜血检查的,但是需要每年或半年检查一次。对于具有遗传倾向,或者无原因出现便血、大便次数增多、黏液便及腹痛者,肠镜检查需要适当加密,每1~3年做一次。

胃癌:胃癌虽然不是一种遗传性疾病,却有着明显的家庭聚集现象,这个与胃癌的遗传易感性直接相关。共同的生活习惯、基因传承、饮食习惯和接触环境中某些致癌物是导致胃癌易感性的主要原因。

肝癌:肝癌有着家族性聚集倾向,其子女是一级预防的主要对象。在我国,由于乙型肝炎病毒的传染和肝损害的发生,肝癌的家族聚集倾向更加明显。其筛查与体检十分的简单、有效，超声检查加血液 AFP 检查即可发现早期肝癌。

甲状腺癌： 甲状腺癌有一定的遗传倾向，直系亲属中有甲状腺癌病史的患者，应被列为高危人群。超声检查结合必要的细针穿刺病理组织学活检是诊断的关键。

其实，在我们的生活中，肿瘤的发生除了和遗传有关以外，还与我们的生活方式、情绪、压力等直接相关，预防肿瘤不是一两句话能说清楚的。预防癌症除了要有健康的生活方式以外，更为关键的是对有家族史的人员实施定期的防癌筛查、体检，这也是重中之重和行之有效的诊疗措施。

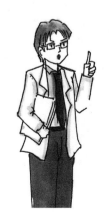

话题10：宫颈癌可能是第一个被消灭的肿瘤吗？

如果我来问大家："被人类消灭的第一个疾病是什么？"

大家异口同声地回答："天花。"

如果我让大家大胆地预测一下："被人类消灭的第一个肿瘤会是什么疾病？"你的回答是什么呢？

宫颈癌，的确是宫颈癌，一点也不错！

宫颈癌的确可能是被人类消灭的第一个恶性肿瘤。但是，在这之前还必须加上两个先决条件，那就是主动注射HPV疫苗、严格的定期筛查。

肿瘤发生的原因具有复杂性、多因性，导致目前人们对于恶性肿瘤发生的确切原因还不是十分清楚。然而，对于宫颈癌而言，感染性因素却是十分明确的。研究表明，HPV感染是导致宫颈癌发生的主要原因，这也是目前感染因素导致肿瘤发生的最为明确的疾病之一。与之对应的，HPV疫苗就成了唯一可以预防宫颈癌发生的手段。即便如此，在宫颈癌的防治策略上，除了要实施HPV疫苗接种以外，还要强调定期的肿瘤筛查。

大量的流行病学研究显示，我国女性患者17~24岁、40~44岁是感染HPV的高峰年龄。如此看来，对于这两个年龄段的人群实施病毒预防和密切的监控、筛查就显得极其有效和必要。对于年轻人来说，在有性行为之前实施HPV疫苗注射是必要的，而对于40~44岁的已婚女性来说，除了接种HPV疫苗以外，同时还要实施宫颈癌的筛查。

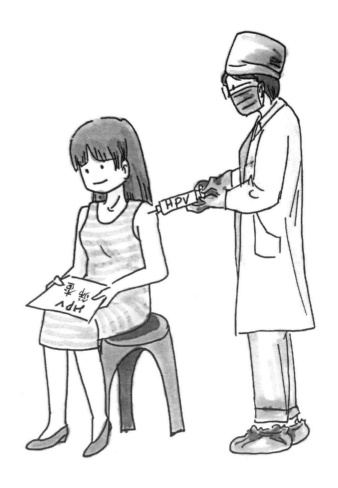

HPV的感染途径主要还是性传播。对于具有性行为的男性和女性来说，一生中感染HPV的概率可以高达85%~90%。虽然HPV的感染概率很高，但并不是所有感染病毒的人都会罹患宫颈癌。这与人体中强大的免疫力和感染HPV后的自洁能力,以及不同的HPV类型直接有关。对于免疫水平下降或者伴有免疫缺失的人员,HPV可以持续存在或者发生反复感染。

HPV感染和多种特定因素的结合,是引发宫颈癌的主要因素。对于具有不洁性行为、性伴侣过多、不良性癖好等行为者,这些都是增加HPV感染的主要原因。女性过早开始性生活,由于宫颈组织细胞尚未发育成熟,局部的免疫系统不够完善、抵抗力低下,局部宫颈组织对HPV刺激更为敏感,再加上性生活紊乱还会增加性传播疾病的协同作用(性传播疾病也是刺激宫颈发生炎症的主要因素,长期的慢性宫颈炎性刺激也是肿瘤发生的主要诱因之一)。此外,HPV还会通过直接接触感染,如在如厕、沐浴时有可能将病毒带入生殖器官(如生殖器官接触到带有HPV污染的浴巾、内衣等)。因此,良好的个人卫生习惯非常重要。

如此说来,尽早接种HPV疫苗就成了预防宫颈癌的第一道防线,也是最为重要的一条。世界卫生组织建议:9~14岁未发生性生活的女性应该成为接种HPV疫苗的主要人群,而对于部分已经发生性行为的女性,此时接种疫苗也还是具有保护作用的。也就是说,在规定年龄内越早实施疫苗注射,其防治的效果就越好。甚至是对于已经感染了HPV的患者,只要是病毒转阴以后,还是建议注射疫苗来预防再次感染。

在临床上,HPV疫苗的保护效力就是HPV疫苗的"价数"。所谓的"价",主要代表了疫苗能够覆盖的病毒亚型的种类,价越高,覆盖面越广。目前临床上,九价HPV疫苗是覆盖HPV亚型种类最多的疫苗。

目前市售的二价HPV疫苗主要针对两种致癌的高危病毒亚型,即HPV16亚型和HPV18亚型。四价HPV疫苗则是在二价疫苗的基础上,同时预防HPV6、HPV11的感染,主要用于9~45岁的女性。九价疫苗基本上可以覆盖目前中国宫颈癌患者中最为常见的病毒亚型，如HPV52、HPV58等，也是目前保护效力最广的一种，适用于16~26岁的女性。

女性朋友们注射HPV疫苗虽然可以最大限度地减少宫颈感染的发生，但是，注射疫苗也不等于进了"保险箱"，还是需要定期实施宫颈癌筛查。定期筛查是唯一一种能够早期发现宫颈癌病变的有效方法。临床上，25~64岁的女性都需要定期进行宫颈癌筛查，尤其是那些有HPV感染，但无明显临床症状的患者，定期筛查的意义更大。

对于25~29岁的女性，建议从25岁开始即实施宫颈细胞学检查，结果为阴性者可以每3年筛查一次，直到29岁。对于30~64岁的女性，HPV检测每5年重复一次，或者实施宫颈细胞学检查，每3年重复一次。对于65岁以上的女性，如果连续3次宫颈涂片结果都是阴性，或者连续两次HPV检测结果阴性就不用再复查了。

如此说来，宫颈癌的确可能成为被人类消灭的第一个恶性肿瘤。还是那句话，在这个可能之前还是必须加上两个先决条件，那就是主动注射HPV疫苗，再加上严格的定期筛查。

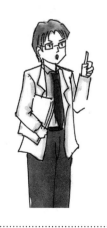

话题11:癌症防治重点在于疾病筛查

在我们的日常生活中总会听到这样一句话:"有病你得去看。"其实,这句表面上对于疾病的诊疗态度还算是较为积极的话,到了肿瘤疾病的诊疗中就有些不适合了。其主要原因在于,对于恶性肿瘤疾病来说,有了症状再去看病,那真的是不早了。或者说,因为出现了肿瘤的"早期症状"而及时就诊的时候,患者此时的疾病也都不再是疾病的早期。癌症防治手段中,最具有实际价值的技术一定是肿瘤筛查,没有其他。大量的临床流行病学数据显示,通过肿瘤筛查而早期发现、早期诊断、早期治疗的恶性肿瘤,其治愈率能够达到90%以上,包括肺癌、宫颈癌、乳腺癌、结直肠癌、甲状腺癌等多种癌症的筛查已获得高级别循证医学证据的强有力支持。

说起恶性肿瘤的发生、发展和演进,这可是一个相当漫长的过程。在肿瘤发生、发展的过程中,肿瘤的生长极其隐匿,相关的改变很难被发现。肿瘤的生长速度又很快,再加上人体的组织、器官具有强大的代偿能力,当正常的组织、器官中发生恶性肿瘤这样的一些问题时,组织、器官中残存的或者是其他剩余部分的组织依旧可以通过自身的强大代偿功能来满足人体的日常需要,这样就使得因为肿瘤的生长而引发的组织、器官功能的缺损不容易被早期发现。对于恶性肿瘤疾病而言,肿瘤所引发的一些症状也是极少有直接的指示性、特异性,这些表现很难给患者提示疾病的具体所在与不适,而往往和其他一些常见病、多发病有着相似的临床表现,这就极其容易被患者忽略,也就出现了表面上称其为所谓的"肿瘤早期症状",而实际上却是晚期肿瘤,"早期不早"的局面也就很好理解了。

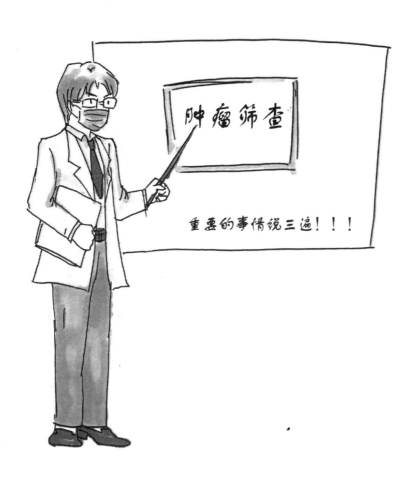

针对这样的问题,解决的办法只有一个,那就是实施具有针对性的"肿瘤早期筛查",尤其是针对一些容易发生肿瘤的高危人群。早期筛查、定期筛查是科学的检查模式,如此可以使肿瘤性疾病在其早期,甚至是萌芽阶段就被发现,并实施有效的干预措施,提高肿瘤的整体治疗效果。肿瘤筛查是一种更加专业的体检方式,是专业的肿瘤防治人员利用专业知识、手段和有针对性的方法,为受检者进行专业的肿瘤早期筛查,确诊其体内有没有癌前病变或者早期肿瘤,从而对肿瘤采取更具针对性的防治措施。如此说来,肿瘤筛查属于为检查肿瘤而实施的一种"私人定制"体检,这也明显区别于我们的"常规健康体检"。常规健康体检主要是针对心脏、肺及腹部实质性器官等实施影像学的常规检查,同时也会针对肝肾功能、血糖、血脂、血压等进行常规的普遍、通用指标检查,这样的检查有些像"流水线式"或者"模板式"检查。常规健康体检可以掌握人体的一般性状况和指标,可以较早发现一些常见疾病或者慢性病,但比起肿瘤筛查来说,缺乏检查的针对性。

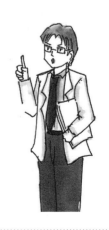

话题12:肿瘤患者到底还能活多久

刚介绍完恶性肿瘤在治疗上可能遇到的困难和问题,你是不是有些垂头丧气了呢?很实际地说,这些都是现实中存在的问题。也正是因为这样,在我们周围,很多人被告知确诊为恶性肿瘤的时候,他们第一时间里不是询问医生下一步的治疗措施、手段是什么,而是还能活多长时间。

其实,作为一名肿瘤科医生,我是很难回答这个问题。有的时候,我也会开玩笑地说:"你问了我一个算命范畴的问题,我还没有学会,这个等我真的学会了算命,我再告诉你。"

我们之所以不能直接预测和告知患者明确的诊疗情况,或者说是不能预计患者的生存时间,究其原因主要有两个方面。其一,肿瘤细胞生物学特征、肿瘤基础病理学与临床肿瘤学相关的资料具有很大的差异,这些都会直接影响患者的预后。其二,目前恶性肿瘤治疗的手段有极大的丰富,有效的诊疗技术大幅度提高了患者的治疗效果,延长了患者的生存期。

说到恶性肿瘤细胞的细胞生物学特征,这包括肿瘤细胞的来源、组织学分级、肿瘤细胞的分化程度等因素。部分组织来源的肿瘤对于多种治疗手段都具有抵抗、耐药等特性,其治疗效果相对也就很差。部分肿瘤的临床分期较晚、组织学分级较差、细胞的分化程度较低,这样的肿瘤组织可能发生较早的转移,治疗预后相对较差,其生存期也就相对较短。应该说,这一部分肿瘤相关的病理学与临床肿瘤学相关的资料,在判断肿瘤患者预后上有很大的指导性,也是预后判断的依据,这些因素的综合分析会直接影响肿瘤患者的预后、生存期等方面。

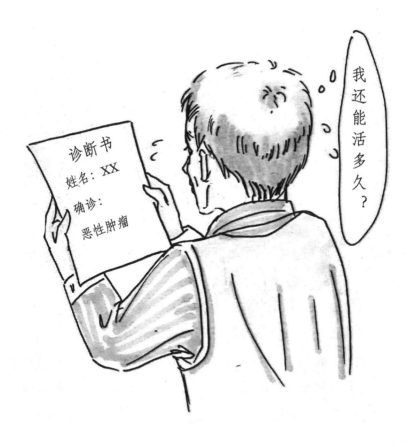

在临床上，如果说上述因素是可以初步判断一下治疗的预后，那么，接下来我要说的与恶性肿瘤诊断、治疗相关的内容，基本上是无法得到预后的预判结果。有时我们也会说，目前肿瘤科医生无法判断患者具体能活多长时间，这个还真的是科学技术进步、发展惹的祸。

在恶性肿瘤疾病诊疗过程中，科学技术发展给诊疗带来的进步真的是不可想象的，我们甚至是可以使用"与时俱进"这个词来形容。在30年前，恶性肿瘤的治疗基本维持在手术治疗、放疗、化疗这"三板斧"式的治疗模式，而且治疗方式简单、模式单一、治疗药物极其匮乏，对肿瘤的治疗用"小米加步枪"来形容也是一点也不为过。再加上肿瘤患者的存活时间还受到其他多种因素的影响，如治疗观念、医生经验、医疗条件、是否合并其他疾病等，因此，以往肿瘤的治疗基本上是处于以"头痛医头""脚痛医脚"的对症治疗为主的阶段，很多患者在疾病确诊以后，基本上也是"想吃点什么吃点什么""想去哪里看看就去哪里看看"的状态，患者的生存时间基本上就相当于肿瘤疾病的自然病程，医生估计起来也就相对比较容易。

然而，随着科学技术的发展，恶性肿瘤的治疗模式已经发生了翻天覆地的变化。原本的以经验医学为主的诊疗模式发生了改变，循证医学诊疗模式的转变，加上各个国家、国际组织和诊疗协会发布的各种疾病诊疗指南、诊疗规范和专家共识的指导，恶性肿瘤的治疗逐渐趋向于国际性一体化、诊疗规范化、精准个体化。此外，新的治疗理念、新药开发、设备的进步和诊断技术的更新越来越快，被先进技术和理念武装的肿瘤科医生已经彻底摆脱了"小米加步枪"的治疗模式。在科技发展日新月异的今天，我们真的是无法预测一个患者的生命到底会有多长时间，即使是部分所谓的晚期患者，只要你还活着，就可能会在第二天清晨迎来一个全新的治疗药物或者是一种新的治疗方法,它们都可能改变你的人生。

在此,就以肺癌的诊疗为例说明。低剂量螺旋CT实施的高危人群筛查可以检查出最小为2毫米的结节占位,肺癌筛查手段筛查出来的早期肺癌,经过手术治疗后完全可以达到彻底治愈的临床效果,且手术后不需要再实施任何治疗,患者完全就是一个健康的正常人。经过临床病理学专家越来越精细化、精准化、有的放矢的基因检测,经过肿瘤多学科会诊(MDT),再结合目前常用的手术、化疗、放疗、靶向药物治疗、免疫治疗、介入治疗等多种治疗手段,肺癌已经不再是那个艰难跨越一年生存时间的疾病。对于那些有着驱动基因阳性的肺癌患者,实施有针对性地靶向药物治疗,从而获得3年、5年乃至于更长生存期也已经成为常态,恶性肿瘤的治疗也逐渐纳入慢性病的管理模式,如同高血压、糖尿病一样,实施慢性病的管理和调控。面对这样的结果,试想一下,哪位临床医生还能够"掐指一算",告诉患者你的生存时间会有多长呢。

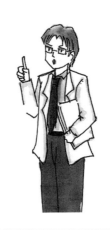

话题 13：癌症为什么这么难治

俗话说得好，"知己知彼、百战不殆"，与恶性肿瘤之间的交战也是如此。对于恶性肿瘤病因的明确、知晓、了解，使得我们可以在疾病的最初状态实施肿瘤的预防措施，可以最大限度地减少恶性肿瘤疾病的发生。在疾病的诊断、治疗过程中，明确病变范围、肿瘤细胞浸润状态，对于实施"外科手术式"的精准切除、采用"一把钥匙开一把锁"式的精准打击也是提高肿瘤治疗疗效、降低肿瘤治疗毒副反应的主要手段。对于肿瘤给予机体造成的损害，实施具有针对性的防护与补救措施，把肿瘤诊断、治疗上的危害和毒副作用降到最低，也是改善患者治疗耐受性、提高肿瘤患者生活质量、延长生存时间、维持良好治疗效果的主要手段。

然而，理想很丰满，现实却是很骨感。对于恶性肿瘤诊疗中的这些美好预期，在现实中却可能因为技术性或者对疾病了解程度的限制，很难实施相关诊疗措施，也就是很难达到预期治疗结果。有的时候，我们的手中还把握着一些可以实施的技术、方法、药物，由于各种原因的限制（如疾病的发展、肿瘤患者的身体情况已经无法耐受疾病治疗措施的实施)而无法实施,如此的治疗结果也是可想而知的。

此外,在肿瘤疾病诊疗过程中,恶性肿瘤细胞与患者身体中正常组织、细胞基本处于一个相互交融的状态。抗肿瘤的治疗措施,如化疗药物等,在使用的过程中也很难做到只杀伤恶性肿瘤细胞,而不对正常机体组织、细胞有损害的局面。这样的抗肿瘤治疗措施,势必会导致投鼠忌器或者是产生杀敌一千,自损八百的结局,治疗过程所产生的不良反应也会直接损害机体的各种机能。这些不良反应、毒副作用,尤其会显示在骨髓抑制、肝功能损害、肾功能损害、消化道反应、免疫功能低下等方面。很多时候,这些不良反应或者毒副作用既限制了抗肿瘤治疗措施的实施,同时也给患者的机体状态造成了很大的危害,甚至是直接导致患者治疗失败。

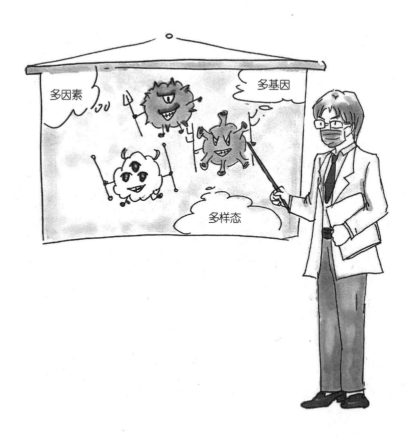

近年来,人们对于恶性肿瘤的认识也在不断地深入,尤其是进一步地明确了肿瘤疾病的复杂性、多样性,恶性肿瘤在我们眼中已经不再是一个单纯的"某某癌",是多因素、多状态、多基因的集合。例如,传统认识上,肺癌只被区分为腺癌、鳞癌或者小细胞肺癌。如今,就腺癌来说,我们就可以把它分为具有驱动基因阳性的、具有免疫治疗获益的,还可以进一步细分具有哪种驱动基因阳性。我们对于肿瘤的认识不再是一个疾病的整体状态、一个粗线条的大体疾病,而是多种精确到基因水平的各种疾病亚型的集合、组合。世界上没有完全一样的两片树叶,对于肿瘤疾病的诊断和治疗上,世界上自然也没有两个完全一样的癌症。

人们在对恶性肿瘤实施各种"狂轰滥炸""围追堵截"时,恶性肿瘤细胞也没有"坐以待毙"。肿瘤细胞在发生、发展、形成的过程中,会随时发生基因突变、状态改变、产生耐药性等,这也是恶性肿瘤最基本的特征性改变。部分肿瘤细胞群中还可能出现各种不同的耐药细胞、耐药机制,这些耐药性有的是与生俱来的,有的则是后天获得的,甚至部分耐药机制的产生是随着疾病诊疗的手段演进而不断发生变化的,这些都会给肿瘤疾病的治疗带来不同的困难。

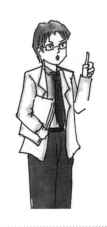

话题 14：癌症的危害性

一说到肿瘤、癌症等字眼，大家最轻的反应是有些不适，部分人可能出现谈癌"色变"。主要原因并不是肿瘤少见，恰恰相反的是，目前肿瘤是一种发病率较高的疾病，而且具有较高的死亡率。对于肿瘤的很多本质性的内容我们还不是很清楚，诊断、治疗也就有很多的无奈。

恶性肿瘤，它的危害到底体现在哪里呢？在我看来，最主要的危害是恶性肿瘤可以导致机体内重要组织、器官的功能损害，导致单一或者多器官的功能衰竭，同时也会引发机体的营养、代谢功能紊乱。而且，这些危害很难给予纠正和改善，这也是最终导致患者死亡的主要原因。

对于很多肿瘤患者和家属，肿瘤大小是他们极其关心的内容。其实，从某种程度上来看，肿瘤的危害性及其对机体造成损害的严重程度和肿瘤的大小之间的关系还真得不是很大。临床上，医生们更加关注的是，肿瘤组织是否发生了浸润性的生长，是否出现了转移，是否对重要的内脏组织、器官产生了损害。

对于部分良性肿瘤来说，其生长一般较为缓慢，肿瘤的大小、体积可以达到很大的程度。这样的肿瘤虽然在观感上很恐怖，但是，由于其为良性肿瘤的细胞生物学特点，危害相对较小，不会对周围组织、器官产生很大的影响。这样的肿瘤组织切除后即可以达到治疗的目的。

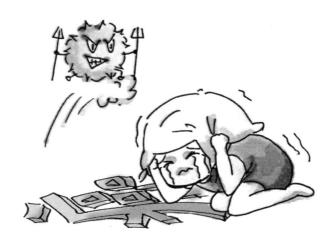

转移是恶性肿瘤所特有的细胞生物学特点。对于恶性肿瘤而言，肿瘤组织不论大小，都可以发生转移，而且肿瘤的转移模式也是多种多样，最为常见的包括直接浸润、血液转移、淋巴转移、种植转移等，这些转移模式可以单独发生，也可以几种转移模式同时存在。在临床上，肿瘤发生了转移，就意味着肿瘤细胞已经离开了肿瘤发生的原始组织、器官部位，到达了其他目标局部或者全身其他部位，甚至是已经发生了全身广泛性的转移。肿瘤患者出现了转移，就意味着其局限于原始部位的治疗可能出现失败，也同时会导致全身更大的危害的产生。

恶性肿瘤的生长和转移对于机体的损害是致命的，这也是肿瘤患者最终死亡的主要原因。机体的重要组织、器官的功能衰竭，或是某一器官衰竭,或是多个系统衰竭都会导致组织、器官的功能无法实施和执行,尤其是出现在机体中担负重要功能的器官上,如大脑、双肺、肝脏、大血管等,其危害性就是更大了,部分转移部位甚至无法实施任何可以操作的治疗。

对于部分肿瘤患者而言,机体营养的失调、代谢紊乱也是导致死亡的重要原因,这样的机体机能衰竭是身体整体性的。由于恶性肿瘤本身也是一种营养、代谢类疾病,大部分患者会出现以营养、代谢障碍为主的消耗性改变,这种消耗性表现是渐进性的、持续性的,以患者的体重迅速下降、肌肉和脂肪迅速丢失为主要表现,也就是大家印象中最为常见的恶病质状态。其实,这样的表现一般贯穿在肿瘤疾病的全程,也是引发患者出现多系统衰竭的最前期表现,甚至可以制约肿瘤治疗措施的实施。

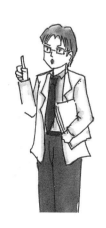

话题15：血型和肿瘤的那些事

　　说起血型，这真的是一个神奇的问题。自从血型被确定以后，人仿佛就被分成四类，即 A 型血人、B 型血人、AB 型血人和 O 型血人。很多人也开始了血型与性格、健康、长寿关系的研究，甚至有的企业还会以此确定员工或者工作角色的选择。

　　既然对血型有了如此多的研究，那么，不同血型和肿瘤发生是否有关系呢？早在 1953 年，科学家们通过大量的临床流行病学调查，发现了 A 型血与胃癌之间的关系。1986 年，我国学者也进行了类似的研究，最终发现 A 型血的人容易患消化系统肿瘤，尤其是胃癌和结直肠癌。美国的一项研究也提示，O 型血的人患胰腺癌的概率较低，AB 型血的人容易罹患肝癌。这些血型和肿瘤关系的研究，都是基于大量的流行病学数据的。但是，也不能把结果完全绝对化，毕竟肿瘤的发生是多因素相互作用的结果。血型和肿瘤之间有着一定的关系，但未必有着必然性，更何况世界上也不是仅有四类人群。

　　由此，我们也是把血型与肿瘤之间的关系，作为一种茶余饭后的谈资闲聊一二。

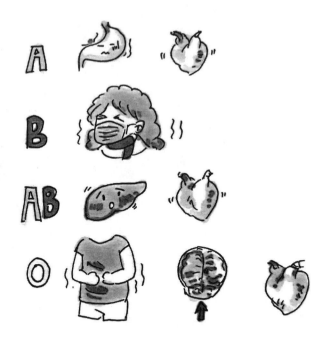

A型血。A型血人容易罹患消化道肿瘤,其患肿瘤的风险高于非A型血的人约20%,主要包括胃癌和结直肠癌。与之同时,A型血人员还容易发生心血管疾病。

O型血。O型血人罹患肿瘤的概率相对较低,尤其是患胰腺癌的风险。在O血型人中,幽门螺杆菌阳性率较高,与幽门螺杆菌感染相关的疾病(如慢性胃炎、胃十二指肠溃疡等)直接有关。此外,O型血人容易发生心脑血管疾病,这也提示我们要关注O型血人的心脑血管健康。

B型血。B型血人相对来说患癌风险较低,属于低肿瘤发生血型。有意思的是,B型血人身体的抵抗力相对比较差,容易受感冒等疾病的困扰。但是,他们的消化能力比较强。B型血人发生胃癌和结直肠癌的风险低于A型血人,分别降低了25%和22%。

AB型血。AB型血人容易罹患肝癌,比其他血型的风险高42%。

但是,胃癌、结直肠癌和胰腺癌的发生率却相对较低。此外,AB型血人容易肥胖,胆固醇容易过高,容易患心脏方面的疾病、脂肪肝等。

在众多的血型中,B型血患肿瘤的风险最低,特别是在胃癌、膀胱癌、结直肠癌中。而且不单纯是B型血,就连与之有点关联的AB型血也不容易发生胃肠癌和结直肠癌。这个可能与B型、AB型血都可能降低表皮样癌和一些腺癌的发生直接有关。

不同血型与疾病,尤其是肿瘤性疾病之间的关系、具体原因、机制等内容还有待进一步的研究。这也充分地说明,对于肿瘤性疾病来说,我们知晓的还远远不够,这可能成为未来实施肿瘤防治的有效手段。

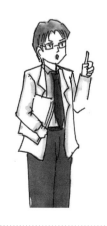

话题16：咖啡也是抗癌奇兵

不久前，美国学者在著名的 *JAMA Oncology*（《美国医学会杂志·肿瘤学》）上发表文章提示，晚期或转移性结直肠癌患者，随着饮用咖啡数量的增加，会改善患者总生存期和无进展生存期，降低肿瘤的进展和死亡的风险。这样的结果提示我们：喝咖啡具有抑癌作用。针对这些情况，我们扩大了相应搜索，发现与之相似的研究还真的不少。

同期的其他研究也显示，咖啡能降低大肠癌15%的进展风险，每天喝两杯咖啡能降低43%人群罹患肝癌的概率。经常喝咖啡可显著降低肿瘤复发，提高结肠癌3期患者的存活率。每天喝四杯或更多咖啡的患者，比不喝咖啡的患者癌症复发的概率要低42%，癌症或其他任何原因的死亡低33%。其作用主要与咖啡因直接相关，而不是咖啡的其他成分。

咖啡的作用是肯定的，但是，其有效成分却略有差异。在以色列的研究中，咖啡可降低26%的结直肠癌患病风险。而且随着咖啡消耗量的增加，其风险逐步降低。研究中还发现咖啡因不是单独作用因素。咖啡内含有多种促进结直肠健康的成分，咖啡因和多酚有抗氧化作用,类黑精能够促进结肠蠕动,二萜类物质可以抵抗氧化应激损伤。如此说来,咖啡全身都是宝。

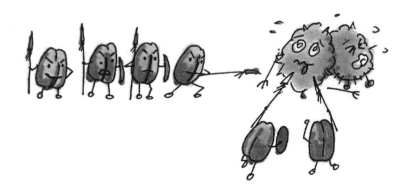

除了对结直肠癌的研究,意大利学者证实咖啡可能使肝细胞癌风险降低达50%,且其降低幅度取决于摄入量。其预防肝癌的作用可能与咖啡可以预防糖尿病的功效直接相关,糖尿病是导致肝癌的因素之一。咖啡也是预防肝硬化、改善肝脏酶学功能的主要原因。咖啡还可以降低黑色素瘤的发病风险,每天喝超过四杯咖啡,可以在十年里降低20%的皮肤癌风险。咖啡还可以抑制乳腺癌生长,尤其是应用他莫昔芬的患者,每天至少喝两杯咖啡的妇女乳腺癌复发风险下降一半,且肿瘤体积较小、发生激素依赖性肿瘤的比例较低。这可能与咖啡因和咖啡酸导致细胞周期进展受阻和增强细胞死亡、加强他莫昔芬治疗的效果直接相关。咖啡还可以降低头颈癌的发病风险,每天喝三杯以上咖啡的人,头颈癌发病风险比喝不到一杯的人低了约40%。如此说来,对于咖啡的研究还真的是有待于进一步地深入,且涉及肿瘤的预防、协助治疗、随访康复等多个方面。

看了这样的结果,你是不是有些小兴奋,甚至有些蠢蠢欲动了,也开始计划喝咖啡了呢?问题来了,我们应该喝多少呢,难道真的是喝

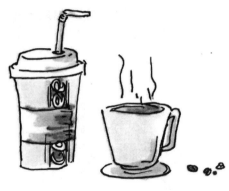

得越多越好吗？

通过对不同数量咖啡受试者的全因死亡率风险比较发现，每天喝 2~3 杯咖啡的全因死亡率下降约 15%。这样的死亡率下降主要与心血管死亡率、神经系统疾病死亡率和自杀死亡率下降有关。看来每天 2~3 杯咖啡应该是一个不错的选择。

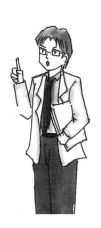

话题 17：肿瘤患者的饮食是要"补"还是要"忌"？

"大夫，得了癌症需要忌口吗？"

"大夫，癌症患者能进补吗？"

"大夫，化疗的时候该吃有鳞的鱼还是无鳞的鱼？"

"大大，癌症治疗的时候发物能吃吗？"

······

上边的这些问题，作为肿瘤科医生几乎每天都要被问及无数次。在临床诊疗的过程中，患者和患者家属除关心治疗疗效以外，接下来最为关注的可能就是饮食了。

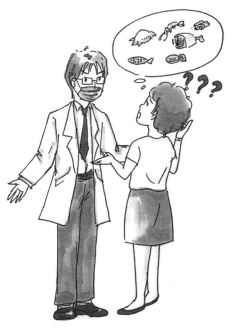

在肿瘤患者的饮食中，大家最为关心的就是如何使患者吃得饱、吃得好、吃得有利于疾病诊疗的顺利进行。其中，被提及最多

的就是所谓的"忌口"问题,患者和家属们唯恐照顾不周。从理论上说"忌口"的理念是完全正确的,也正因如此,大家对于肿瘤患者的日常饮食在某些时候就可能存在过分重视、错误认识等,从而可能在患者的饮食、营养等方面出现事与愿违的结果,甚至是直接影响患者的疾病诊疗和治疗疗效。

一说到恶性肿瘤,大家的第一印象就是肿瘤的生长迅速。肿瘤在生长的过程中需要从人体获得大量的营养物质,这一过程既满足了肿瘤自身的生长、发展,也将患者拖入到营养消耗、身体消瘦的恶病质状态。

面对这样的问题,有些人很直观地认为:肿瘤生长需要营养,肿瘤患者吃的营养物质会被肿瘤所吸收,从而加速生长。在这样的逻辑下,他们认为肿瘤患者不能进食过多的营养物质,在疾病的诊疗过程中,饮食上仅给予肿瘤患者主食、青菜和水果即可,而且还要适当地控制他们的饮食总量。对于肿瘤患者来说,为了不给恶性肿瘤实施间接的营养供给,即使是面对营养消耗、消瘦等情况,也不会考虑接受给予他们营养方面的建议。

持有上述想法的人不在少数。这个观点,听起来有一些道理,但事实上,包括国内外诸多的权威营养学会、营养组织发布的肿瘤患者营养支持治疗指南中均指出,目前没有任何证据表明,对于恶性肿瘤患者实施营养支持能够促进肿瘤的生长和发展。与之相对,从肿瘤营养学的角度出发,建议对恶性肿瘤患者实施科学、有序的营养状态评价,并且根据患者疾病诊疗状态的不同而实施具有针对性的营养支持。

那些在"理论上""道理上"担心实施营养支持可能会促进肿瘤细胞生长、发展的观点,在多年来的临床实践中显然没有得到证实。对肿瘤患者实施有效地评估、评价,并实施有效地营养支持治疗,不仅不会促进肿瘤细胞的生长和发展,反而能够显著地改善肿瘤患者营养状态、身体体质,其增强机体的免疫功能,对肿瘤的治疗有着积极意义。

在那些营养状态极差,甚至是已经出现了营养失衡、极度消瘦的晚期肿瘤患者的体内,恶性肿瘤的生长并不会因为营养的不足而停止,或者放缓生长的脚步。有的时候正是因为肿瘤患者自身营养状态的全线崩溃,会让肿瘤的生长更加疯狂,也会更加肆无忌惮地疯狂掠夺患者的剩余营养。严格控制患者的营养、饮食,企图在营养上节制肿瘤患者的供给恐怕不仅达不到"饿"死肿瘤的目的,反而会出现"助纣为虐"的局面。

因此,肿瘤患者的诊疗过程中,尤其是那些带瘤生存的肿瘤患者,如果已经出现了营养不良的表现,建议在饮食上加强营养的供给,或者是在实施综合评估、评价的基础上实施具有针对性的营养支持治疗。对于部分已经实施了手术治疗的患者来说,要尽快地建立起正常的饮食,保证每日的营养需求,使自己拥有一个合理的营养状态、体重水平,这是调节自身状态、维护机体免疫水平的有效手段。此时强调的不一定是"忌"或者是"补",更为关键的是要适合。

如此说来,对于肿瘤患者营养的关注和补充,还真的是一件大事,这也绝对不是一个单纯的"忌"或者是"补"的问题,还是要综合评价患者的疾病状态、临床分期、营养状态、治疗手段等。

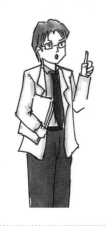

话题18:"发物"到底是什么?

很多人对于"发物"的理解简直就是神乎其神,甚至觉得对于"发物"防不胜防和不知所措。

老百姓口口相传的"发物"的作用是能够导致恶性肿瘤快速增长。即便不是对于肿瘤性患者,"发物"的概念和作用也是十分"凶猛"的,通常的说法是,"发物"就会诱发或者加重某些既有疾病的临床症状和疾病的状态。虽然大家好似都知道"发物"的存在,但是,在现代医学和中国传统医学中都没有找到有关"发物"的概念和说法。"发物"的概念更多还是来自民间或者是百姓的口口相传。

在民间的"发物"名单中,各种各样的食物有很多,主要包括鱼、虾、螃蟹等海产品,鸡蛋、小麦、牛奶、大豆、花生等食物,番茄、茄子、菠菜、辣椒等蔬菜,桃子、樱桃、荔枝等水果,甚至还可能包括各种调料品……"发物"已经遍及各类食物之中了。

"发物"的概念不只是范围广泛,在各个地区甚至是同一地区,对"发物"的定义也是五花八门。"发物"甚至会随着区域的不同而发生改变。就拿鱼来说吧,有鳞鱼和无鳞鱼在不同的区域就可能被定为

"发物"或者是"非发物"。

说了这么多,我们的生活中到底有没有"发物"? 确切地说没有。总结了前人的研究成果,结合现代医学、营养学,"发物"更多地指向那些容易导致机体过敏的食物,即"发物"是能催发过敏性反应快速发生的物质,这些物质当然得需要忌口了。这样的"发物"类食物多数情况下包括蛋白质类、植物类的过敏食物,或者是含有组胺❶的食物,也包括那些高发漫的食物、小麦制品等。日常生活中最常见的高致敏食物包括鸡蛋、牛奶、小麦、坚果和花生等,它们自然都是所谓的"发物"。对于不同体质的人员来说,"发物"的范围还可能会再增大。

乍一听高发漫食物你会觉得有些懵,如果我说"乳糖不耐受"就是发漫过敏的一种表现形式,你是不是就知道了? 的确,高发漫食物主要针对的就是肠胃敏感人群。发漫食物就是容易发酵成碳水化合物的食物,对于肠胃敏感的人来说造成腹胀、腹泻也就是顺理成章的事情了。

在以往的生活中,我们之所以会产生"发物"这样的认识,并不是这些食物真的有问题,只是对一些个别现象的错误总结,再以生活经验的形式流传下来,也可以理解为"错的人,在错的时间,吃错了食物,产生了错的结果,又不断地强化、传递下去"。

从肿瘤细胞生长和肿瘤细胞能量供给的角度上说,其与机体中正常细胞的生长、发展、代谢存在很多不同之处。肿瘤细胞生长所需的营养主要来自人体,其生长的速度则更多取决于肿瘤自身。外源性提供的食物,目前看来还真的不具备催生、加快肿瘤生长、增殖、分裂的能力。我们印象中的这些"发物"对于肿瘤患者来说不会加快疾病的进展,只是这样的过敏性反应可能加快疾病治疗过程中产生一些

---

❶ 组胺是导致过敏反应的一种非常重要的媒介。不新鲜的海鲜、发酵食品、茄科植物等中的组胺含量均过高,这也是导致过敏的重要原因。

小小的插曲罢了。

让我们再返回来看看这些"发物"名单,各种各样的鱼、虾、螃蟹等海产品,鸡蛋、小麦、牛奶、大豆、花生等食物,番茄、茄子、菠菜、辣椒等蔬菜,桃子、樱桃、荔枝等水果,甚至还可能包括各种调料品……这些可是足足的、优质的蛋白质、能量、多种维生素和营养素的提供物,如果我们因为"发物"的概念而放弃了这些食物,我们真的只能是拿着"小米加步枪"与肿瘤进行战斗了。

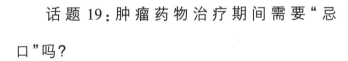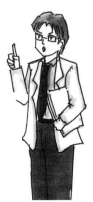

话题 19：肿瘤药物治疗期间需要"忌口"吗？

　　恶性肿瘤患者在实施药物治疗的时候，会产生各式各样的不适反应。这些不适反应，有些是因为诊疗使用的药物所直接导致的，有些则是疾病本身的反应，还有些则是在诊疗过程中饮食不当所造成的。说到这里，大家自然就会说到，难道吃东西也可以产生不适反应吗？答案当然是肯定的。

　　说到肿瘤患者的"忌口"，那可是一个有时候听上去神乎其神，有的时候又清晰明了的大话题。因为，在"忌口"的理由中，有一些内容是很容易理解的，例如，实施化疗的患者最好不要吃辛辣、刺激的食物，也不要喝酒，这样会导致胃肠道不适，尤其是那些消化系统肿瘤患者。但是，对于一些无辣不欢的人来说，辛辣、刺激的食物却是促进食欲、改善进食心境的好拍档。

　　而在更多时候，肿瘤患者要不要"忌口"是完全由患者、患者家属来确定的。在实际生活中，许多肿瘤患者和家属对于"忌口"的理解和实施往往出现扩大化、任意化、主观化，这主要受一些传统观念的影响，他们陷入各种饮食的误区，盲目地坚持一些"忌口"理论，扩大了"忌口"的范围。最后的结果是导致肿瘤患者出现营养不良,或者是直接使其生活质量下降,甚至影响了患者的生存时间。

当然,也有一些患者、患者家属对于食物、水果缺乏必要的知识和理解,认为这些食材中含有的某些化学物质可能会对抗肿瘤药物产生各种各样的影响,如可以影响、干扰药物的分解、分布、代谢,由此可以直接影响疗效。应该说,产生这样反应的食物、水果是需要绝对"忌口"的。产生这样作用、效应的食物也有轻重之分,只是部分反应较轻的食物可能并不会过分引发我们的注意而已。

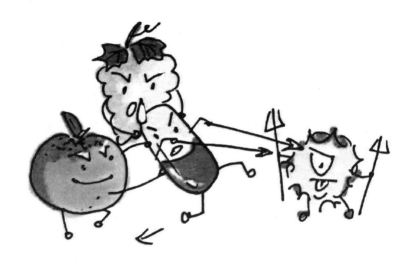

在实施化疗的过程中,药物很容易导致患者产生恶心、呕吐、便秘或者腹泻等反应。此时,那些可能导致消化道不适反应的物质(如香蕉、核桃和茄子等食物中含有5-羟色胺,可能会加重呕吐反应;小米、腐竹、豆腐皮、虾米、紫菜、黑芝麻等食物中含有更多的色氨酸,这些也是导致恶心、呕吐的主要原因)应少吃甚至不吃。这些食物如患者有意愿吃,可以少量给予,但是胃肠道反应较重者,最好还是避免食用。

对于正在口服靶向药物的肿瘤患者,由于部分水果中的某些成分可以抑制靶向药物在人体内的代谢,这些水果自然就成了口服靶向药物的天然"死敌"。这些水果主要包括柚子、石榴、橙子、柿子、黑桑葚、葡萄、提子、黑莓、杨桃。此外,还有很多其他药物在服用期间也与上述水果有着一定的制约关系,包括降血压药、降脂药、抗过敏药、镇静催眠药、免疫抑制剂、避孕药等。

这样说来,"忌口"这件事还真的是一个大学问。

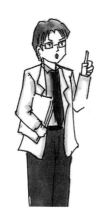

话题20：他们说的那些"忌口"是否都靠谱？

在此前的文章中，我们介绍了肿瘤患者饮食中有关"忌口"方面的内容。所谓的"忌口"问题，更多的是饮食中的不适合或者不适宜，即会引起部分患者的不适反应，这样的不适具有一定的相对性，并非属于绝对的禁忌。

还有部分食物，它们含有的某些化学物质可能会对抗肿瘤的药物产生各种各样的影响，由此会直接影响药物的疗效或者用药安全性，这时"忌口"就有了绝对性的禁忌意义。

在现实的恶性肿瘤疾病诊疗过程中，面对肿瘤患者繁杂的日常饮食、不同的烹饪制作方式，对要不要"忌口"进行客观评价，是很有挑战性的工作。接下来对日常生活中大家最为关心的一些食材的"忌口"问题进行评价。

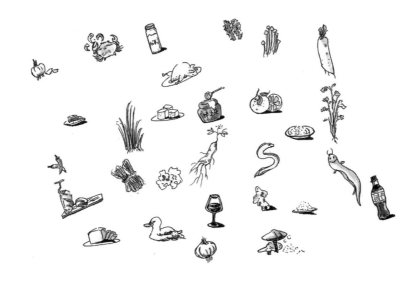

鸡肉：鸡肉属于白肉，含有大量的优质蛋白质，属于建议食用的肉类。但是，鸡的某些部位最好不吃，包括鸡皮，尤其是经过烤制的鸡皮，还有鸡尖及内脏。

豆腐：豆腐是天然、优质的植物蛋白，也是很好的肉类替代品，建议食用，但是不宜多吃。豆腐中含有大量钙质，多食容易引起消化不良、腹胀、结石等疾病。

蜂王浆：蜂王浆含有丰富的昆虫性激素，还有影响人体雌激素分泌的成分，如脂肪酸等，因此不建议乳腺癌患者服用蜂王浆。

人参：人参是大补之品，具有补脾益气、增进营养的作用，肿瘤患者脾胃虚弱、免疫水平低下时可适当地进食，实证、热证患者则不宜食用。没有医生的指导也不建议盲目进补。

西柚：西柚及含有西柚的果汁、复合饮料都可以抑制 CYP3A❶，直接影响口服靶向药物治疗的疗效和临床安全性，属于绝对禁忌的食品。与之同类的水果还包括石榴、橙子、柿子、黑桑葚、葡萄、提子、黑

---

❶ CYP3A 是一种重要的 CYP450 酶系，它在肝脏和肠道中含量最丰富。

莓、杨桃等。

黄鳝：黄鳝属于大补食品，在化疗期间具有辅助升高白细胞、血小板的作用。肿瘤患者可适当进食，不宜大补，热性体质的患者不建议食用黄鳝。

鱼腥草：鱼腥草具有清热解毒、利尿消肿的作用，对肺癌、直肠癌具有较好的辅助治疗作用。流行病学资料显示，吃鱼腥草的南方地区与慢性肾病高发地区重合，如此说来鱼腥草能吃，但最好不吃或少吃。

红酒：健康的酒精推荐剂量是"0"，因此，只要是含有酒精的饮品，一滴都不可以。

白糖：饮食、烹饪中的白糖能吃，但应该少吃，糖的推荐摄入量为每人每天50克以下。

咸菜：咸菜作为腌制品，建议肿瘤患者不吃或者少吃。最好是选择腌制一个月以上的咸菜，或者进食前水煮一下去除残留的亚硝酸盐。

辣椒：辣椒可以引起肿瘤患者的胃肠道不适，尤其是化疗期间会加重胃肠道负担。这样说来，辣椒就属于可以吃，但是更要看患者的适应情况。

牛羊肉：牛羊肉都属于红肉，含有丰富的蛋白质，是应对消耗性疾病的重要蛋白质补充。红肉可以吃，但要适当限制摄入量，每周500克以内较为适宜。尽量采用炖煮、蒸的烹调方式。

午餐肉：午餐肉属于加工肉范畴，是经过盐渍、风干、烟熏或其他手段处理以提升口感或延长保存时间的肉类，包括热狗、腊肠等。加工肉具有致癌作用，自然就属于禁食范畴。

虾、螃蟹：属于优质的蛋白质，可以吃。但是，对于海鲜过敏、胃肠道功能不好的患者，就要尽量少吃。

金针菇：金针菇具有抑制癌细胞生长的作用，其含有的多糖类物质可以调节免疫、降低运动后乳酸堆积、避免身体过度疲劳、增强人体对运动负荷的适应力和抗毒能力，这样的好东西当然值得推荐。

白萝卜：白萝卜属于食药同源的物品，具有刺激肠蠕动、调理脾胃、通气润肠、清肺火、促消化等功效。但是，在治疗中如同时服用补气中药，如人参、西洋参、黄芪、何首乌等则需要忌食白萝卜。

香菜：患有皮疹、风团、荨麻疹的肿瘤患者应该禁食香菜，患有胃肠疾病、虚弱疲乏的肿瘤患者也应该少吃。

灵芝孢子粉：灵芝孢子粉有增强免疫、强化肝脾等保健功能。注意了，这只是保健效果，它无抗癌功效。此外，还需要在自己的经济能力允许的范围内。

牛奶：牛奶中含有丰富的优质蛋白质和营养物质，有利于肿瘤患者补充能量、提高免疫力，值得推荐。

大蒜：大蒜素具有杀菌、灭病毒，增强机体抵御细菌侵袭的作用。大蒜中的硒元素还对部分肿瘤具有预防复发转移的作用。但是，大蒜的刺激性强，在放化疗期间不建议多吃，以免得不偿失。

韭菜：韭菜含有丰富的维生素C、胡萝卜素和粗纤维，传统医学认为韭菜性温、温肾助阳、益脾健胃、解毒养肝，韭菜还具有促进肠蠕动、预防和改善便秘的作用。不过再好的食材也不能天天吃。

泥鳅：泥鳅中含有丰富的优质蛋白、维生素、烟酸、铁、钙等，特别适合身体虚弱、营养不良的肿瘤患者，同时也具有辅助提升白细胞的作用，绝对值得推荐。

鸭肉：鸭肉属于白肉范畴，含有丰富的蛋白质。鸭肉性凉，有利水消肿的作用。气血不足、身体虚弱的肿瘤患者可以吃些鸭肉。不过，脾胃虚弱、经常腹泻的患者吃鸭肉会导致症状加重，不建议吃。

海参：海参中的蛋白质丰富，具有提高机体免疫的功能和抗病的能力,也可提高放化疗耐受性,是较好的抗肿瘤辅助佳品。但是,肾脏功能不好、脾胃虚弱的人需要谨慎食用。饮食中不建议与山楂、葡萄同食。

生姜:生姜是很好的调味品,还具有止呕的功效,虚寒体质的肿瘤患者可以适量吃些生姜或喝姜茶改善偏寒体质。晚上吃生姜会使人亢奋影响睡眠,有燥热的患者也应少吃。

雪蛤:雪蛤中含有大量的蛋白质、氨基酸,是美容养颜的佳品。其也适用于身体虚弱、病后需调、精神不足的患者。但是,雪蛤本身是林蛙的输卵管部分,含有雌二醇等激素类物质,具有同化激素作用,乳腺癌患者禁食。

洋葱:洋葱具有抗氧化作用,能消除体内的自由基,增强细胞的活力和代谢能力,抑制癌细胞的活性,阻止癌细胞生长。同时,洋葱有助于降血压、预防血栓形成,肿瘤患者受益颇多。

可乐:可乐属于碳酸类饮料,大量摄入容易导致人体钙、磷比例失调,骨质疏松、骨折等发生,尤其对实施内分泌药物治疗患者无异于雪上加霜。

银耳:银耳富含硒,具有抑制肿瘤细胞转移的作用,其含有的纤维素还可以促进胃肠的蠕动。但是,有咯血、呕血和便血等症状的患者不宜吃银耳,因为银耳可能会导致出血复发或者加重。

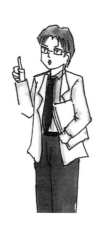

话题21：化疗期间能饮茶喝绿豆汤吗？

在很多人的眼里，茶水和绿豆汤可是无所不能、化解百毒的神物。除了是夏季的防暑佳品，它们都还有着清热解毒、消炎杀菌、促进免疫功能、调节机体生物活性等作用。如果肿瘤患者在实施化疗的时候，喝上一杯茶水或者是一碗绿豆汤，那么茶水或者绿豆汤中的成分就可能与药物发生反应，从而产生"解药"的作用，化疗自然也就白做了。

情况果真如此吗？如果你也这样想，我只能说，你想得有些多了。即使在茶水、绿豆汤中有一定的药物性作用成分，它们与化疗药物之间存在着一定的相互作用，但是，二者能否在人体内环境相遇并产生反应，最终达到解药的作用，至今还是一个未解的，或者说是答案不甚清晰的问题。

说起茶叶，它可是世界公认的三大健康饮料之一。茶叶富含茶多酚、儿茶素、维生素E、黄酮类等物质，经常喝茶也就有了诸多对健康有益的作用，如软化血管、收敛、消炎、分解烟草毒素、抗菌、抗病毒、防龋齿等。特别是茶叶中的茶多酚可以抑制细胞突变、癌变，还能抑制癌细胞的生长和扩散。长期饮茶更能降低食管癌、胃癌、肠癌等消化道肿瘤的发病率。此外,茶水还具有提神醒脑、清热解毒、明目、消滞、减肥等功效。

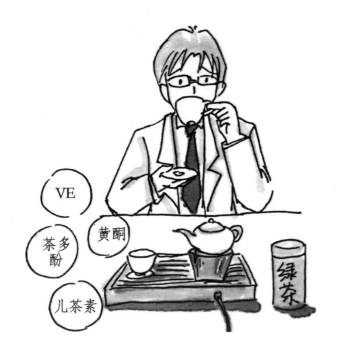

对于肿瘤患者而言,在化疗期间适当喝茶,能够起到消食去腻、降火明目、宁心除烦的作用。喝茶还可协助患者改善化疗后食欲,改善化疗后口苦,加速药物代谢、排泄。然而,需要注意的是,肿瘤患者在化疗期间不要喝浓茶,而且尽可能不要在午后喝茶,因为这样会直接影响因化疗而已经出现的内分泌功能紊乱,影响患者的睡眠,也不利于化疗后的身体恢复。

说到绿豆,它可是国人非常喜欢的豆类食品,被誉为"济世之良谷"。绿豆汤也是我们平时消暑止渴的佳品。此外,绿豆汤还具有利尿、下气的功效,在发生食物或药物中毒后喝绿豆汤,还能够起到排清体内毒素的作用。绿豆对热肿、热渴、热痢、痈疽、痘毒、斑疹等也具有一定的疗效。绿豆汤的解毒、防中暑、清热解毒作用还是比较明显的。

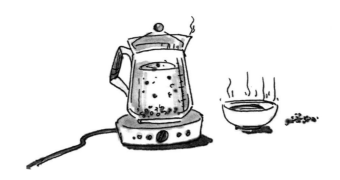

近年来的研究现实，绿豆解毒主要集中在矿物类药物上，确切地说是集中在矿物类药物中的金属离子，如亚砷酸、雄黄中的砷离子，或者与铜离子结合形成无毒的金属配合物。化疗药物中的铂类药物也是其主要影响对象。绿豆对于植物药中有效成分的影响一般较小。

肿瘤患者化疗期间，是否要喝上一碗绿豆汤还是有·些讲究的，要看化疗方案的具体组成。此外，长期服用绿豆汤也会导致一些不适反应，尤其是胃寒的患者。体质虚弱的人一般也不建议多喝绿豆汤。从中医的角度看，寒证患者也不建议多喝绿豆汤。正因为绿豆具有解毒功效，正在吃中药的人也不要多吃。

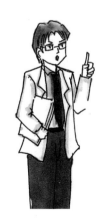

话题 22：食品安全对肿瘤患者的影响如何？

去自家的菜园子里拔几棵时令的青菜，

眼见着鸡蛋从鸡屁股里出来还热乎着，

下午刚挤出来的牛奶热一热就端给老人喝……

回想小的时候，或者是年轻时候的田园生活，你是不是正在为今天我们面临着的食品安全问题，如农药残留，激素、抗生素滥用、食品添加剂等而闹心呢？

说到食品安全，"民以食为天"和"吃喝拉撒睡"这两句话都是对食物在人们日常生活中的重要性的展示。然而，很多时候，一些含有致癌物的食品，如腌制食品、熏制食品、烧烤食品、霉变食物、隔夜菜、不合格的粉丝、油条、米粉、葵花籽、味精、口香糖、猪肝、皮蛋、臭豆腐、市售瓶装鲜果汁、河粉等，竟然经常摆上我们的餐桌，这是一件亟待我们重视、解决的问题。

食品安全要求食品无毒、无害，并且有营养，且不会对人体健康造成任何急性、亚急性或者慢性的危害。有毒、有害的物质摆上我们餐桌也经历了诸多的环节，包括食品、食物的种植或养殖、加工、包装、储藏、运输、销售、消费等。在这些环节中，有些是我们个人所不能控制的，还有一些则是受我们的习惯所影响。正是这些环节与多因素相互作用，再加上人体遗传性因素、身体素质等导致恶性肿瘤的发生。

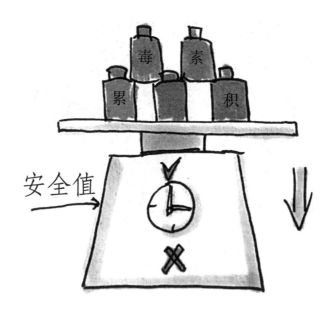

我们关注的各种食品安全标准的主要内容涉及食品中的致病性微生物、农药残留、兽药残留、重金属、污染物质及其他危害人体健康物质的限量规定，食品添加剂的品种、使用范围、用量，专供食品（如婴幼儿食品）中的营养成分要求，食品中所有添加剂、禁用的化学性物质，与食品安全有关的质量要求、检验方法与规程。上述内容都是食品安全标识所标注的内容，也是我们作为消费者在购买食品时可以在食品标签、说明书等上明确见到的内容。认真确定这些内容对于保证食品安全是极其重要的。

对于上述部分内容，消费者去把握它们还是有些困难的，但在日常生活中,我们可以做到的也很多,包括购买食品要去正规的店面,注意查看食品包装标识是否齐全,尤其是注意食品外包装上标明的商品名称、配料表、含量、厂名、厂址、电话、生产日期、保质期、产品标准号等内容。说了这么多,你是不是有了一些不确定,甚至在怀疑,我们是否有应对林林总总的食品危害的技能呢?

其实,对于有害性毒物而言,多数学者认为,有毒、有害性物质对于机体的损害是有时间、剂量、累积过程的。除了一次性大剂量、直接作用以外,只有损害达到一定量以后才可能发挥毒性作用,这也就是所谓的"脱离剂量谈致癌物也是耍流氓"的道理所在。正因如此,规劝大家,尽量不要长期食用单一品种食品,因为这样可能导致某一种有害物质会长期在体内积累。经常更换食品种类、烹调模式,即便有害物质进入体内,量也不会很多,最为关键的是,他们不会在体内累积。

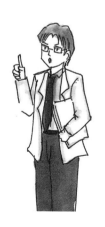

话题 23：术后营养上的"忌"和"坑"

手术是恶性肿瘤治疗中的重要手段之一，手术切除肿瘤的获益是显而易见的。但是，不可否认，手术对人体的损伤也是较为突出的。如此情况下，术后大补也就成了我国传统饮食文化中较为根深蒂固的思想和理念。肿瘤患者术后要吃什么、该怎么吃、什么能吃、什么不能吃，这些也就成了患者最关心的问题。对于术后营养，需要重视的同时还要避免实施营养治疗中的那些"坑"。

加强营养和关注营养是术后的重点。很多时候，当患者、患者家属询问我们营养问题，或者是询问我们饮食、营养补充注意事项的时候，患者已经完成了手术治疗，部分患者也已经到了疾病的晚期，甚至是出现了恶病质状态。在很多人的认知上，此时才是营养治疗需要被重视或者作为主要治疗的时候。岂不知，恰恰相反，其实对于营养治疗而言，及早地评估、干预，加强术前营养更为重要。

肿瘤本身也是一种与营养和代谢直接相关的疾病。基于疾病本身的原因，机体中很多与营养、代谢相关的改变在肿瘤疾病的早期就已经发生了，部分作用、影响甚至处于一个级联反应、层级递进的过程,也就是我们常说的恶性循环的状态。

及早地对患者营养、代谢情况进行评价、干预,可以较早地掌握患者的真实状态。此时,具有针对性地及时纠正患者的一般状态,给予患者适合的营养补充,切断患者的营养消耗、代谢紊乱状态,可以达到事半功倍的作用和效果。

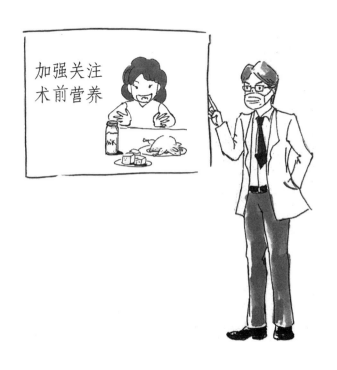

关注、干预措施实施得晚,对于营养状态差的患者,尤其是需要实施手术治疗的患者,即使在术后给予再强的营养补充,患者的营养和代谢状态也很难达到预期。与之相对,术前患者的身体、营养出现不良状况,营养供给不足,再加上手术自身的损害及术后还需要一个相对较长时间的康复过程,这样的患者,术后并发症的发生率将会明显提高,也难以达到身体康复的目的。

术前矫正营养不良其实就是一种预康复过程,也是为术后身体恢复奠定基础。大量的临床研究也证实:术前营养不良是增加肿瘤患者手术、术后并发症,延迟伤口愈合,增加术后感染风险,延长住院时间,增加住院治疗费用,增加病死率的独立影响因素。所以,不能在术后才开始考虑营养,在手术之前,甚至是疾病治疗之初就要给予营养足够的重视。

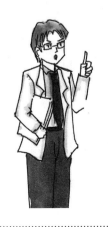

话题24：术后盲目忌口要不得

对于肿瘤患者而言，一次肿瘤手术切除给予他们的打击和损伤是显而易见的。正是因为肿瘤性疾病的消耗性改变，再加上手术治疗前后的饮食限制，肿瘤患者术后的营养和调理显得尤为重要。虽说这样的营养和饮食模式不尽科学，但是，这样做至少也是对肿瘤患者营养的一种重视。

然而，在现实的疾病诊疗过程中，肿瘤患者术后的营养、饮食又出现了另外一种表现。那就是在很多手术后患者、患者家属的耳朵边，总是充斥着各种各样的饮食经验和文化的分享。其中，对于"发物"的忌口最为深入人心。那些富含优质蛋白的禽肉、牛羊肉、鱼虾、蛋奶等，再加上部分坚果、大豆、番茄、茄子、菠菜等蔬菜，以及桃子、樱桃、荔枝等水果都可能随时被冠上"发物"的称谓，只要是有了这样的称谓，就会通通被归入需要忌口的范畴。

事实上，对于这些所谓的"发物"实施忌口，不仅不能保障患者的诊疗安全，也不利于术后的恢复。这些"发物"，它们中的很多都是优质的、富含蛋白含的食物，或者是有利于调节肠道功能、消化吸收的

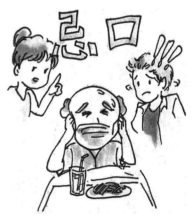

营养物质，或者是营养丰富的维生素、微量元素。手术使得身体中的细胞、组织、器官的功能受到一定的损伤，而通过饮食途径获得的蛋白质、脂肪和各种营养物质刚好是构成身体结构，可以促进机体功能恢复，是机体术后伤口生长、修复不可缺少的原料。此时忌口，刚好切断了需求与供给之间的联系。

加强营养既是疾病诊疗的需要，也是术后恢复的必要条件。丰富的营养供给可以降低术后感染风险，也会抑制体内蛋白质的分解，促进机体蛋白质的合成。目前没有任何临床依据证明，所谓的忌口"发物"有利于患者的术后安全，或者是可以帮助患者术后康复。恰恰相反，大量研究证明，在临床上盲目地进行忌口只会导致患者营养不良，既不利于肿瘤患者的术后康复，也不利于肿瘤疾病的治疗。

目前，"发物"在现代医学、营养学上几乎没有明确的定义，而"发物"更多的则是指向那些容易导致机体过敏的食物，包括蛋白质类、植物类的食物，含有组胺的食物，也包括那些高发漫的食物、小麦制品等。它们的共同特点是具有一定的高致敏性，也就是我们日常生活中最为常见的食物过敏原。实际上，并不是"发物"有问题，而是这些食物遇到了确实过敏人群罢了。

对于肿瘤患者术后的营养，除了需要加强以外，还需要一些小小的技巧，那就是最好进食一些既往自己吃过的、自己喜欢吃的食物，避免容易导致过敏的食物。此外，还要注意饮食的清洁、容易消化吸收，同时还要兼顾有多种维生素、营养素、营养成分的供给。

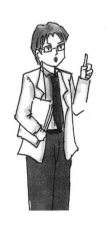

话题 25：别逼着肝脏这个哑巴器官说救命

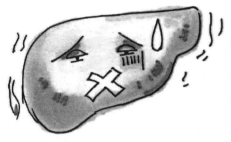

一说到肝脏，大家都习惯性地把它称为"哑巴器官"，原因是肝脏在发生各种疾病的时候，由于自身解剖、生理性因素，很少可以表现出相关的症状。与之同时，肝脏承担着机体的诸多工作和功能，不能停歇。它给我们的感受就是一直任劳任怨、无声无息地工作。在日常的生活中，即便肝脏出现了问题，表现出来的症状也没有特异性，或者没有直接的指示性，极易被人们忽视。一旦出现了问题，往往就是最大、最严重的，甚至是不可挽救的。发现肿瘤的时候，多数已经到了晚期。

大家总是希望医生可以给予大家一些临床症状提示，以为这样就可以做到有的放矢地预防或者干预。对于医生而言，这还真得有些逼着"哑巴器官"开口说话，或者是逼着"哑巴器官"说救命的感觉。

说到肝脏向我们发出的求救信号，它们的指示性真的不是很强，也很难在疾病早期表现出来。有些症状表现可以反映一些肝脏问题。

食欲变差。肝脏具有协助分泌、消化、解毒等功能,肝脏分泌的胆汁可以直接帮助身体代谢脂肪。肝脏功能受损时,胆汁的代谢可能受到影响,食欲、进食也就受到一定的影响。虽说这样的连锁反应可指向肝脏发生异常,但是,可能只有那些资深的吃货才会注意到这点。

极易产生疲劳感。经常感觉疲劳,虽然经过充分休息依旧没有改善或者缓解,疲劳感与劳作的程度不对应的"肝性疲劳",可能与肝脏炎症损害、代谢障碍等疾病直接相关。

皮肤、颜面、眼睛发黄。肝脏功能受损时,胆红素的代谢受影响,产生肝病面容和皮肤、颜面、眼白发黄也是顺理成章的事情。

身上出现蜘蛛痣。皮肤上出现类似蜘蛛腿那样的血管痣样表现时,可能是肝脏功能受损、肝脏生理性功能无法完成的重要表现。

肝脏区域发生疼痛。对于一段时间内肝脏部位发生疼痛的情况,肝病的发生程度可能是较为严重了,肝包膜牵拉所导致的疼痛很少处于疾病的早期。

以上这几项提示,在我看来没有一个是"事前诸葛亮"所为。

在医生的眼里,逼着肝脏这个"哑巴器官"说救命是一件很难的事情。熬夜、加班、抽烟、喝酒、忙于应酬,三餐不定时,外卖、消夜、不健康饮食是当代打工人的常态。如此状态下的肝脏负担就是可想而知了。面对这样的情况,从医生的角度上,我们更推荐每一个人都从运动、饮食调整、药物等联合模式进行预防和处方治疗。

保护我们的肝脏,一是要保持腰围,不能让自己过于肥胖、体重超标,不给脂肪肝机会。二是最大限度地避免饮酒,尽可能禁酒,还是那句话,能不喝的酒就别喝了。三是早点休息、避免熬夜,给肝脏足够的休息和调整机能的时间,熬夜也是伤肝的无形杀手。四是以充足的蔬菜、水果为基础的膳食模式可以显著降低肝癌等疾病的发生风险。五是减少不必要的药物乱用,纠正错误的药食同补也是解放肝脏的重要措施。对于那些已经发生了脂肪肝、肝炎、肝硬化等肝脏疾病的患者,没有什么比尽早治疗、定期复查重要,更为关键的是要定期实施必要的肝癌筛查。

其实还有一个重要的建议:你要有一个大心脏,把那些不如意的情绪,尤其是负面情绪远远地抛掉;不生气、不生闷气、避免怒气这些都是减少肝气郁结、避免肝脏受损的好办法。健康、正面的情绪才是守护肝脏健康的法宝。

健康中国 科普丛书

癌症不可怕

2 肿瘤的病因与预防

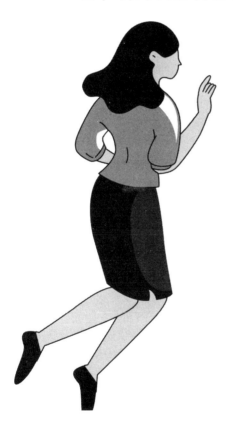

高文斌　刘　江　陈盛阳　潘文俊—————————主编

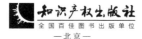

知识产权出版社
全国百佳图书出版单位
—北京—

图书在版编目（CIP）数据

癌症不可怕 / 高文斌等主编 . — 北京：知识产权出版社，2023.4
（健康中国科普丛书）
ISBN 978-7-5130-8660-8

Ⅰ.①癌… Ⅱ.①高… Ⅲ.①癌—普及读物 Ⅳ.①R73-49

中国国家版本馆 CIP 数据核字（2023）第 003961 号

内容提要：

本书以抗肿瘤诊疗过程中的案例、知识点为主要引导，介绍恶性肿瘤的预防、临床症状、诊断方法、治疗模式、诊疗不良反应和疾病随诊等相关内容。同时介绍肿瘤诊疗的新技术、新手段、新方法，真实说明疾病诊疗过程，澄清诊疗中的误区和错误观念，力求肿瘤诊疗过程规范化。全书突出科普性、大众性、专业性、实用性、规范性，既贴近于普通百姓，又服务于临床，内容翔实，资料丰富。适合普通读者和相关专业医生阅读参考。

责任编辑：张　珑　　　　　　　　　　　　　责任印制：刘译文

健康中国科普丛书
癌症不可怕
AIZHENG BUKEPA

高文斌　刘　江　陈盛阳　潘文俊　主编

出版发行：知识产权出版社 有限责任公司		网　　址：http://www.ipph.cn	
电　　话：010—82004826		http://www.laichushu.com	
社　　址：北京市海淀区气象路50号院		邮　　编：100081	
责编电话：010—82000860转8574		责编邮箱：laichushu@cnipr.com	
发行电话：010—82000860转8101		发行传真：010—82000893	
印　　刷：三河市国英印务有限公司		经　　销：新华书店、各大网上书店及相关专业书店	
开　　本：720mm×1000mm　1/16		总 印 张：26.75	
版　　次：2023年4月第1版		印　　次：2023年4月第1次印刷	
总 字 数：321千字		总 定 价：140.00元（全5册）	

ISBN 978-7-5130-8660-8

出版权专有　侵权必究
如有印装质量问题，本社负责调换。

目　　录

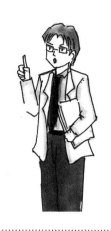

话题1：家庭中处理黄曲霉毒素的窍门

黄曲霉毒素（AF）是黄曲霉菌和寄生曲霉菌等产毒菌株产生的次生代谢产物，是一种强毒性物质。在所有黄曲霉毒素中，AFB1型的毒性最强，是氰化钾的10倍，砒霜的68倍。早在1993年，世界卫生组织癌症研究机构就将AFB1型黄曲霉毒素划定为1类致癌物。研究表明，1毫克黄曲霉素就能诱发癌症，20毫克就可置人于死地。

生活中的黄曲霉毒素主要存在于厨房和储藏室之中，极其广泛，主要包括：谷物、坚果的表面，如花生、稻米、豆类、杂粮和核桃等；奶制品中，如牛奶等；食用油中，如花生油、大豆油等；厨房中的木制品用具、餐具中，如菜板、竹筷、木筷等。除了这些常见的区域以外，部分调味品、烟草、肉类、鱼虾类和宠物饲料中也可以检出，更有甚者，黄曲霉毒素还可以通过食料转移的方式，直接转移到动物的乳汁、肝、肾和肌肉组织中并积留，使其危害性更加隐匿。

厨房是黄曲霉毒素的主要栖身之所，这与黄曲霉毒素的产生条件有关。黄曲霉毒素的产生需要适合的基质成分，还要有适宜的温度、湿度、空气等。研究表明，最适宜黄曲霉毒素生长的基质主要包括谷物、杂粮和坚果。适宜温度是12~42℃，最适温度为33℃左右。空气中相对湿度越大越适宜，最适的相对湿度为98%。基质中含水量也是一个重要条件，谷物中的含水量要达到18%以上，花生要达到10%以上。此外，通气条件适宜也是黄曲霉毒素迅速生长和产毒的主要条件之一。如此看来，低温、干燥、除氧等因素是抑制黄曲霉毒素生长的主要手段。而从生活环境的角度出发，南方及温湿地区的春夏两季则是最易引发黄曲霉毒素发生的季节。

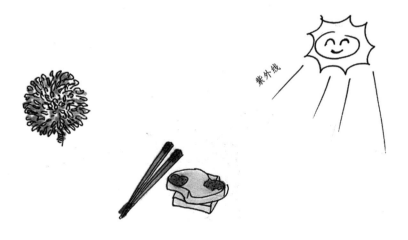

明确了黄曲霉毒素的产生条件，在着手与之较量之前，我们还要知道它有什么特点。黄曲霉毒素微溶于水，极易溶于油脂和氯仿、甲醇等有机溶剂之中；在100℃热水等环境下可以存在20个小时仍不被破坏，只有温度升高到280℃以上的时候才被裂解。此外，黄曲霉毒素在酸性环境下是比较稳定的，但是在碱性条件或者紫外线辐射的情况下却迅速降解从而失去毒性。

掌握了黄曲霉毒素的这些特点，我们与黄曲霉毒素过招有了一些把握。建议大家保持良好的生活、卫生习惯，家庭中的厨具和餐具要保持清洁、干燥，尤其是木制、竹制的砧板和筷子等，可以间断地采用含有小苏打(即1%的碳酸氢钠)的热水浸泡、清洗,除了要清洗干净以外,还要保持其处于干燥状况,砧板等还可以采用太阳光照射处理。对于筷子等木制品,建议每半年到一年时间更换一次,必要时候可以更换使用非木制的砧板、金属或者陶瓷的筷子。对于家庭中购买的谷物、坚果等食物,尽可能购买小包装的,减少食材在家庭中的存储时间,同时注意食物储藏的干燥、通风,减少和防止霉变发生。黄曲霉毒素在谷物、花生等食材中以霉变、破损、长芽、皱皮及变色部位含量最高,虽说将这些部位去除以后可以将黄曲霉毒素含量大大降低,甚至低到无毒,但是这样的处理依旧不是很安全。因此,遇到发生霉变的食物,建议还是及时处理或者扔掉,以最大限度地保证食材的安全。

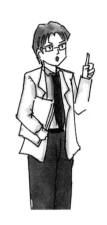

话题2：除了爹妈给的，患肿瘤最直接的
几个原因都是自己作的

恶性肿瘤是目前严重威胁我国人民生命健康的且死亡率居于第
一位的疾病。恶性肿瘤是一种全球范围内的流行病。由于恶性肿瘤
的发生与人类实际寿命之间有直接的关系，随着全球范围内人们寿
命的延长和老龄化的发展，恶性肿瘤的发生率也在不断地升高。

很多人都关注恶性肿瘤的病因，大家都想通过最为有效的预防手
段，从源头出发实施最为有效的肿瘤预防措施。全世界的基础医学
和临床工作者虽然经历了几十年的研究，但恶性肿瘤的具体病因还
不是很明确。能确认的是，恶性肿瘤是一种由DNA损伤引起的基因
性疾病。这种基因的损伤是有遗传倾向的，也就是说我们人类很多
恶性肿瘤是来自于父母，再加上后天不健康的生活方式，生活习惯，
生活环境，精神、心理因素，恶性肿瘤的发生概率就会明显的升高。
这些因素中很多与恶性肿瘤发生之间的关系是明确的，即约三分之
一的病归因于吸烟，三分之一的病归因于我们的饮食、环境和生活
习惯等，约五分之一的病归因于感染性因素。由此看来，恶性肿瘤

的发生在很大程度上还是与我们自身相关，或者说除了爹妈给的遗传性因素以外，患肿瘤最直接的病因都来源于自身。下述是几个重要因素。

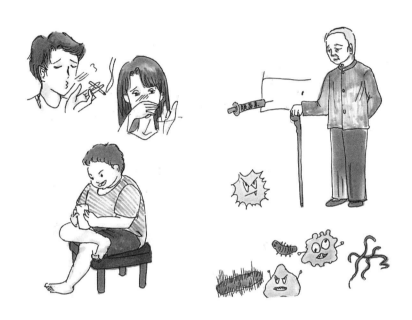

吸烟及被动吸烟。恶性肿瘤的发生、发展和烟草之间的关系很明确，不仅表现在主动吸烟上，还表现在被动吸烟，包括二手烟、三手烟。最有力的证据就是一个区域的烟草使用率与该区域的恶性肿瘤，尤其是肺癌的发生之间有显著的关联性，而禁烟则可以使肺癌的发生率大幅度下降。其实，烟草除了会导致肺癌的发生以外，还可能与其他恶性肿瘤的发生直接相关，包括喉癌、口腔癌、膀胱癌、乳腺癌、食管癌、结直肠癌和宫颈癌等。此外，吸烟还会进一步加强、促进其他诱发肿瘤因素的致癌作用和效应，导致肿瘤的发生危险进一步增加。例如，吸烟的患者若长期食用红肉，其结直肠癌的发生率是单纯长期食用红肉的8倍左右。在临床诊疗过程中，时常会有患者因为吸烟和被动吸烟身体状态较差,甚至无法耐受疾病的诊疗,无法实施常规的治疗措施。因此,在临床上针对烟草的共识是:烟草有百害无一益,戒除烟草任何时候都不晚。

肥胖、久坐与缺乏运动。随着社会的发展和人们生活习惯的改变,城市人口中肥胖的发生比例明显增加,肥胖已经不只是一个社会问题,而且还可能是一种疾病。与肥胖直接相关的还有久坐和缺乏运动,这在年轻人中极为常见,这也是结直肠癌发病年轻化的主要原因之一。其实,在很久以前的流行病学研究中就发现,与正常体重的人相比,肥胖者罹患恶性肿瘤的风险增加了 1.5~3.5 倍。同时,肥胖也是子宫内膜癌、乳腺癌、胰腺癌和结直肠癌的主要诱发因素。而对于那些长期久坐、缺少运动的人来说,除了肥胖以外,其运动量的减少也是导致机体系统功能异常、紊乱的主要原因,肥胖和运动量降低之间还具有相互协同、增强的作用。对于女性、年轻人及合并有糖尿病的人来说,患恶性肿瘤的风险更大。

2 型糖尿病。临床流行病学研究表明,肥胖与糖尿病的关系密切。有研究统计,在新增的所有恶性肿瘤患者中约有 5.6% 是由糖尿病和高 BMI 指数共同引起的,其中又以肝癌、胰腺癌、结直肠癌和女性乳腺癌最为显著,2 型糖尿病患者的整体患癌风险会提高 13%。2 型糖尿病患者易于发生恶性肿瘤的具体原因目前尚不清楚,是否具有所谓的患癌驱动机制还在研究和探索阶段,多数研究者认为可能与胰岛素水平过高或胰岛素样生长因子Ⅰ水平过高等因素有关,这还需要更多的证据。此外,恶性肿瘤目前已经取代了心脑血管疾病,成为导致 2 型糖尿病患者死亡的第一位因素。

慢性感染。在恶性肿瘤发生的诸多病因中,慢性感染性炎症反应是一个主要因素,包括细菌性感染、病毒性感染、寄生虫感染等。与之同时,慢性感染也是恶性肿瘤发展的主要危险因素,许多微生物本身即可致癌。目前已经被确认与恶性肿瘤发生具有直接关系的微生物主要包括乙型肝炎病毒、丙型肝炎病毒、EB病毒、HPV、幽门螺杆菌、解脲支原体、血吸虫、肝吸虫、华支睾吸虫等。

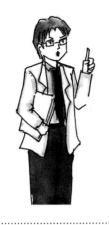

话题3：衰老是肿瘤的最大帮凶

很多人都会有这种感觉：现在患肿瘤的人怎么这么多啊！其实，你的感觉没错，事实就是如此。尤其是近年来，统计资料显示，我国乃至全球范围内恶性肿瘤的发病率正在逐年升高，恶性肿瘤已经成为严重威胁人类健康的主要疾病。包括我国在内的很多国家、地区，恶性肿瘤已经居于导致人类死亡的致死性疾病的第一位。

面对着这样的结果，很多人都在探究其原因。多数人会认为这主要与我们生活的环境、各种污染直接相关。其实，肿瘤的发生、发展是一个多因素相互作用的结果，环境、污染也仅仅是肿瘤发生的原因之一，而非主要原因。大量有关肿瘤的流行病学研究显示，恶性肿瘤发生率的升高主要源自于人类寿命的延长，或者说衰老。世界上预期寿命最长的国家往往都是恶性肿瘤发生率最高的国家，相反，那些预期寿命较短的非洲国家肿瘤的发生率很低。我们甚至可以这样理解，只要你存活的年龄足够大，最后一定会罹患肿瘤。

"长生不老"是人们一直追求的目标，伴随预期寿命的延长，人体也就不可避免地要面对衰老问题，这也是人们无法改变的事情。机体衰老是一个逐渐的过程,包括机体的机能和组织、器官功能的减退。伴随着衰老,机体疾病的发生也就成了主要的问题。这样的过程也很好理解,就如同我们购买了一台汽车,新车的时候运行平稳,车况满意,随着汽车使用年限的延长,汽车的车况也会发生很大的改变,大大小小的毛病会频繁发生,即便是加强保养和养护,对于车龄较长的汽车来说出问题也是难免的。人亦如此,随着年龄的增长,各种疾病,尤其是一些重大疾病的发病率也会迅速升高,尤其是在四五十岁以后,部分疾病的发病幅度会大幅度增加,恶性肿瘤的发生则是一个主要内容。

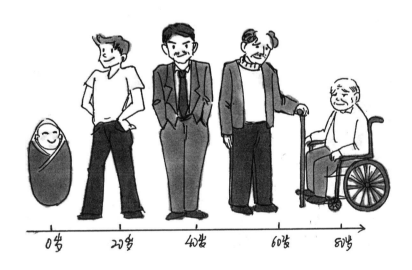

目前已经明确,恶性肿瘤是一种基因性疾病,是正常细胞在增殖、复制的过程中基因发生了变异,这种变异摆脱了机体本身所固有的免疫监控系统、免疫细胞的功能,形成不受机体调控的新的生命体,这些不受限制的分裂、增殖最终发展成恶性肿瘤。随着机体的衰老,细胞增殖、分裂的次数增加,加上受外界影响的程度也明显变大,细胞增殖、分裂过程中出现错误的概率也会明显增加。此外,在机体衰老的进程中,免疫系统、免疫细胞的功能也会发生很大程度的退化,部分免疫细胞甚至不再识别恶性肿瘤细胞,使得肿瘤细胞发生免疫逃逸。这是不是有些"年纪大了,眼神不行了""年纪大了,跑不动了"的感觉? 正是因为这些因素,恶性肿瘤的发生率明显的升高了。

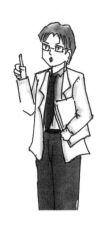

话题4：年轻人不会得肿瘤，这是谁说的

最近在网络和新闻媒体上，时常可以看到二三十岁的年轻人就罹患恶性肿瘤，而且预后极差。在我们自己的临床上，近年来也有很多年轻人被确诊了恶性肿瘤，尤其以乳腺癌、胃肠道肿瘤居多。读到这里，很多人也许会很纳闷，不是说恶性肿瘤都发生在中老年人身上吗？不是说年轻人不容易得恶性肿瘤吗？

持这种观点的人还真的不少。在多数人的印象里，年轻人朝气蓬勃，充满着生机和活力，有着强大的免疫力。但是，据《肿瘤》杂志报告，在最近的10年时间里，年轻人罹患恶性肿瘤的发生率正在不断地升高。15~19岁患者依旧以恶性淋巴瘤发病增加为主，20~29岁人群中甲状腺癌、睾丸癌和黑色素瘤的发病明显升高，而到了30~39岁，乳腺癌、甲状腺癌和黑色素瘤的发病增加显著。如此看来，肿瘤的发生已

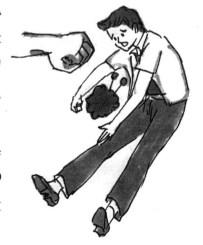

经出现了明显的年轻化的趋势。这种趋势应彻底改变我们的思维模式和对恶性肿瘤发生年龄范围的认识。新的模式是符合恶性肿瘤发生、发展的规律的,即恶性肿瘤细胞多数是由于分裂、增殖、生长的正常细胞在复制、分裂过程中出现了差错所导致的,这些差错、问题的出现,一方面与年龄直接相关,另一方面则是受外界各种因素的直接或者间接影响,这些因素是推动肿瘤向年轻化发展的主要原因,更是年轻人加强预防、防治意识的主要内容和方向。

临床肿瘤流行病学研究显示,近年来几乎所有的恶性肿瘤发病率在世界各地都在升高,貌似人类已经成为恶性肿瘤的易感人群。这样的结果除了与全球范围内人口预期寿命明显升高直接相关以外,还与遗传性因素,生活环境污染加重,不良生活习惯、饮食习惯增加,工作、生活节奏加快,压力增加,负性生活事件干预影响等因素直接有关。可以说,恶性肿瘤发病率的升高是上述多因素相互作用的结果。这些因素在目前的年轻群体中几乎随处可见,也是年轻人恶性肿瘤发病率增加的主要因素。

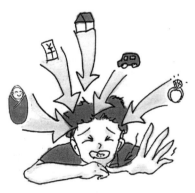

进入21世纪以来,在包括我国在内的诸多发达国家、发展中国家,年轻人的观念,包括价值观、人生观、生活习惯、婚育观等诸多方面,已经发生了很大的变化。随着这些变化,人们的疾病谱也随之发生了改变,部分恶性肿瘤,如乳腺癌、宫颈癌、卵巢癌、结直肠癌等,发病率显著提高。这些疾病的发生率完全可以通过有效的观念、习惯改变,适时的预防、防治措施而获得最大限度的降低。

目前,年轻人的工作、生活、社会压力巨大,其作息、饮食、生活、家庭等诸多规律完全被城市的压力所打破。这些改变均可能会极大地削弱年轻人的免疫水平和免疫能力。原本在我们看来年轻人所有的强大的免疫水平时常仅是一个想象状态。没有了这些足够强大的免疫能力,却还要担负起超出自身能力的工作、生活压力,再加上不规律的生活、熬夜、饮酒、吸烟、饮食等不良习惯,其结果就可想而知了。

随着科学技术的发展,医疗诊疗技术也在不断地发展和进步,尤其是医疗诊断设备、技术的发展,使恶性肿瘤的早期发现、早期诊断成为可能,这也使得恶性肿瘤的发病率在疾病的早期或者是患者的年轻阶段即被发现(甲状腺癌、早期乳腺癌的发现都是仰仗于诊断技术、设备的进步),早期诊断发现恶性肿瘤的时间可以提前2~10年。同时,这些恶性肿瘤的早期发现也与人们日益提高的肿瘤筛查意识、健康体检观念直接相关。在肿瘤极早期实施干预和处理,可以极大地提高肿瘤的治愈率,降低肿瘤的总体死亡率。

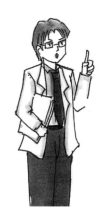

话题5：摆在餐桌上的致癌物

"民以食为天"和"吃喝拉撒睡"都展现了在人们的日常生活中，吃绝对是排在第一位的。可是，就在这件大事上，我们却被自己给坑了，竟然会让一些含有致癌物的食品摆上了我们的餐桌。

全国肿瘤登记中心调查的大数据显示，在我国百姓的餐桌上，集中出现的可致癌食物包括腌制食品、熏制食品、烧烤食品、霉变食物、隔夜菜、粉丝、油条、米粉、葵花籽、味精、口香糖、猪肝、皮蛋、臭豆腐、市售瓶装鲜果汁、河粉和反复烧开的水等。乍一听到这些食品，你是不是很震惊，毕竟这些都是我们餐桌上的常客。

这些致癌黑名单上所列的食物，无疑令人感到害怕，然而，面对这些食物，我们需要更加注意的却是在日常生活中识别他们，预防"癌从口入"。

腌制食品：腌制食品中含有的致癌物主要是二甲基亚硝胺，咸鱼、咸蛋、腌菜等都含有大量的致癌物质，临床上建议尽量少吃。

熏制食品：熏制食品，如熏肉、熏肝、熏鱼、熏蛋、熏豆腐干等，都含有苯并芘这一致癌物，长期食用会导致食管癌、胃癌等的发生。

烧烤食品:烧烤食品色香味俱全,但是,你可知烤牛肉、烤鸭、烤羊肉、烤鹅、烤乳猪这些特色名吃中都含有苯并芘等强致癌物。

油炸食品:食品经过反复煎炸或者产生焦煳以后,就会产生多环芳烃类致癌物质。反复多次使用的低燃点油品则更加危险。

黄曲霉毒素:米、麦、豆、坚果、玉米、花生等食品,受潮以后极其容易发生霉变,潮湿环境中的木制、竹制筷子被霉菌污染也会产生黄曲霉毒素。黄曲霉毒素的危害性几乎可以与肝癌等消化道肿瘤等同。

亚硝胺:隔夜的青菜、腌制的酸菜、反复烧开的水中均含有较大剂量的亚硝胺等致癌物。

甲醛:鱿鱼、牛百叶、鸭血等水发食品和水产品中含有甲醛,尤其是有些不法商贩将甲醛作为添加剂,以使商品的重量增加,并且可以降低食物的腐败速度。

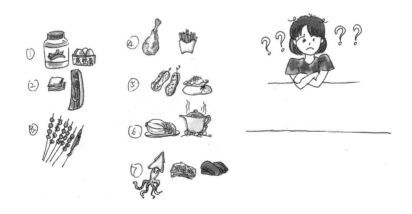

研究数据表明,人类肿瘤的病因中约有45%与膳食、营养性因素有关,饮食已经成为发病的重要相关因素。我国的肿瘤发病率排名中,胃癌、结肠癌、直肠癌、肝癌、食管癌、胰腺癌等消化道肿瘤是主

力,约占全部肿瘤的43.3%。而食管癌、胃癌、肝癌等肿瘤的发病则与食物中的致癌物直接相关。

恶性肿瘤的发生是一个多因素相互作用的结果,除了遗传、身体素质等原因以外,生活环境、生活习惯也是重要的影响或者促进因素。

世界卫生组织、国际癌症研究机构按照对人类的致癌危险性,将致癌因子分成5类,其中"1类致癌因子"(又被称为"确认致癌物")中,与我们日常生活最为贴近的主要有黄曲霉毒素、甲醛、尼古丁、亚硝胺、苯并芘、槟榔、酒精等。如此看来,致癌物就隐藏在我们日常的餐桌上。

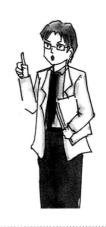

话题6：防不胜防，防之有术

你的生活能离开肉、蛋、鱼、豆制品和蔬菜吗？显然不能。你的饮食中是不是时常还需要点卤肉、腊肉、腌肉、啤酒、干鱼、腌制品来调剂一下？的确如此，谁会拒绝这样的美食呢。

如果我告诉你，这些美食中都含有亚硝胺，你会怎么想呢？它可是一种在我们生活中无处不在的物质，更为关键的是，亚硝胺是一种强烈的、重要的化学性致癌物，是广泛存在于食物中的污染物。各种食物中都不同程度地存在亚硝酸盐、硝酸盐和胺类，它们是亚硝胺的前体物质，也是亚硝胺的主要来源。就亚硝胺而言，我们是不是有些被迫要与它每天打交道，又防不胜防的感觉？

亚硝酸盐在我们的环境中，尤其是在食物中广泛存在。其在肉类中的含量约为3mg/kg，在蛋类中的含量约为5mg/kg，在豆粉中的含量约为10mg/kg，在咸菜中的含量为7mg/kg以上。即便是在我们认为最健康的新鲜蔬菜中，其平均含量也可以达到4mg/kg。此外，蔬菜在室温下存放，受细菌及酶的作用会将硝酸盐还原成亚硝酸盐，而莴苣、萝卜、菠菜、芹菜、甜菜等蔬菜中硝酸盐的含量更高。在腌制、泡制的蔬菜中,这种硝酸盐的转化效应更加显著,尤其是在腌制的前半个月,其亚硝酸盐含量增加明显。部分食物中的霉菌也能促进亚硝胺的合成。在一些特色食品,如烟熏、盐腌、霉变、咸鱼、干鱼、熏腊或者经油煎的咸肉中,亚硝胺类物质的含量更高。这些食物若与酒类共同摄入,对人体的危害就会成倍增加。而在市售的各种熟肉、卤肉、腊肉中,亚硝酸盐的检出率高达98.3%~100%,其含量的超标率高达13.2%~44.98%。

临床流行病学确定,亚硝胺是导致胃癌、食管癌、肝癌、结肠癌、鼻咽癌和膀胱癌等多种恶性肿瘤的主要因素,其发生率与饮食中亚硝胺含量直接相关。动物试验证实,长期小剂量和一次较大剂量的亚硝胺均可以导致肿瘤的发生。亚硝胺还可以通过胎盘和乳汁引起实验动物后代发生癌症和肿瘤。亚硝胺还具有致畸和致突变作用。

其实,亚硝酸盐一直被作为防腐剂用于食品加工,如腌腊肉制品、肉灌肠和肉罐头,但其使用剂量有严格的规定,在其他的食品烹饪、加工过程中则禁止使用。此外,在日常的生活中,食物中的亚硝酸盐不会对人体造成很大的危害,绝大部分的亚硝酸盐可以通过尿液排到体外,只有在特定的条件下,亚硝酸盐才会转化成亚硝胺而产生危害。这些特定的条件包括亚硝酸盐的浓度、pH为2~4的胃酸条件下、微生物和温度等。此外,身体内缺乏维生素C、维生素A也是引发危害的主要原因之一。

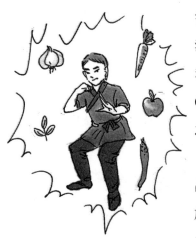

说到预防亚硝胺的毒性作用,在食品源头加强防控尤为重要。相关的措施包括:防止微生物污染、加强控制对肉制品亚硝酸盐的使用剂量、少吃或不

吃隔夜饭菜;少吃或不吃腌制食品,同时很好地把控腌制食品的处理时间、温度和食盐的用量。同时,鼓励多食用具有抑制亚硝胺形成、具有抑癌作用的食物,如大蒜,茶,富含维生素C、维生素A的蔬菜水果等。

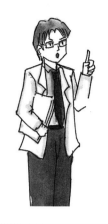

话题7：妈妈腌制的酸菜

"翠花，上酸菜！"

"酸菜、猪肉炖粉条子，管够！"

一听到这样的唠嗑，你的思绪是不是立马飞回了东北，想起了那让每一位东北人都魂牵梦绕的灵魂食材。想着端坐在炕头，约上三五好友，面对着杀猪菜、酸菜火锅、炒酸菜粉和酸菜馅儿饺子，最终以连汤带菜的模式吃进肚子里，那怎么能用一个"爽"字来形容。

说起东北的酸菜，那可是东北人冬季里的灵魂食物。每年秋天，一个家庭不"整上"几百斤大白菜腌制酸菜，你都不好意思对外说自己是东北人家。说到这里，我可是要严正地声明，我这里所说的酸菜绝不是南方人所说的那种酸菜，如酸菜鱼、酸菜牛肉面等里的酸菜。东北的酸菜指的是将大白菜通过腌制、发酵而成的酸白菜。这样的酸菜是东北的妈妈们亲手腌制的。

东北妈妈们腌制的酸菜除了具有魔一般的酸爽口感，还具有丰富的营养价值。酸菜中富含维生素C、氨基酸和各种膳食纤维。尤其值得一提的是，其中含有多种有益菌种，包括乳酸菌、酵母菌、醋酸菌等。这些菌种可以促进食物在肠道的消化、吸收,健脾开胃,还有好的口感。酸菜腌制过程中,食物发酵是一个必不可少的过程,而大量的乳酸菌优势菌群即是酸菜储存、发酵的主要菌属。研究表明,乳酸菌也是人体肠道内的正常有益菌群,具有保持胃肠道正常生理功能的作用。

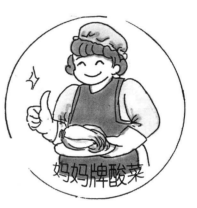

酸菜虽然好吃,但是,酸菜在腌制过程中也会有让人们担心的问题,一般来说主要指亚硝酸盐、亚硝酸,也有有害菌、杂菌污染的风险。

腌制酸菜的时候会加入较大量的食用盐。在盐的选择上,很少用精盐,更多的是"二细盐"或者"大粒盐"这样的初加工盐。而初加工盐中,含有大量的亚硝酸盐或者其他重金属等微量元素成分,会对人体产生一定的危害,甚至具有致癌作用。此外,腌制过程中也会产生亚硝酸盐、硝酸盐等有毒、致癌物质,这也是酸菜最让人担忧之处。但是,如果采用安全、健康的食用盐,腌制足够长的时间也是安全的。腌制酸菜过程中的亚硝酸盐含量随着腌制时间会发生一定的规律变化。腌制7~8天时亚硝酸盐含量达到高峰,随后逐渐下降,20天之后就逐渐降到安全水平,这也就是东北妈妈们所说的"腌透了"。在炖炒之前再经过反复的水洗和挤压去除酸汤,加上炖制这样一个消毒过程,酸菜会更加安全。酸菜中有毒物质的产生多数与腌制过程不彻底、不完全有关,尤其是那些禁不住美食的诱惑,还没有待腌制完成就开始享受美食者,在亚硝酸盐含量最多的时候吃自然会上吐下泻,或者食物中毒。

预防酸菜中有害菌、杂菌繁殖的方法其实也很简单,主要就是保证腌制的水分充足,能够淹没白菜的顶端,利用水隔绝空气,保障局部的密闭性,加速乳酸菌生成,从而达到抑制其他有害菌的作用。

现代社会的发展,一切都进入了快节奏、工业化状态。很多"加速腌制法""不良食用盐""添加剂处理"的酸菜是对传统东北妈妈腌制酸菜的强烈挑战,这些酸菜甚至也堂而皇之地摆放到了货架上。相比而言,这些酸菜可能比东北妈妈腌制的更酸、更有味道,但是吃起来却总是觉得缺了点什么。这样的酸菜在腌制过程中酸度过高,会带着草酸进入肠道,与肠道中的钙质发生反应,极容易形成结石。此外,东北的酸菜是典型的时令商品、地域性商品,跨时令、非地域、散装酸菜有着一些潜在的危险性。

最为安全的酸菜还是东北妈妈们亲手腌制的!

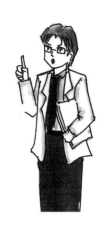

话题8：别让"甜蜜蜜"变成"祸害害"

中秋佳节刚过,国庆假期便紧随其后,呼朋唤友共聚一堂,顿顿大餐岂能少得了一瓶冰可乐。虽然已是中秋,但仍烈日炎炎,困倦的下午只想点一杯满糖加冰的奶茶提神。

近年来,"下午茶甜点""火到需要代购的某奶茶""肥宅快乐水"等各种高糖食物渗透到我们的日常生活中,为了打消心中的负罪感,还冠以"生活需要一点甜"的自我安慰。

然而,过多的糖分摄入除了短暂的升高了5-羟色胺,让你的心情稍微愉悦点,再也无其他益处。有研究表明,摄入过多的糖分会让皮肤产生糖化反应,发黄、暗沉、松弛、毛孔粗大,还会产生皱纹,影响体内激素水平,导致油脂分泌过多,加重痤疮。在这个"看脸的时代",这可谓是对年轻人的"凌迟"。除了看得见的危害,还有看不见的危害。长时间过多摄入糖分,会导致B族维生素缺乏,从而出现视神经功能障碍,影响视力。另外,长期摄入高糖食物不仅会形成牙菌斑,增加患龋齿的风险,也会增加超重和肥胖的风险。此外,糖可以转化成脂肪,高糖饮食是直接造成糖尿病和心血管疾病的危险因素。

除了上述危害,如果我说吃太多高糖食物还会让肿瘤找上门,你会不会觉得是天方夜谭?

别不信,早在2018年,复旦大学石雨江教授团队就在 *Nature*(《自然》)上发表论文,证实了长期高血糖可提高患肿瘤的风险。与之同时,研究也证明高血糖和肿瘤发生之间的关系与减肥、健康、长寿相关的信号传导通路AMPK有关。此外,在对代表癌症恶化的5-氢氧甲基胞嘧啶(5-hmC)减少这个细胞表观遗传学标志物的研究中发现,高血糖可以导致5-hmC减少,大大提高了癌症发生、进展的风险。相反,如果减少摄入糖分,体内血糖始终维持在较低水平,对肿瘤防治有积极作用。同样在2018年,美国癌症研究协会(AACR)也发现了摄入过多含糖饮料可使男性患前列腺癌的风险提高58%,肥胖相关的癌症风险增加59%。另外,大量的研究表明,高糖饮食还与子宫内膜癌、结肠癌、肺癌的发病息息相关。

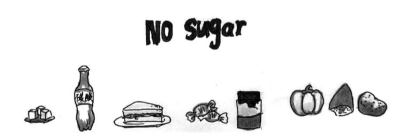

如此看来,高糖饮食有百害而无一利。那我们平时需要怎么做呢?

WHO建议正常人每日糖的摄入量不应超过25g,如果我们以一块标准的4.54g太古方糖来说,那就约等于5块半。这听起来是不是觉得很多,其实一听500ml的碳酸饮料中基本含糖量就有40g了,远远超出了WHO的标准。日常生活中我们不可能称出所摄入食物中的含糖量,但是,我们却可以从控制摄入食物的类型出发,减少碳酸饮料、各类糖果、糖油混合物(糕点等)、油炸食物、淀粉类食物、烧烤等的摄入。很多不太甜的食物其实也是含糖很高的,如南瓜、马铃薯、山药、芋头、红薯等。如果想做得更精确点,我们可以参考食物的升糖指数(GI),它反映了某种食物与葡萄糖相比升高血糖的速度和能力,很多健康软件都可以查询食物的升糖指数。

有小伙伴就要问了,"我就想来几口冰的,那我喝无糖饮料可以吗?"其实无糖饮料通常采用甜味剂(代糖)来代替蔗糖,它的甜度是白糖的几十倍甚至几百倍,但是所含的能量却非常低。这么一看,无糖饮料确实可以称为0能量饮品,可是根据《美国临床营养学杂志》的一项报告,科学家们对66 118名女性进行了长达14年的研究调查,结果显示,长期摄入含有人工甜味剂的饮料更易诱发肥胖及2型糖尿病,这是甜味剂的甜味让人体误以为进食糖类,刺激人体产生胰岛素,导致血糖下降并产生饥饿感,使食欲增强造成的。此外,甜味剂也很难被身体代谢,只会在身体堆积并转化成脂肪。这么说来,喝无糖饮料本身是减少了热量的摄入,但同时它让人摄入了更多高热量的食物,非但没有帮助减重,反而容易造成体重的升高。

由此看来,为了脸蛋,也为了降低肿瘤的风险,我们都应该管住嘴,限制糖量的摄入,避免病从口入。

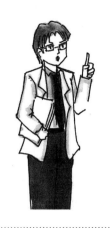

话题9：肥胖和肿瘤的孪生兄弟

不久前，一篇有关"肥胖能影响人体免疫力，促进癌症发展"的文章在权威医学杂志上刊出。看到这一报道，是不是有些颠覆了我们平时对比较讨喜的"富态像"的认识？

说起人们对肥胖的认识，真的是与社会、时代的发展有着直接的联系。尤其是对中国人而言，几十年前的餐桌上，我们还是"能吃多少就吃多少"，今天却变成了"能少吃多少就少吃多少"。其原因主要是肥胖已经成为21世纪亟待重视的公众健康问题。肥胖与多种疾病（如糖尿病、高血压、心脑血管疾病等）的发生密切相关，甚至还与肿瘤的发生密切相关。

说到肥胖和肿瘤之间的关系，主要是肥胖会增加机体慢性炎症的发生，同时又与改变人体免疫状态等直接相关。

慢性炎症具有促进肿瘤发展的作用，而肥胖则是促进慢性炎症发生的主要因素。如此说来，慢性炎症、肥胖与肿瘤之间的关系是间接性的互相影响。在大多数情况下，肥胖人群的营养处于充足、饱和的状态，这也导致了人体脂肪含量的增高，在消化和能量消耗的时候，人体中的胰岛素、瘦素分泌自然就会增多，这个调节过程需要与炎症反应相关的T细胞和巨噬细胞的参与，如此肥胖也就成为引发机体慢性炎症反应的主要因素之一。慢性炎症的发生、发展会与机体多种疾病的发生、发展直接相关，这些疾病包括肿瘤性疾病。由此说来，肥胖—慢性炎症—肿瘤之间的发生、发展关系都是间接的。但是，肥胖对于肿瘤的其他影响却是直接和显著的。

人体中的免疫细胞是维持机体稳定的主要原因，机体内的细胞发生变异、突变、衰老、死亡等情况时就会被免疫细胞所识别、清除。随着年龄的增加，机体的免疫系统也会衰老，免疫功能发生减退。肿瘤细胞与免疫细胞是"死对头"，当免疫细胞的功能受到抑制时，肿瘤的发生就有了可能和机会。肥胖对于人体免疫状态的改变也是导致肿瘤发生的主要原因，肥胖直接影响了肿瘤的微环境。在肥胖的情况下，脂肪组织既为免疫细胞也为肿瘤细胞提供能量。在这样的环境中，杀伤性T细胞、局部缺氧反应及脂肪酸氧化等反应似乎都与肿瘤细胞中的 *PHD3* 基因有一定的关系，但是肥胖与其作用、效应和实际情况之间还具有一定的差异，甚至部分研究结果之间也会产生相左的情况。肥胖、免疫反应、肿瘤发生之间的密切关系，尤其体现在常见的恶性肿瘤上，如乳腺癌，结直肠癌和前列腺癌。对于那些发生率相对较低的肿瘤来说，如子宫癌、胆囊癌、肾癌、宫颈癌、甲状腺癌、白血病、肝癌、卵巢癌等，肥胖也与其发生有着密切关系。

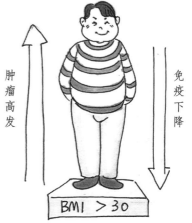

目前，肥胖已经成为影响人们健康的重要因素。在临床、科研上，一般会使用身体质量指数（BMI）来界定肥胖。

BMI=体重/身高²(体重以千克为单位;身高以米为单位)

BMI是国际上衡量人体胖瘦程度及是否健康的一个常用指标,BMI正常值在20至25,超过25为超重,BMI>30则提示为肥胖。

你是不是该去测定一下自己的BMI数值了?

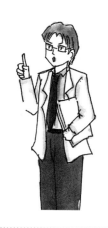

话题 10：电子烟：烟草中的"白骨精"

随着社会的发展，人们逐渐明确了吸烟的危害，禁烟和限烟已经成为文明社会的一项基本标志。近年来，电子烟作为一种新型烟草替代品在社会上悄然兴起，其规模也有逐渐扩大之势，已经成为很多年轻人的"新宠"。有一些商家在电子烟的销售、宣传中，声称它是"戒烟的替代品"，具有"清肺"效应等，这是对电子烟的危害避而不谈，虚假宣传。也有人把电子烟戏称为烟草中的"白骨精"，这足以说明电子烟危害的隐匿性。

说起电子烟，它其实是一种模仿了卷烟的外形、烟雾形态、味道和吸食感受的电子产品，是通过电池驱动雾化器，加热油舱中的烟油，将尼古丁等混合物变成蒸气、烟雾供用户吸食的仿真烟。WHO及世界各国的专家曾经对电子烟进行了一系列的研究，结果表明，电子烟有害公共健康，它不可能成为戒烟的手段，而且他们建议对电子烟实施加强管制，尤其是杜绝其对青少年和非吸烟者产生的危害。

说到了电子烟的危害，主要问题就是烟油。烟油中包含尼古丁、香精、溶剂丙二醇等，在电子烟吸食过程中，它依赖加热、雾化烟油而产生具有特定气味的气溶胶供烟民使用,让使用者在吸食的时候有一种类似吸烟的感觉,实现"吞云吐雾"的目的。由于电子烟本身不会产生类似烟草燃烧而产生的那种烟雾,所以容易误导消费者,使其对电子烟产生安全、健康的错误认识。更有甚者,一些企业为了满足不同消费者的喜好,向烟管内添加了各种味道的香料,如柠檬、薄荷味道等。在相当长的时间里,电子烟的销售者声称电子烟中不含焦油、悬浮微粒等原始烟草中的有害成分,这也成为他们的主要卖点、推广点。然而,电子烟的安全性至今也未得到充分的科学论证。迄今,国内外没有任何一个权威机构可以提供系统的电子烟安全性评估资料。因此,目前还不能确定电子烟会给使用者的健康带来哪些潜在风险。

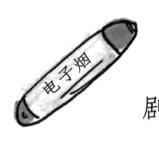

各种基础与临床研究数据显示,电子烟中除了尼古丁,还有很多未被发现的有毒化合物。电子烟也会向室内释放可吸入的液体细颗粒物和超细颗粒物、尼古丁和致癌物质。超标含量的尼古丁危害极大,甚至高于普通香烟。虽然电子烟不含焦油,但这并不能说明其无害,单纯吸入尼古丁,同样会对健康产生危害。尼古丁本身虽说不是一种致癌物质,但是多研究表明,它可以起到"肿瘤启动因子"的作用。而且,目前有足够充分的证据说明,胎儿和青少年接触尼古丁会对大脑发育产生远期不良影响。研究显示,电子烟的吸烟装置中含有致癌物质和其他有毒化学品,如二甘醇、亚硝胺等具有肾脏损害和致癌作用的物质。电子烟的加温速度过快,在此过程中还会产生一种叫丙烯醛的剧毒分子。电子烟中存在的丙二醇可以对呼吸道造成刺激。电子烟所引发的癫痫、肺病发作也是常见的人体损害。电子烟同样是二手烟空气污染源,其中,二手气溶胶可以造成

PM1.0、PM2.5 数值分别升高 14~40 倍、6~86 倍，尼古丁含量升高 10~115 倍，乙醛含量升高 2~8 倍，甲醛含量升高 20%。这些物质都具有极强的人体危害性和致癌作用。不论电子烟的发展有多么迅速，即便是目前已经发展到了第三代产品，其烟油雾化本质也没有改变。至于某些商家在烟油中添加人工合成的大麻素，增加上瘾性，这已经不是单纯商品质量和销售问题了，而是违法行为。

更为可怕的数据是，截至 2019 年，中国 15 岁及以上人群使用电子烟的人数约为 1000 万。使用电子烟的人群又主要以年轻人为主，其中 15~24 岁的比例最高。获得电子烟的主要途径竟然是互联网，占比高达 45.4%。保护未成年人的身心健康，使其免受电子烟侵害，监管电子烟的营销等，我们还有很长的路要走。

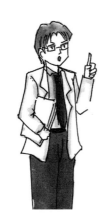

话题 11：我们一直在与幽门螺杆菌打交道

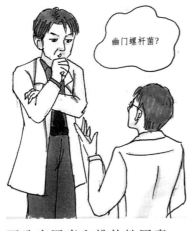

最近我自己有些腹痛、腹胀、腹部不适，时常还会有些泛酸和食欲减退，门诊时见到了消化科同事，自然就咨询了起来。消化科同事直接问我，是否进行过幽门螺杆菌（Hp）检查，毕竟目前我国 Hp 感染率已经达到 50%~80%，而且很多胃部症状都与 Hp 感染相关。临床上，Hp 感染已经成为胃部疾病的主要致病因素和排他性因素。

说起 Hp，它可是目前已知的唯一能够在人的胃中生存的微生物，1983 年才首次在慢性活动性胃炎患者的胃黏膜活检组织中被分离出来。从被发现开始，医学界对 Hp 的关注就从未停止。研究表明，Hp 是多种胃部疾病（如胃炎、消化道溃疡、胃萎缩、胃淋巴瘤等）发生的主要原因。Hp 也是慢性胃炎的主要致病菌，慢性胃炎患者中 Hp 的感染率高达 90%~95%。Hp 感染严重甚至可以引发胃癌，因此，2017 年

10月，WHO国际癌症研究机构将Hp列为1类致癌物。此外，Hp感染还与缺铁性贫血、牙周病、皮肤病、特发性血小板减少性紫癜、冠心病、高血压病等疾病的发生有一定的相关性。

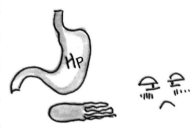

Hp的生存部位如其名称所示主要在胃的幽门部位。全球范围内，超过半数以上的人口有过Hp的感染，个别国家和地区Hp感染率甚至达到90%以上。Hp的首次感染多数发生在婴幼儿及儿童时期，即多在10岁以前，成人之后感染相对少见。其传染源主要来自家庭成员，如父母、兄弟姐妹等。Hp的传播途径一般为口—口、粪—口途径，或者是亲密接触、进食被污染的食物和饮用水等。由此说来，改善社会生活及卫生习惯、条件是预防Hp的主要手段，控制病从口入则是关键环节，饭前便后洗手则不必多说。由于Hp不耐热，餐具加热处理和高温消毒是很好的杀灭措施。强调分餐、使用公筷、避免互相夹菜也是减少Hp感染的有效途径。其实，在家庭中也应强调分餐，尤其是家庭中有Hp感染者或正在治疗的患者。至于老人把食物咀嚼或咬下来再喂孩子，既是一种陋习，更是幼年阶段感染Hp的主要原因。

Hp感染导致的胃部症状主要包括：进食后上腹部饱胀、不适感、局部疼痛，嗳气、腹胀、泛酸和食欲减退等，严重者还可以出现发作性上腹痛，甚至上消化道出血等。临床上检测Hp的方法很多，常用的方法有血清抗体检测，^{13}C、^{14}C尿素呼气实验和粪便Hp抗原检测三种方法。尿素呼气实验是目前准确性最高的方法，这一方法还有无创性的优点。

诊断的目的就是治疗。不治疗的Hp可以终生存在，科学的Hp治疗方案是治疗的基础。在Hp的根除治疗方案中，选择强效抑酸的抑制剂 PPI 为基础的联合用药方案是确保根除的基础和成功保障。近年来，由于治疗药物耐药性的增高，治疗方案也是几经修改。新推荐的三联、四联药物方案，其目的就是克服 Hp 的耐药性，提高治疗效果。实施标准治疗完成后的 1 个月，需要复查确认治疗效果。复查前至少要停用 PPI 2 周左右，减少假阴性结果的干扰。对于治疗失败的患者，需要进行必要的药物调整再进行治疗，必要时也可以进行药敏实验，为有针对性的抗生素选择打下基础。有效治疗 Hp 是降低胃癌发生风险的主要因素，根除 Hp 可有效降低 39% 的胃癌发生风险。

胃癌是亚洲、拉丁美洲和欧洲部分地区常见的恶性肿瘤，年发病90 多万人。我国胃癌的年死亡人数居世界首位，达 16 万余人。预防和控制胃癌已经日益引起人们的关注。流行病学调查显示，Hp 感染率与胃癌的发病率直接相关，Hp 阳性检出率与胃癌的发病率有相关性，因此防治 Hp 也与防治胃癌直接相关。然而，胃癌的发生是一个漫长、多因素作用的结果，Hp 感染只是胃癌发病的一个环节，遗传性因素、环境因素、生活习惯等内容也至关重要。对于具有胃癌家族史的人员，应列为胃癌的高危人群，Hp 筛查有积极意义，检查出 Hp 阳性的患者需要尽快根治，这是降低胃癌发病率的重要手段。临床上，对于是否有必要实施 Hp 全民普查尚有分歧，但是至少应该对接受过胃部手术，有胃病史、胃癌家族史的患者实施检查，并对感染者进行治疗，这是控制胃癌的有效手段。

近年来，我国年轻胃癌患者的比例逐年增高，尤其是近 5~10 年增速明显，19~35 岁青年胃癌发病率增高最为显著。这种情况的出现，除了与患者的性别、遗传、慢性胃部疾患、食用腌熏烤制食品、烟尘环境等传统胃癌因素有关以外，还与年轻人睡眠严重不足、饮食无规律、工作和心理压力过大等身心性因素直接相关，这些是目前中青年胃癌发生的主要因素，而这样的人群恰好是临床上极易被漏诊或误诊的人群。早期胃癌症状不明显，年轻人体质和耐受性比较强，症状容易被忽视，加上部分缺乏经验的医务人员会首先考虑胃炎、溃疡、消化不良等疾病，导致胃癌的漏诊、误诊率较高。因此，对于经常有上腹部不适或者胃部临床症状的人群，首选的检查方法是胃镜，而不是只检测Hp，如此可以避免胃癌、贲门癌、食管癌等消化道恶性肿瘤的漏诊。

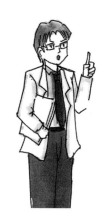

话题12：无害烧烤的窍门

说起烧烤，那可是人们最爱的食物之一。别说吃上一口，就是闻到了烧烤的香味，也是有些挪不动腿脚。其实，很多人都知道烧烤是一种有诸多潜在危险性的食物，甚至具有致癌风险，烧烤的过程中，会产生很多污染和有害的成分。人们之所以如此钟爱烧烤，估计是与短时间里见不到危害的表现，加上抵不过烧烤的口味和特殊香味有关吧。

说起烧烤的香味，主要还是与烧烤过程中产生香气的物质有关，尤其是当温度较高、受热时间较长，产生的香气物质就会增加。烧烤时，各种食物中发生的糖类热解、油脂分解、氨基酸分解等过程都会产生香气物质。即便像韭菜这样的食物，它含有的二硫化物受热会分解产生一些芳香硫醇，不仅会使得韭菜的辛辣味被减弱，而且更加适宜饮食。其实，正是因为烧烤的这些"优点"，也掩盖了它的不足和危害性。

高温会导致食物中的维生素被破坏，蛋白质发生变性，氨基酸遭到破坏，即食物的有效物质被破坏。更为关键的是，烧烤的过程会产生致癌性物质，尤其是肉类食物。当分解的脂肪、油滴滴到炭火上时，食物脂肪发生焦化，产生的热聚合反应与肉里的蛋白质结合，就会产生一种被称之为"苯并芘"的高度致癌物质。苯并芘可不单纯存在食物之中，与烤肉、炭火接触的铁签、烤网上黏附的焦屑中，苯并芘的含量更是高达每千克125微克。基础研究表明，苯并芘是一类具有明显致癌作用的多环芳烃类有机化合物。不只是在烧烤过程中，烟草中的烟雾、多次使用的高温植物油、煮焦类食物、过油炸食品等都会产生苯并芘。这些致癌物在体内蓄积会诱发胃癌、肠癌。吃烧烤的女性患乳腺癌的危险性要比不爱吃烧烤的女性高出两倍，患卵巢癌的危险也增加。

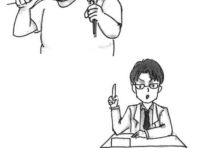

此外，烧烤中还存在着另一种致癌物质——亚硝胺，尤其是肉类食物在制备前的腌制环节，更是产生亚硝胺的主要阶段。在烧烤过程中产生的其他有机胺、多环芳烃、氨基酸衍生物等也是具有极大危险性的致癌物质。烧烤环境中也会产生一系列致癌物质，它们通过皮肤、呼吸道、消化道等途径进入人体，诱发肿瘤，烧烤的烟尘更是扰民不轻的新型城市危害。WHO的研究表明，烧烤与吸烟有一样的致癌危害性，烧烤类食品也被确定为十大垃圾食品之首。

其实，说到烧烤类食物的危害，那可不单单只是致癌作用，烧烤类食物还是诸多现代病的主要诱因之一。烧烤类食物一般都具有脂肪高、热量高、进食量大的特点，这些是高血压、糖尿病、心脑血管疾病等现代病的帮凶。

由此说来，吃烧烤还真得悠着点。这其中，除了不吃，还真的没有什么窍门可以避免它带来的伤害。

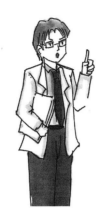

话题13：槟榔：一只隐藏很深的恶狼

"吃槟榔到底是不是有害，是否会致癌？"

"经过加工的干槟榔就不致癌了吗？"

"网上说加了枸杞的槟榔就健康了？"

"湖南人喜欢食用槟榔是因为地域性因素还是传说中的可以驱除瘟疫？"

有关槟榔的故事、问题，近年来总是环绕在耳边，也引起了大家的议论。尽管槟榔的危害在学术界已经是很明确的了，但是，令人遗憾的是，人们对于槟榔的态度却不如对烟草那样明确，总是有些含含糊糊、隐隐藏藏。

说起槟榔，早在2003年就被世界卫生组织确定为1类致癌物。中国国家食品药品监督管理总局在2017年发布的致癌物完整清单也将槟榔列入。大量的基础和临床病例已经证实，长期嚼食槟榔可以导致口腔黏膜下纤维性变，造成口腔不可逆转的损害，最终导致口腔癌的发生。一说起槟榔，很多人马上就会说到咀嚼槟榔可以提神、令人精神愉悦，还具有增加能量的作用，其实这些只是槟榔作用的一个方面。这些"神奇的功效"主要是槟榔所含的天然生物碱所导致的,这些生物碱类物质可以让嚼食者身体释放出肾上腺素,而肾上腺素的释放可以使人类获得愉悦感、幸福感。说到这里,你是不是很快想到了愉悦感也是让人们产生依赖,也就是成瘾的主要原因?正是如此!槟榔是备受瞩目的精神活性物质之一,其作用、效应仅次于尼古丁、酒精和咖啡因。国际上,包括土耳其等国家和地区,明文禁止槟榔入境。

如果你对槟榔的认识仅局限于所谓的成瘾性,那么你可是太天真了。中国疾控中心曾对湖南省咀嚼槟榔和口腔癌的相关性进行过研究,结果显示,两者之间的关联度达到九成以上,咀嚼槟榔会令口腔癌的风险上升8.4~9.9倍。流行嚼槟榔的国家和地区中,口腔癌的发病率也居于前列。世界上槟榔消耗最大的国家是印度,而该国的口腔癌发病率居世界第一位。巴布亚新几内亚、中国台湾地区也有类似的研究数据支持。各种研究显示,槟榔还与咽癌、喉癌、食管癌等的发生有明显的相关性。

槟榔之所以有如此的毒性,与其所含有的槟榔碱直接相关,槟榔碱可以促使胶原纤维沉积,导致口腔黏膜下纤维病变。而且槟榔中的化学物质经过咀嚼后可以形成亚硝胺,这是明确具有致癌作用的化合物。槟榔果中的槟榔素也具有潜在的致癌性;槟榔的花、藤也都含有致癌物质,包括槟榔生物碱、槟榔鞣质、槟榔特异性亚硝胺和活性氧等。此外,咀嚼槟榔所造成的口腔黏膜创伤、口腔黏膜下纤维性变、口腔扁平苔藓和口腔白斑等黏膜疾病也具有癌变的倾向,被世界卫生组织列为癌前状态,据统计,其癌变概率约为5%。咀嚼槟榔也是颊癌、舌癌、牙龈癌的重

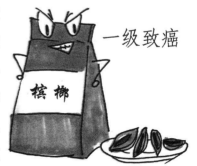

一级致癌

要病因之一。嚼槟榔对牙齿、口腔危害很大,会引发严重的牙齿磨损、损害牙釉质、牙齿脱落,严重影响美观。

说到这里,你还会相信那些为槟榔伪装的鬼话吗?还会再轻信经过特殊加工的干槟榔就无毒了吗?至于枸杞槟榔、花旗参槟榔或者木糖醇槟榔等只不过是商家的一种经营噱头,无论怎样的伪装都改变不了槟榔作为致癌物的事实。

最后还要多说的一点,全球每年有5%左右人口,即3.5亿到4亿人在嚼食槟榔。槟榔的背后是一个有着几百亿甚至上千亿元年产值的产业链。我国的槟榔产业年产值达到400亿元左右,而且还处于快速发展期,年均增速超过了30%。

知道槟榔的上述危害后,你会怎么做?

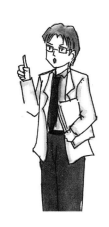

话题 14：HPV，男女通吃？

近年来，随着人们对"人乳头瘤病毒"（HPV）研究的不断深入，"HPV""宫颈癌""四价疫苗""九价疫苗"等这些词也时常被推为网络"热词"。透过这些热词，我们似乎有了一种错觉，那就是HPV是宫颈癌的唯一罪魁祸首，也是女性的"专利"。读到这里，如果你也有这样的认识，那你可真的是"OUT"了。

说起HPV，它是一种比较特殊的球形DNA病毒，能引起人体皮肤黏膜的鳞状上皮增殖，这样就表现为寻常疣或者生殖器疣，即尖锐湿疣等症状。正是因为近年来性病中的尖锐湿疣，肿瘤中的宫颈癌、肛门癌发病率逐年升高，HPV感染的问题才越来越引起人们的关注。

说起HPV，那可是一个大家族，目前分离出来的HPV亚型包括130余种，大有"龙生九子各有不同"的特点。①皮肤低危型：主要与皮肤表面生成的寻常疣、扁平疣、跖疣等直接相关，这一部分病毒的皮肤感染发生率极高，甚至达到无法统计的地步。②皮肤高危型：与疣状表皮发育不良直接相关，当然这部分类型的HPV感染还与恶性肿瘤的发生有关，包括外阴癌、阴茎癌、肛门癌、前列腺癌、膀胱癌等。

③黏膜低危型,与生殖器、肛门、口咽部、食道黏膜的感染有关。④黏膜高危型,与宫颈癌、直肠癌、口腔癌、扁桃体癌等相关。如此说来,在各型HPV中,皮肤高危型HPV和黏膜高危型HPV才是与肿瘤疾病发生直接相关的主要病毒。说到这里,我们才明确了HPV各型中谁是导致肿瘤发生的罪魁祸首。而且,HPV感染也绝对不是单纯只引发宫颈癌这样简单。除了上述肿瘤的发生以外,有研究显示,鲍恩病❶、基底细胞癌、帕哲氏病❷、鳞状细胞癌、喉癌、鼻腔内癌、食管癌等疾病的发生也与HPV感染直接有关。这样说来,HPV感染就变成了男女均有、危害可以遍布全身的病毒了。有研究显示,目前全世界约有5.5%的肿瘤直接或间接与HPV感染有关,而这其中又以宫颈癌最为常见。

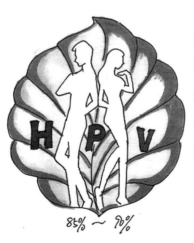

85% ~ 90%

HPV感染是引发宫颈癌的主要原因,在宫颈癌发生、增殖、发展过程中起到了重要作用。甚至可以说,HPV感染是宫颈癌发生的必要条件,特别是高危型HPV的感染。流行病学研究表明,宫颈癌组织中99.7%可以检测到HPV。除了宫颈癌这个被大家广泛认可的肿瘤以外,HPV感染还是肛门癌、肛管癌、外阴癌、阴茎癌、前列腺癌发生的主要因素之一,也是主要的致病病毒之一。如果从宫颈癌的发生角度来说,这样的感染与肿瘤发生间的关系也很好理解。临床流行病学资料显示,肛门、肛管部位的恶性肿瘤发生主要与高危型HPV相关,这在同

---

❶ 一种局限于表皮内的鳞状细胞癌。

❷ 帕哲氏病是发生于乳房以外富有大汗腺区域、由帕哲细胞引起的特殊类型的癌性疾病。

性恋人群中更加普遍。与此同时,此部位的尖锐湿疣确诊阳性率也极高,由此提醒特殊人群在实施体检过程中,需要进行局部高危型HPV感染及早期病变的排查。

HPV感染除了与宫颈癌等局部肿瘤发生相关以外,还与其他多种恶性肿瘤(如口腔癌、口咽癌、鼻咽癌等头颈部鳞状细胞癌)直接相关。这些部位的鳞状细胞、黏膜是HPV感染的主要场所,且还与吸烟、饮酒、咀嚼槟榔等危险因素所具有的协同效应相关。与皮肤癌相关的肿瘤包括恶性黑色素瘤、鳞状细胞癌和基底细胞癌等,有这些肿瘤的患者中约有80%感染了高危型HPV。

近年来,越来越多的临床资料显示,HPV感染还与肺、食管、直肠、结肠、乳腺、卵巢、前列腺、膀胱等部位恶性肿瘤直接相关。这些部位肿瘤的发生,除了与区域鳞状细胞直接相关以外,区域高危型HPV感染也是主要的原因,只不过这其中的研究成果尚不及宫颈癌与HPV感染的相关性那么直接,具体非常明确的结论还有待于进一步观察、研究。

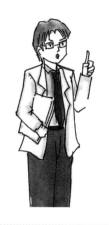

话题15:有温度的HPV疫苗接种冷知识

宫颈癌是全球范围内最常见的女性生殖系统恶性肿瘤,全球每年新发病例总数接近53万,我国的新发病例约为13万,宫颈癌的防治负担相对较重。由于宫颈癌属于相对体表性肿瘤,易于实施肿瘤的体检和肿瘤筛查,再加上人们对宫颈癌防御意识的增强、肿瘤筛查工作的普及,在三十余年的时间里,尤其在发达国家中,宫颈癌的发病率、死亡率已经出现明显下降。但是,宫颈癌作为一种感染性疾病,在我国和世界范围内出现了发病年轻化的趋势,这使得宫颈癌的发病率有可能进一步升高。

对于宫颈癌的发病原因而言,HPV感染是导致宫颈癌发生的主要原因,这也是感染性因素导致肿瘤性疾病发生最明确的例证。与之对应,HPV疫苗也就成了唯一可以预防宫颈癌发生的手段。按照这样的说法,HPV疫苗也就成了阻断宫颈癌发生、发展的手段,宫颈癌也可能成为世界上第一个被人类消除的恶性肿瘤。即便宫颈癌的成因如此明确,预防手段也有了清晰的可操作性。但是,在宫颈癌的防治策略上,除了要实施HPV疫苗接种的主动预防措施以外,还是要重视、强调定期的肿瘤筛查，如此才是保证最大限度消除宫颈癌危害的手段。

对于我国女性HPV感染患者，主要感染途径是性传播。对于具有性行为的男性和女性来说，一生中感染HPV的概率可以高达85%~90%。但并不是所有病毒感染的人群都会罹患宫颈癌，这主要与人体的免疫力、感染HPV后的自洁能力，以及不同HPV类型作用特点有关。对于免疫水平下降且伴有免疫缺失的人来说，HPV持续存在或者反复感染危害性更大。研究表明，17~24岁、40~44岁是女性感染HPV的高峰年龄。对于这两个年龄段人群的防治措施也因疾病因素有所差异：对于年轻人而言，在有性行为之前注射HPV疫苗是主要预防措施；而对于40~44岁的已婚女性来说，除了既往已经完成的HPV疫苗注射以外，实施密切的病毒监控、宫颈癌筛查就显得极其重要，这也是肿瘤防治的差异之处。

宫颈癌的发生是一个多因素相互作用的结果，在这些因素中，宫颈局部的HPV感染和多种特定的相关因素相结合是最主要因素。在社会生活中，不洁性行为、性伴侣过多、不良性癖好等都会增加HPV感染的机会。尤其对于女性，过早开始性生活，因局部卫生条件较差，尤其是宫颈组织细胞尚未发育

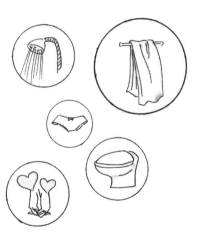

成熟，局部免疫系统不够完善、抵抗力低下，局部宫颈组织对HPV刺激更为敏感，更易感染HPV。再加上性生活紊乱还会增加性传播疾病的协同作用，性传播疾病也就成了刺激宫颈发生炎症的主要因素，而长期的慢性宫颈炎性刺激也是肿瘤发生的主要诱因之一。此外，HPV还会通过日常生活中的直接接触而发生感染，如在如厕、沐浴时有可

能将病毒带入生殖器官。由此说来,HPV 感染与性接触、性传播疾病及个人卫生习惯等因素都有关系。

尽早接种 HPV 疫苗是预防宫颈癌的首要防御措施,也是最为重要的一条。由于各个国家、地区之间经济发展、福利条件之间的差异,各国及各国际组织对于疫苗注射的具体年龄和实施细节具有一定的差异,但是总体趋势上差异不大。世界卫生组织对于 HPV 疫苗注射的建议为:9~14 岁未发生性生活的女性都应该是接种 HPV 疫苗的主要人群。对于部分已经发生性行为的女性,此时接种疫苗也依旧具有保护性作用。也就是说,在规定年龄内越早注射 HPV 疫苗,其防治效果就越好。

自 2007 年开始,免疫实践咨询委员会(ACIP)就推荐 HPV 疫苗常规接种年龄为 11 岁或者 12 岁开始,甚至可以从 9 岁即开始接种疫苗。而美国癌症协会(ACS)对 ACIP 的《人乳头瘤病毒疫苗接种指南》进行了更新,建议在 9~12 岁进行常规 HPV 疫苗接种,如此可以获得更高的按时接种率,并且获得更好的预防宫颈癌的效果和效益。建议所有未接种疫苗的人在 26 岁以下接种。此外,ACS 指南认为,27~45 岁成年人的疫苗接种效益低,预防肿瘤的潜在获益低。此类人群的疫苗接种,需要由临床医生和患者进行密切沟通,以决定是否接种这种成本相对较高、且没有足够的证据指导个人如何决策能够获益的疫苗。故不推荐此年龄段人群常规接种 HPV 疫苗。

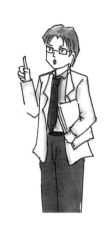

话题 16：接种 HPV 疫苗中的碎碎念

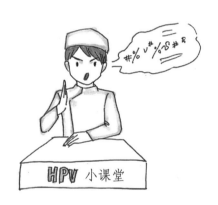

1 HPV 疫苗接种的标准流程

规范的 HPV 疫苗接种全程大约需要 6 个月，需要按照规定的时间实施。第一针与第二针的间隔时间为 1 个月，第二针与第三针的间隔时间为 5 个月。如果临时有事，不能按时接种，一般不建议提前，但是可以适当地延后。目前，按照疫苗的实验数据，国产二价疫苗可以在 8 个月内完成全程接种，而进口的二价、四价和九价疫苗则在一年内完成接种即可。不论是何种原因或者状态，延长接种都需要和处方医生进行事前说明并进行具体注射时间的协调。

② **疫苗接种与怀孕、哺乳**

女性孕期和哺乳期一般不建议接种HPV疫苗。目前,临床研究资料尚不能证明HPV疫苗对孕妇、胎儿是安全的。因此,基于临床安全性的考虑,怀孕及哺乳期的妇女应避免接种HPV疫苗,以防对胎儿或婴儿的发育产生影响。若在疫苗接种期间发现自己怀孕的,需要立即告知处方医生,确定以后立即暂停接种程序,等到生育、哺乳期完成以后再继续实施疫苗接种计划。但是,如果中断时间超过了1年,则建议按照接种3针方式重新接种。此外,疫苗接种完成以后,性生活时需要做好必要的避孕措施,接种半年内不建议怀孕。

③ **HPV疫苗可以混合注射吗?**

目前市售的HPV疫苗有三种类型,即二价疫苗、四价疫苗及九价疫苗。三种疫苗对于HPV都具有一定的预防作用,且对人体也是安全的,其差别在于HPV疫苗保护效力的大小,也就是我们所说的疫苗的"价数"。疫苗的"价数"越高,预防病毒的亚型种类就越多,作用效果就越好。在接种HPV疫苗的过程中,若在规定时间内未完成接种九价这样的"高价"位疫苗,只要在已经注射的HPV疫苗时间超过1年以后,可以继续接种其他类型的HPV疫苗,即目前不建议在一个接种周期中混合使用不同价数的疫苗。但是,是否选择高价数的疫苗,也要考虑疫苗的保护效力、自身必要情况、药物可及性及经济因素等来进行综合评价。

④ **疫苗接种过程中的注意事项**

HPV疫苗接种会引起人体内相对复杂的免疫反应和免疫应答,因此,在接种前一天及接种后一周时间内严禁饮酒,因为酒精会使HPV疫苗的免疫应答比正常时候偏低,影响疫苗的作用效果。在注射后的一周内,最好也不要喝酒、抽烟,且需要忌辛辣、刺激性食品,建议少量、多餐,少食腌制烟熏食品。鼓励清淡、营养饮食,日常应多食牛奶、鱼类、肉类、家禽类、豆制品等蛋白质含量高的食物,多食含维生素丰富的水果,多食新鲜蔬菜,多食谷物,少食高脂肪食物。

5 疫苗接种后的不良反应

HPV疫苗的安全性相对较好,较少出现严重的不良反应,但也有较为明显的个体差异。在我国实施的临床试验研究过程中,接种HPV疫苗后会出现类似感冒样症状的不良反应,主要包括头晕,身体畏寒,发热,头痛,肌肉痛,疲劳,超敏反应,咳嗽,以及恶心、呕吐、胃胀、腹泻等胃肠道症状,也有人出现轻微出血。注射部位可能出现局部疼痛、肿胀、瘙痒、红斑及局部灼热等反应。但是,上述反应一般较为轻微或者是一过性,观察或者对症处理即可改善。

6 接种疫苗时机的选择

对于HPV疫苗的接种,最好是在9~25岁,未有性生活之前且未感染HPV。对于已经感染HPV的患者,则是需要治疗,清除病毒以后再接种。有研究显示,女性接种疫苗的时间越早越好,在初潮前后实施接种的效果最佳。女性月经期不是疫苗接种的禁忌期,只要身体没有明显的不舒服,都可以按原计划时间接种疫苗。对于孕期、哺乳期的女性则不建议接种HPV疫苗。出现一般性的、轻微症状的感冒,如咳嗽、鼻塞等情况,一般不影响疫苗的接种,如果是患严重疾病,尤其是一些疾病的急性阶段,则需要等病情稳定、康复以后再接种。

7 你的另一半该怎么办?

很多人都认为HPV是导致女性患病的主要原因,是女性的"专利",其实不然。皮肤高危型HPV和黏膜高危型HPV是导致恶性肿瘤发生的主要原因,这也包括男性。此外,男性也有可能通过性行为让伴侣感染HPV,或者女性的HPV可以感染其性伴侣,所以男性也有必要通过接种HPV疫苗使得自己、自己的伴侣受益。此外,对于部分特殊人群,尤其是具有高危因素的男性,如同性恋人群,则更应接种。

目前,二价疫苗只适合于女性接种,而四价疫苗、九价疫苗则是男性、女性均可接种。

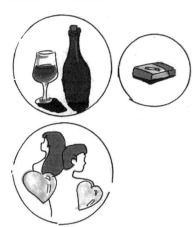

8 接种疫苗时其他药物的使用

HPV 疫苗接种会引发机体产生特殊免疫反应、免疫应答,因此,接种之前的 3 个月以内,需要避免使用免疫球蛋白或者其他的血液制品。使用糖皮质激素等免疫抑制剂类药物可能会影响疫苗的作用和效果,因此,在接受药物治疗或者实施疫苗接种时,需要提前与处方医生实施事前沟通和咨询。此外,由于各种药物是否会对 HPV 疫苗产生影响或者引发各种不良反应尚缺乏明确的研究结果,从安全的角度出发,长期服用药物者最好也在接种前与处方医生进行交流和咨询,实施个体化的接种决策,不建议贸然接种 HPV 疫苗。

9 接种 HPV 疫苗期间可以注射流感、狂犬疫苗吗?

接种 HPV 疫苗期间可能发生千奇百怪的问题,这其中就可能涉及 HPV 疫苗还没打完,是否可以注射流感、狂犬疫苗等。理论上说,两者同时使用是可以的。从疫苗性质的角度来说,灭活与灭活、灭活与活苗都可以同时接种的,而 HPV 疫苗、流感疫苗、狂犬疫苗都属于灭活疫苗,这就说明两种可以一起打。只是在同时接种两种及以上疫苗的时候,应接种在不同部位。即便如此,对于需要同时接种两种及两种以上疫苗的人,建议还是事前与处方医生进行交流和咨询。在接种 HPV 疫苗期间计划使用减毒疫苗,或者是同时使用两种减毒疫苗时,则至少间隔 4 周,即 28 天左右。其原因主要是两种不同的减毒疫苗在间隔很短的时间内接种,第一种疫苗接种后诱导机体产生干扰素等物质,这些免疫成分可能会抑制第二种减毒疫苗所含病毒的复制,从而影响机体对第二种疫苗的免疫应答,降低第二种疫苗的保护效果,因此,这样的间隔时间很必要。两种灭活疫苗或一种灭活疫苗与一种减毒疫苗接种可以不考虑时间间隔,即可以同时接种,也可以间隔14天左右。目前,临床上还在使用的减毒活疫苗有麻疹减毒疫苗、甲型肝炎减毒疫苗、冻干甲型肝炎减毒活疫苗、冻干型水痘减毒疫苗、乙型脑炎减毒疫苗、风疹减毒疫苗、腮腺炎减毒疫苗、口服狂犬病减毒疫苗等。

⑩ 接种HPV疫苗就不会患宫颈癌吗?

接种HPV疫苗可以将罹患宫颈癌的风险降低90%以上,这里说的90%以上并不是可以100%的预防宫颈癌。正因如此,接种HPV疫苗以后定期实施宫颈癌筛查也是宫颈癌预防的必要因素,且定期筛查是唯一能够早期发现宫颈癌的有效方法之一。目前在临床上,25~64岁的女性都需要定期进行宫颈癌筛查,尤其是那些有HPV感染且无明显临床症状的患者,定期筛查的意义更大。从25岁开始,建议实施宫颈细胞学检查,阴性者每3年筛查一次,直到29岁。对于30~64岁的女性,HPV检测每5年一次,或者实施每3年一次的宫颈细胞学检查。对于65岁以上的女性,连续3次宫颈涂片检查,或者连续两次HPV阴性就不用再复查了。

⑪ 超过26岁就没必要接种HPV疫苗吗?

接种HPV疫苗的原则是越早越好,对于年龄超过26岁的女性,接种疫苗仍然能够获得相应的抗体。而且,不论是二价疫苗还是四价疫苗,都能预防84%的宫颈癌的发生。因此,其预防作用是显而易见的。在既往的多项临床研究中,超龄女性接种疫苗的潜在收益性相对较低,因此在各种指南中的推荐强度较低。但是,对于那些具有高危因素的女性是否需要接种疫苗,还需要与临床医生进行密切的交流与沟通,权衡利弊和其他补救模式,再决定。

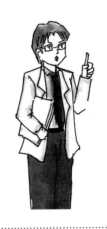

话题 17：年轻人不能成为肿瘤的主力军

最近，国际上著名的 *Lancet Oncology*（《柳叶刀·肿瘤学》）杂志发布了全球 15~39 岁的青年人的肿瘤疾病相关数据。这些肿瘤相关的最新统计数据，不免让人有些震撼或者小郁闷，这些数据也给我们带来很多思考。

通过对该数据的分析，年轻人已经逐渐成为肿瘤患者的主力人员，这让我们感到震惊和郁闷，也是大家都不愿意看到的。

2019 年，全球共有 119 万年轻人新发各种肿瘤，年轻人肿瘤死亡人数约为 39.6 万。在所有的肿瘤患者中，肿瘤负担最高的前五大肿瘤分别为白血病、乳腺癌、脑和中枢神经肿瘤、结直肠癌和胃癌。与引发年轻人死亡的其他因素相比较，肿瘤性因素导致的死亡已经攀升至年轻人死亡绝对人数的前四位。也正因如此，年轻人患肿瘤已经成为需要全社会关注和关心的重大问题。找出应对肿瘤的主要措施也是重中之重。同时，还要寻求恶性肿瘤早期发现、早期诊断和早期治疗的好方法，提高肿瘤疾病的治疗疗效，延长生存期，改善生活质量。

近年来,除了极少数国家和地区的肿瘤死亡人口数量出现下降以外,全球范围内恶性肿瘤的发生率、死亡率均呈现升高的趋势。尤其是从 2020 年开始,乳腺癌的年发生例数已经达到了 226 万,超过了肺癌(220 万),乳腺癌成为全球发病率最高的肿瘤疾病。在年轻人中,乳腺癌同样高居榜首,成为年轻人罹患肿瘤负担最大的肿瘤疾病。如此说来,乳腺癌是目前各个年龄段人群的主要肿瘤疾病。

此外,在目前年轻人中发生率最高、最为常见的五种恶性肿瘤的发病人数总和已经超过了总数的 40%。在不同的肿瘤类型中,排除性别因素的影响,男女的发病情况也是具有较大的差异。

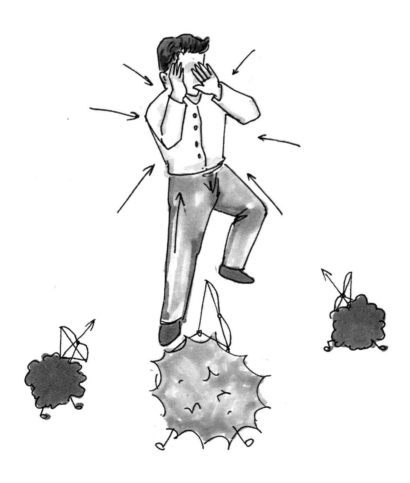

在肿瘤疾病的发病人数统计中，2019年全球青年女性DALY绝对负担中明确种类的肿瘤包括乳腺癌、宫颈癌、胃癌及脑癌。青年男性DALY绝对负担中明确种类的肿瘤包括脑癌、结直肠癌、肺癌和胃癌。其中，DALY（伤残调整寿命年）主要是指从发病到死亡所损失的全部健康寿命年，包括因早死所致的寿命损失年（YLL）和疾病所致伤残引起的健康寿命损失年（YLD）两部分。在年轻人中，虽然女性的肿瘤发病率高于男性，但是死亡的绝对数据和男性基本一致。

我们始终是把恶性肿瘤当作一种老年性疾病，即肿瘤的发生与机体器官、组织和细胞的衰老直接相关，即衰老是引发和导致肿瘤发生的重要因素之一。此外，在目前的肿瘤流行病学研究中发现，肿瘤的发病人群也以老年人居多。而且，随着人口老龄化进展的持续、人口预期寿命的不断提高，恶性肿瘤的发生率、死亡率也呈现升高的趋势，尤其对于一些高龄的老年人，其肿瘤的发生率有陡然升高的表现。

尽管目前肿瘤疾病的老龄化趋势表现得十分突出，但是年轻人面对"肿瘤危机"也并不轻松。2019年发布的年轻人肿瘤数据显示，青年人肿瘤死亡人数低于自然、人际暴力、交通伤害及心血管疾病的死亡人数，但是已经远远超过了艾滋病、肺结核、呼吸道感染等疾病的死亡人数，成为导致青年死亡的第四大主要因素。青年人的肿瘤问题已经成为不容忽视的问题。此外，对于肿瘤发生的非年龄因素，如生活规律、生活习惯、饮食、运动、心理压力、精神心理等，也是可能增加罹患肿瘤的因素，这也是年轻人肿瘤发病率逐年升高的主要因素和肿瘤防治的工作重点。

年轻人对于肿瘤的认知很少。即便是部分对于肿瘤情况有所认识的人员，也只是轻描淡写或者只知表面内容而已，对比于并不乐观的年轻人罹患肿瘤的数据而言，不容乐观。因此，应进一步加强基础和临床研究，尤其是对年轻人肿瘤的研究和投入更具意义。此外，还要强调肿瘤的早期筛查，及早发现恶性肿瘤，做到早期发现、早期诊断和早期治疗。医护人员应关注科学技术的发展，开发新型治疗药物、治疗方案、治疗技术，提高肿瘤疾病的治疗疗效，延长患者的生存期、降低死亡率、改善生活质量。

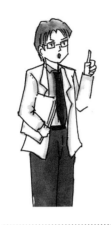

话题 18：预防肿瘤胜于治疗肿瘤

恶性肿瘤疾病已经成为目前严重威胁人们生命健康的主要疾病。随着科学技术的发展，恶性肿瘤的治疗发生了巨大的变化。尽管如此，近年来肿瘤的死亡率依旧居高不下。

我国学者通过对 2014 年中国肿瘤患者死亡率数据进行分析，发现主要致癌危险因素共计 5 类、23 个。对这些因素进行的分析表明，超过 40% 的肿瘤患者的死亡是完全可以避免的。

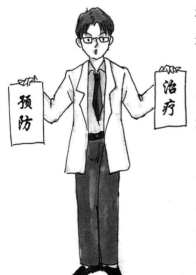

统计表明，在 20 岁及以上的成人中，每年有 103.6 万人死于最为常见的 23 种致癌因素所导致的各种肿瘤疾病，占全部肿瘤死亡人数的 45.2%。换句话说，做好这些因素的预防，中国每年会有超过 100 万的人可以避免死于肿瘤性疾病，包括 51.2% 的男性和 34.9% 的女性。在性别与肿瘤类型方面，男性罹患肿瘤类型主要包括超过70%的卡波西肉瘤、鼻咽癌、肛门癌、口咽癌、肝癌、喉癌和肺癌。女性罹患肿瘤类型则包括超过70%的卡波西肉瘤、宫颈癌、鼻咽癌、肛门癌和阴道癌。

从性别出发，主要致癌因素有所差异。对于男性而言，吸烟是目前一段时间里最主要的致癌因素，其次为乙肝病毒感染、水果摄入不足、饮酒和PM2.5污染暴露。对于女性，主要的致癌因素是水果摄入量低，其次则为乙肝病毒感染、主动吸烟、体重超重和HPV感染。

年龄不同，危险因素也会有所差异。在行为因素中，老年患者中的可归因比例较高，男性50~54岁、女性65~69岁为最高。在感染性因素中，30~54岁的男性和35~39岁的女性的危险性较高。饮食因素和环境因素则均随着年龄的增长而增加。在代谢因素中，男性和女性归因比例最高峰分别为40~44岁和50~54岁，并且在50岁之前，这一比例在男性中高于女性，而50岁之后，女性高于男性。

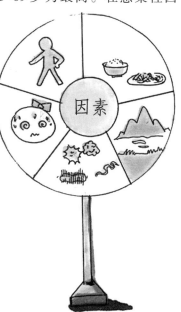

在各种类型的危险因素中，相关的风险因素、对应的肿瘤性疾病和预防措施是明确的，或者具有较为确切的依据。

行为因素：主要包括吸烟、吸二手烟、饮酒、缺乏锻炼等。因此控烟、远离二手烟自然是防癌的头等大事，及时戒烟对任何年龄阶段的人都有益。拒绝饮酒和增加运动自然也有积极意义。

饮食因素：主要包括水果、蔬菜、膳食纤维、钙摄入不足，以及红肉、加工肉类及腌制蔬菜食用过多。建议每人每天应摄入200~350克新鲜水果，300~500克蔬菜，且深色蔬菜占到1/2之上。适量食用粗

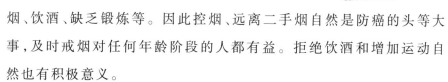

粮,增加奶类及奶制品的摄入。

代谢因素:保障身体正常的代谢水平和能力,保持标准的身体质量指数(BMI)在 18.5~23.9kg/m² 是至关重要的。自然也包括调整饮食结构,适量减少糖和碳水化合物的摄入,增加运动,戒烟、戒酒,维护好自己的血糖。

环境因素:关注环境污染,注意呼吸道保护,减少紫外线辐射,避免皮肤损害。

感染因素:引发肿瘤的各种感染性微生物包括幽门螺杆菌、乙型肝炎病毒(HBV)、丙型肝炎病毒(HCV)、人类免疫缺陷病毒(HIV)、HPV、人类疱疹病毒(EB病毒)、华支睾吸虫、人类疱疹病毒 8 型(HHV-8)等,对于这些感染性因素,主要的预防措施就是疫苗注射,同时应减少感染性机会,做好预防措施,并洁身自好。

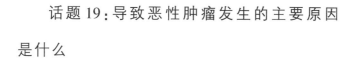

话题 19：导致恶性肿瘤发生的主要原因是什么

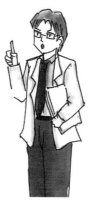

一说到导致肿瘤发生的主要原因是什么的时候，大家仿佛立即进入了吐槽大会的现场。环境污染、食品安全、转基因食品、遗传和基因问题、吸烟、熬夜、不良的生活习惯……其实，说到这些因素也没有错，他们都是导致肿瘤发生的相关因素。但是，这些因素不是最主要的。与癌症发生率最相关的因素你可能想不到，就是年龄，尤其是高龄。

肿瘤是一个随着年龄增高发病率也升高的疾病。自然人群中，40岁以后的肿瘤发病率就开始明显升高，到了60岁以后其升高则呈现陡然增加的趋势。在老年人群中，男性比女性罹患肿瘤的概率更高。我们甚至可以说，恶性肿瘤就是一种老年性疾病。随着人口预期寿命的延长，罹患肿瘤的概率也会越来越高，或者说随着人类寿命的增长，罹患肿瘤性疾病也就不可避免了。

除了年龄因素以外，基因突变也是一个重要因素。在机体的突变基因中，导致恶性肿瘤发生癌变的基因并不是很多，相较于机体内的突变基因来说绝对属于少数。但是，其作用和影响却是巨大的。再加上随着年龄的增加,细胞分裂的次数越来越多。在机体免疫功能完善的时候,人体的免疫功能可以有效地抑制肿瘤细胞的增生。随着年龄的增长,身体的各项机能出现衰退和减弱,免疫系统的纠错和监视能力也开始下降,使肿瘤的发病率有所增高。此外,肿瘤的发生也是一个长期、积累的过程,既发生基

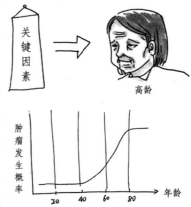

因突变,也是一个长时间的累积效应。年龄越大,与致癌环境接触的机会也就越多,人体器官受到的各种损害、损伤越多,同步需要实施的修复就越多,而损伤与修复的过程其实就是产生基因、细胞突变的过程。这其中,炎症性损害、光照性损害、烟草、污染物、各种刺激、病毒等对于组织器官的慢性伤害,都会导致细胞生长、分裂过程中产生基因突变。这些损害因素对肿瘤产生极大的协同效应,尤其是对于那些具有遗传性疾病、先天性携带一些基因突变者,其危害性就更加显著。

由此说来,既然防癌的重点不能以降低年龄为主要手段,那么,就要考虑从外界环境上减少致癌性因素的损害、刺激和接触。改善我们的生活环境,减少环境污染,提高我们的食品卫生安全,改变不良的生活习惯,减低工作、生活压力,舒缓我们的心情和精神状态等,对于降低恶性肿瘤的发生都是大有益处的。

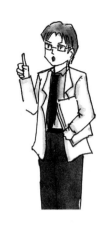

话题 20：熬夜就是在熬命

看着某大厦深夜里加班的灯光，你只是在感慨他们的敬业吗？

十二点以前就睡觉，你好意思说自己是大城市人吗？

晚上睡不着，早上起不来，白天没精神……

这些表现就是"特困户"们最好的日常写照。

大家一看到上边的这些问题，就会立即想到我今天要谈的问题——睡眠和熬夜。实际上，睡眠障碍和熬夜已经成为目前很多人生活中的主要问题。

据《2021年运动与睡眠白皮书》报道，在我国人口中，有超过3亿人存在睡眠障碍。在中国成年人中，约有38%的人深受失眠困扰，睡眠障碍的比例比世界平均水平约高出10%。不怪有人说，睡眠障碍与熬夜，已经与焦虑、便秘、口臭、鼾症共同构成现代城市人社会生活中的顽疾。

相比于睡眠障碍来说，很多人对于熬夜不以为然，甚至是根本就没有考虑它的危害。更有甚者，还会有很多应对的措施和措辞：

"晚睡一会不打紧，明天晚点起床就可以了。"

"待我中午、下午补上一觉。"

"我还年轻,身体扛得住。"

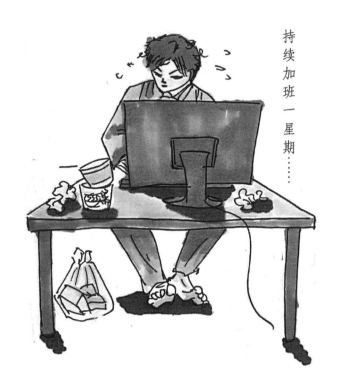

持续加班一星期……

　　如果,我对于你的熬夜的评价是"你熬的不是夜,是命!"你又会怎么考虑呢? 这绝对不是危言耸听,这就是事实! 就在最近,美国学者在国际知名杂志 *CELL*(《细胞》)上发表的一项研究表明,在实验中熬夜的果蝇全都死亡。如果引申到人类身上,那些熬夜不睡的人们会是一个什么样的结果呢?"熬夜其实就是在熬命"一点也不为过。

　　在他们的研究中,在果蝇的神经中植入一些特殊的热感应蛋白,这种蛋白可以在一定温度条件下激活,激活的果蝇就难以入睡,也就成为果蝇中的"夜猫子"或者是"熬夜者"。在试验初期,熬夜、睡眠不足对于果蝇几乎没有任何影响,它们还是可以完成正常的活动、觅食等,与正常作息的果蝇几乎完全一致。随着时间的延长,睡眠被剥夺的熬夜果蝇出现了死亡增加的现象。试验到了第10天,熬夜果蝇的日死亡率达到了最高峰值。到了20天的时候,所有熬夜的果蝇全部死亡,而保持正常作息时间的对照组果蝇却可以正常存活到40天。科研人员在这些长期睡眠不足的熬夜果蝇的身体中发现,其肠道里会不断产生和累积活性氧(ROS),而ROS是显著缩短实验果蝇寿命的主要因素之一。ROS在我们的生活中就如同促进铁皮生锈的腐蚀剂一样,会加速我们机体的老化、衰老等过程。因此,"熬夜其实就是在熬命"的说法一点也不为过。

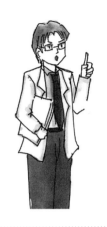

话题21：肿瘤患者的长寿之道

乍一看这个标题，你是不是觉得这个说法本身就有问题。其实，正如那句宣传语所言："不看不知道，世界真奇妙。"时至今日，医学界对于恶性肿瘤疾病的诊疗已经发生了重大改变。很多时候，恶性肿瘤已经不再是人们传统认识中的绝症，对于某些恶性肿瘤疾病而言，其治疗、管理模式已经被逐步纳入到慢性病的管理模式。做好肿瘤疾病的治疗、管理和康复措施，肿瘤患者也可以像糖尿病、高血压患者一样长寿。

说到肿瘤疾病的诊疗，从公众印象中的绝症、谈癌色变，到今天已经作为一种慢性病实施管理。如此巨大的变化主要依赖于疾病诊疗相关科学技术的巨大进步和发展，也得益于肿瘤诊断、治疗模式的转变，治疗方案的改进，新药研发，早期肿瘤筛查等综合技术、水平的提高。这些进步和发展使得很多肿瘤的死亡率显著下降，肿瘤患者的生存时间大幅度延长，尤其对于部分早期治疗的患者，其寿命已经与无疾病人群相差无几。

在对肿瘤患者实施积极、有效、规范的综合治疗的同时，还需要强调实施和建立健康的生活方式，毕竟健康的生活方式也是直接影响肿瘤患者生存和健康的主要因素。健康生活方式不只对肿瘤患者有用，对于健康人群也同样适用。

美国癌症协会在其发布的第3版《癌症生存者营养和身体活动指南》中，对于肿瘤患者如何通过饮食、运动等行为改变，降低患者的死亡风险，延长寿命等方面提供了具有建设性的、可以操作的建议。

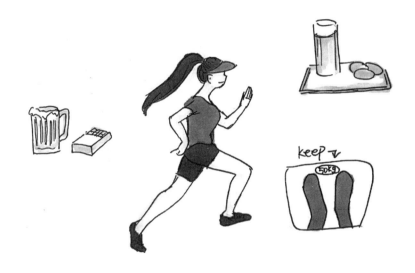

对于肿瘤患者而言，生存时间、健康状况等受到多种因素的影响，包括肿瘤的病理学类型、临床分期、治疗措施，以及患者的身体状况等。近年来的研究证实，改善饮食、加强运动和锻炼等因素可以改善患者的生存质量，降低肿瘤复发率、转移率，减少肿瘤并发症的发生。相关注意事项也越来越受到大家的关注。

① 加强饮食和营养，可以使肿瘤患者活得更好

肿瘤患者在治疗期间，加强饮食、营养和治疗同样重要，应注重营养的充足、全面、健康、适宜。对于肿瘤患者，饮食强调多样性，新食物、喜欢的食物都可以进食，能吃就是最好，营养丰富的食物有助于维持健康的体重。在饮食中增加植物性食物，适当少吃动物性食物，新鲜的水果、蔬菜可以为患者提供多种纤维素、维生素、微量元素和各种营养素。在饮食中还要限制和减少腌制、熏烤类食物，限制或避免吃红肉和加工肉类。

② 增加运动和锻炼也是抗癌的主要措施

体育运动和锻炼可以有效改善机体组织、器官的功能，提高机体的免疫水平，调节内分泌，提高机体对应激的耐受性，降低与治疗相关的毒副作用。对于肿瘤患者而言，运动和锻炼还有助于改善患者的肿瘤性乏力状态，改善睡眠，减少焦虑、抑郁症状，增强机体机能，减轻淋巴水肿，甚至可以提高乳腺癌、结直肠癌和前列腺癌患者的生存率。鼓励患者多动少坐，每周进行150~300分钟的中等强度或者75~150分钟的高强度锻炼，至少实施2次力量训练或抗阻力运动。肿瘤患者一样需要运动和锻炼，运动和锻炼同样会使肿瘤患者获益。

③ 保持健康体重也是提高生存率的主要因素

控制体重对于健康人群的作用已经深入人心，超重、肥胖是健康的大敌，也会增加罹患肿瘤疾病的风险。对于肿瘤患者而言，体重控制同样重要，控制体重和加强肿瘤患者的营养之间并不矛盾。就乳腺癌而言，肥胖患者的复发、转移和死亡风险更高。通过饮食和身体运动、锻炼而保持健康体重，避免超重或肥胖，并维持或增加肌肉组成与含量就显得更加重要。

④ 烟草和饮酒是催命符

烟草和酒精对于人体的伤害是显而易见的。烟草的危害几乎可以波及全身的所有组织、器官。对于酒精而言，它们是头颈部肿瘤、食管癌、肝癌、结直肠癌患者的头号大敌。酒精可以使组织器官功能损害更严重，那么生存期自然就更短。肿瘤患者在实施化疗、放射治疗、靶向药物治疗期间更是需要禁酒。

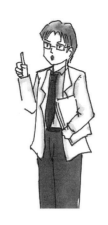

话题 22：你还确认小酒怡情吗？

说到喝酒，这可是我国传统文化中的重要内容，中国酒文化源远流长，酒类品种繁多，名酒荟萃，享誉中外。酒在文学艺术创作、文化娱乐、饮食烹饪、养生保健等各方面都占有重要位置。

近年来，随着基础研究和流行病学调查的不断深入，大量的研究结果证实，酒精是严重危害人们身体健康的 1 类致癌物，这样的结论也被世界卫生组织确认。尽管如此，日常生活中"少量喝酒有益心血管健康""小酒怡情更胜精神补药""适量饮酒有益健康"等说法层出不穷，更有貌似辩证的"小酒怡情大酒伤身"的说法。

一项针对 37 万人的研究发现，"少量喝酒有益心血管健康"的说法其实根本不存在。与之相反，无论喝多喝少，饮酒都会增加心血管疾病风险。在该研究中，少量至中度饮酒的人群患心脏病的风险最低，其次是戒酒者，大量饮酒者患心脏病风险最高。对少量至中度饮酒的人群进行生活方式调查的结果显示，他们的状态往往比戒酒者更加健康，因为他们的生活中有更多的运动、锻炼，蔬菜和水果的摄入量也多,而且他们抽烟更少。

如此看来,少量饮酒对心血管系统的益处,实际上是由生活方式改变导致的,排除了这些因素以后,饮酒也就对心血管没有益处了,即"少量喝酒有益心血管健康"只不过是一个乌龙说法。

在很长的一段时间里,红酒作为一种"有益于心脏健康"的酒类一直被推荐,葡萄酒中的白藜芦醇甚至可以为轻度至中度饮酒者提供心脏保护而推崇,只是这些都是谎言。世界心脏联盟的权威证据表明:任何程度的饮酒都可能导致失去健康生活,即使是少量的酒精也会增加患心血管疾病的风险,包括冠心病、卒中、心力衰竭、高血压心脏病、心肌病、房颤和动脉瘤等。

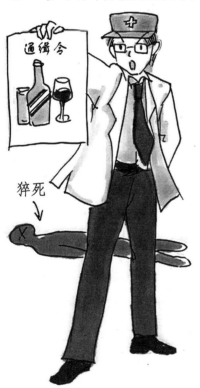

15~49岁中青年男性死亡头号因素

与从不饮酒的人群相比,少量饮酒者发生各种心脑血管疾病的风险高出 1.06 倍到 1.24 倍不等。

世界心脏联盟的研究显示,饮酒不仅不能带来任何健康受益,而且,饮酒是全世界范围内导致 15~49 岁中青年男性死亡的头号因素。饮酒还可导致恶性肿瘤、消化系统疾病等疾病。饮酒可能与大约 230 种疾病直接有关,其中有 40 种疾病仅与饮酒有关。饮酒的人发病的风险增加了 4 倍以上。如此说来,喝酒的安全剂量真的是一滴都不喝。

很多人也许还会有些疑惑，在我国的膳食指南中，每日酒精量的上限是不超过25克吗？这样的限定，主要原因在于膳食指南本身就是根据中国人的实际生活、习惯等作出的健康建议。如此的"不超过"也是希望酒精对人体健康的影响达到最小，而不是没有。

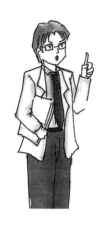

话题23："夫妻相"到"夫妻癌"之间的距离有多远

说到了"夫妻相"，这可是人们对恩爱夫妻的莫大褒奖。夫妻之间长期的共同生活，不仅会在生活环境、生活习惯、兴趣爱好、饮食习惯等方面有着相似性，还会在心理、情绪等方面潜移默化地影响着彼此。这样就会使夫妻之间在相貌、形体、行为等方面也有着诸多的相似之处。可是，在有了夫妻相的同时，还有一种疾病却是令人郁闷的，那就是"夫妻癌"。

所谓的夫妻癌，指的是夫妻双方在同一时期或者是不同时期患上恶性肿瘤，这样的恶性肿瘤多数为胃癌、食管癌、结直肠癌等消化道肿瘤，也可以是肺癌等。据不完全统计，夫妻癌的发生概率差异比较大，有报告称每100对死亡夫妻中可能有5对是夫妻癌所导致的。

说到肿瘤，我们大家都知道它是一种基因性疾病，也是一种遗传性疾病。而夫妻癌既不是一种由传染途径而导致的传染性疾病，夫妻又是没有血缘关系的。如此说来，夫妻癌的发生主要还是考虑与夫妻长期的生活环境、生活习惯、兴趣爱好、饮食习惯、精神心理等因素直接相关。这也进一步证实了致癌因素的多样性。

夫妻之间发生的"夫妻癌"多为消化道肿瘤、肺癌，提示肿瘤的发生与环境、饮食、生活习惯等有着很大的关系。日常生活中相似、相近的饮食,如腌肉、腌菜、酱鸭、咸鱼、咸菜、酸菜等,再加上喜食热食,多饮食隔夜菜,高热量、高糖饮食,喜欢进食红肉、加工食品等都与诱发胃癌、结直肠癌等消化道肿瘤直接相关。家庭环境中的烟草、吸烟也是双方受害的共同因素。

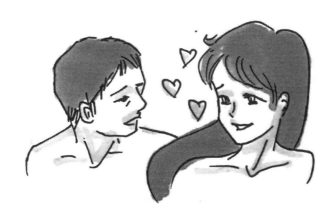

此外,生活在一起的两口子,夫妻之间常见的负性精神、心理因素也很重要,不佳的心理状态、消极应对生活刺激、挫折感不断、负面情绪变化也会对夫妻双方产生很大的影响,这些不良情绪也是增加肿瘤发生率的主要因素之一。

预防夫妻癌,尤其是肺癌、消化道肿瘤及其他的家庭性疾病,需要夫妻双方和家庭成员养成良好的生活习惯,可以从以下方面做起。

在饮食方面,不暴饮暴食,建议要多吃粗粮、杂粮、豆类、鱼类、低脂奶制品,使得食物多样化。保证摄入充足的新鲜蔬菜、水果,这些均有抑制致癌物质形成,减少致癌危害的作用。尽量不吃或少吃烟熏、火烤、煎炸类食物。最大限度地减少"三高食品",即高脂肪、高蛋白、高热量食物的摄入。

保持正常体重也很重要。世界癌症研究基金会(WCRF)和美国癌症研究所（AICR）的研究表明：体重指数（BMI）每增加 5kg/m²，结直肠癌发病风险就会增加 5%；腰围每增加 10cm，结直肠癌发病风险就增加 2%。对于夫妻双方而言，一方出现肥胖时，另一方发胖的概率可以达到 78%~89%。而一方减肥以后，另一方也会跟着瘦下来。

增加体育运动、锻炼，减少久坐也是降低多种肿瘤发生的保护性因素。运动可以显著降低结直肠癌的发生风险，使容易癌变的肠道息肉减少 1/3 左右。经常锻炼人群罹患肠道息肉的概率降低 16%，发生较大息肉或癌变息肉的危险降低 30%。

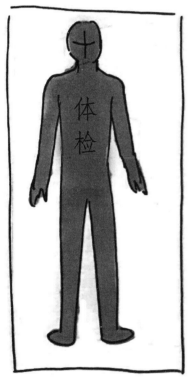

保证健康的生活方式，多喝绿茶，不饮酒，尤其是烈性酒及含酒精饮料，不吸烟，不吸毒，注意居室通风，保持空气新鲜，避免不正当性行为，不长期使用激素，尤其是性激素。

要定期参加防癌体格检查，这一点非常重要。尤其是胃镜、肠镜检查应该列入家庭体检的常规项目。如有不适反应、癌前期疾病则要趁早治。

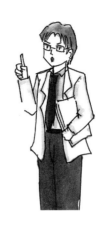

话题 24："糖水中泡出来"的肿瘤

说起糖尿病,这可是由于胰岛素分泌、代谢、应用等异常而导致的一种代谢性疾病。长期处于高血糖状态,会导致机体诸多的组织、器官会长期受到慢性损害或者是功能障碍,当然也不乏导致机体产生恶性肿瘤性疾病,也就是所谓的在"糖水中也可以泡出"恶性肿瘤。

2022 年 3 月,*BJC*(《英国癌症杂志》)上刊发了一项重磅研究结果,充分证实了"糖水中可以泡出恶性肿瘤"的说法。在这项长达 30 年的临床观察研究和随访观察中发现,胰岛素抵抗、高胰岛素血症,以及进展为糖尿病的血糖升高的人群,其罹患肿瘤的风险会明显增加。

该研究发现,糖耐量正常、糖耐量受损和糖尿病患者的肿瘤发病率分别为每千人每年 6.06 人、6.77 人和 7.18 人即糖尿病、高血糖和高胰岛素血症与肿瘤的发生之间有明确的关系。与正常人相比,或者说是与血糖正常的人群相比,糖耐量受损、糖尿病患者的癌症风险分别增加了 77% 和 2.34 倍。对于患者来说,血糖的升高是导致疾病发生的主要因素之一。一旦糖耐量受损进展为糖尿病,患者的血糖持续保持在高血糖状态,罹患肿瘤的风险就会倍增。

　　在血糖升高的人群中或者是血糖波动较大的人群中,血糖水平的升高与肿瘤的发生有显著相关性。而在血糖正常或者是血糖波动较小的人群中却没有发现这样的疾病相关性。这提示我们,对于那些具有血糖升高、血糖波动较大,或者是血糖持续性升高的患者来说,在治疗高血糖的同时,还应该注意监测、筛查和及早发现恶性肿瘤。

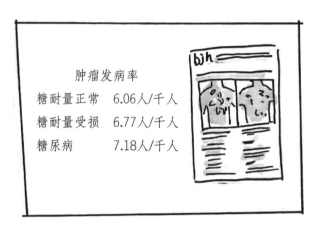

肿瘤发病率
糖耐量正常　　6.06人/千人
糖耐量受损　　6.77人/千人
糖尿病　　　　7.18人/千人

　　我们再看看我国糖尿病患病率的全国流行病学调查情况。我国人口中,血糖升高、糖耐量异常或者是血糖持续升高人群的比例极高。调查显示,近一半的成年人的血糖存在着异常现象。我国居民的糖尿病总标准化患病率为12.8%,糖尿病前期的标准化患病率为35.2%。这样的结果真的让我们很难理解和接受。

　　在我国正常人群中,年龄越大,糖尿病的患病率就越高。随着年龄的增长,尤其是在40岁以上的人群之中,糖尿病的患病率出现了明显、急剧地上升。对于那些尚属于糖尿病前期的人来说,他们的情况同样不容乐观,在18~29岁的人群中,糖尿病的患病率已达到20.2%,40岁以上人群中更是超过了40%。

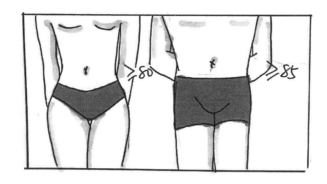

我国血糖升高人群、比例还有着比较明显的地域性差异,包括确诊和糖尿病前期在内,整体患病率北方最高,其次为西南、东北、南部、中部、东部和西北地区。

糖尿病作为一种代谢性疾病,加强对高危人群的代谢管理是极其重要的,这也是预防血糖升高、糖耐量异常的主要手段。即便对于已经发生血糖升高的糖尿病患者,实施较好的代谢管理也是极其重要的。控制好血糖,保证规律、充足的睡眠,加强体育运动与锻炼是治疗、预防糖尿病的基础。"肌肉是良好的降糖剂",有效的运动优于药物治疗。控制体重、避免或者减少腹型肥胖的发生也十分重要。腰围的建议标准:对于男性而言,腰围≥85厘米,女性≥80厘米即为超标。现在就去量一下你的腰围吧!

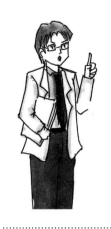

话题25：食物中的抗癌好帮手

说到肿瘤性疾病，它可是目前严重威胁人们生命健康的主要疾病之一。大家都说病从口入，那入口的食物是否有抗癌的作用呢？多项研究表明，食物还真的具有抗癌作用。

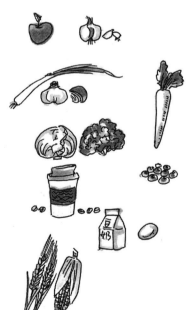

食物的防癌证据一般分为三大类，分别代表不同的证据力度。如有力证据，即肯定具有抗癌作用；可能证据，具有很可能的抗癌作用；有限证据，具有可能的抗癌作用。对于食物的这些作用和依据，我们既要认真对待，也要客观评价，切不可夸大。建议多种食物组合食用。具有抗癌作用的食物有以下八类。

苹果：苹果富含膳食纤维、维生素、多酚类与抗炎抗氧化物质，可创造降低患肿瘤风险的内环境。其有效的抗癌物质包括膳食纤维、三萜类物质、黄酮醇。它们对大肠癌、食管癌、肺癌、乳腺癌、膀胱癌具有预防作用。

作为可能证据，经常吃苹果等水果可以降低食管癌、胃癌、结直肠癌、肺癌、乳腺癌的发生风险。多吃新鲜的水果可以降低乳腺癌、消化道肿瘤、肺癌、膀胱癌等肿瘤的发生风险。有限证据表明，吃苹果与雌激素受体阴性的乳腺癌风险降低相关。水果可能降低肺癌、食管癌的风险，蔬菜和水果可能会降低膀胱癌的发生。

大蒜：大蒜是葱属类植物，含有异硫氰酸盐类物质，是常见的抗氧化剂，具有一定的抗肿瘤作用。有机硫化物、异硫氰酸盐类具有抗肿瘤作用，对大肠癌、胃癌、食管癌、喉癌、前列腺癌具有预防作用。葱属类还包括洋葱、蒜薹、韭菜等，除大蒜外，葱属类食物可直接清炒或搭配其他蔬菜调味。

葱属类食物可以减低胃癌、结直肠癌的发生风险，是可能证据。有研究表明，葱属类食物可以预防食管癌、喉癌、前列腺癌等恶性肿瘤的发生，属于有限证据。

西兰花：西兰花等十字花科蔬菜的防癌成分、作用明确。西兰花中可能抗癌的物质包括膳食纤维、叶酸、维生素 C、硫代葡萄糖苷、类胡萝卜素，这些物质可能对大肠癌、胃癌、肺癌、乳腺癌、前列腺癌具有预防作用。在烹饪过程中，蒸、翻炒可以保留西兰花中的叶酸、维生素 C 等物质，煮沸烹调则会使得营养素丢失一半以上。

西兰花、紫甘蓝、圆白菜等十字花科蔬菜可以降低胃癌、结直肠癌、乳腺癌的发生风险，是抗肿瘤的可能证据。有限证据提示，西兰花中的硫代葡萄糖苷形成的萝卜硫素有预防前列腺癌的潜力。十字花科的食物可帮助预防肺癌、肝癌、食管癌等多种恶性肿瘤。

咖啡：咖啡中可能具有抗癌作用的物质包括酚酸、类黑精、咖啡因、木质素，这些成分对食管癌、胃癌、大肠癌、乳腺癌、子宫内膜癌、肝癌等具有抗肿瘤作用,可以降低上述癌症的风险,是抗肿瘤的可能证据。有限证据表明,咖啡可以降低口腔癌、咽癌、喉癌和皮肤癌的风险。

蓝莓: 蓝莓、蔓越莓、草莓等浆果可以改善大脑、眼睛和心脏健康,并降低患癌症的风险。其抗癌物质包括酚酸、花青素、维生素C、膳食纤维,可能会预防恶性肿瘤、心血管病等。有限证据表明,蓝莓等浆果可以降低恶性肿瘤的发病风险。

胡萝卜: 胡萝卜的抗癌潜力来自胡萝卜素、类胡萝卜素和酚类等抗氧化物质,这些物质对大肠癌、胃癌、肺癌、乳腺癌、前列腺癌等可能具有预防作用。胡萝卜蒸熟再搭配一些含有脂肪的食物,如牛奶、鸡蛋、鱼肉食用,或者油炒的方式有利于胡萝卜素的吸收。可能证据表明,增加胡萝卜的摄入可以降低胃癌、结直肠癌、尿路上皮癌的风险。有限证据表明,含类胡萝卜素的食物可能降低肺癌、乳腺癌、前列腺癌的发病风险。

大豆: 大豆及其类制品(豆腐、豆浆、豆奶等)含有丰富的植物蛋白、膳食纤维和一定的不饱和脂肪酸。酚酸、叶酸、膳食纤维、大豆异黄酮是大豆中可能的抗癌物质,具有预防胃癌、乳腺癌、前列腺癌、肺癌的作用。

适量的摄入豆类食物可以降低女性乳腺癌、男性前列腺癌和胃癌的发生风险,这些是其抗癌的可能证据。有限证据表明,含有异黄酮的食物可能降低肺癌风险,含有大豆的食物可能降低乳腺癌患者各种原因的死亡率。

全谷物: 全谷物富含膳食纤维、B族维生素。有不少研究显示它可能有防癌功效。酚酸、抗性淀粉、膳食纤维、木质素等是全谷物中可能的抗癌物质,它们对于胃癌、大肠癌、乳腺癌、胰腺癌的发生可能会有预防的作用。无麸质全谷类食品包括藜麦、荞麦、玉米、小米、苔麸、糙米等。可能证据表明，含膳食纤维的食品可以降低食管癌、胃癌、结直肠癌、胰腺癌、乳腺癌的发生风险。

美国国家癌症研究所推荐的抗癌食物包括以上的八大类食物中的26种：苹果、芦笋、蓝莓、十字花科、包菜、花菜、樱桃、胡萝卜、全谷物、树莓、菠菜、柚子、葡萄、大蒜、豆类蔬菜、亚麻籽、橙子、蔓越莓、咖啡、大豆、羽衣甘蓝、南瓜、草莓、茶、西红柿、核桃。上述食物有着一定范围内的抗肿瘤、预防肿瘤的作用。但它们只是食品，不能代替药物治疗。此外，在食用的过程中，要多种食物均衡搭配。适当的改变一下饮食习惯，也许就可以远离肿瘤。

健康中国 科普丛书

癌症不可怕

3 肿瘤的诊断

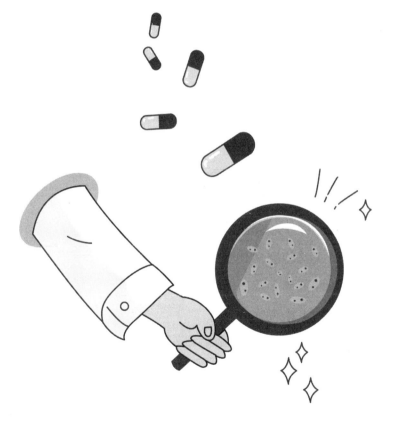

高文斌　刘　江　陈盛阳　潘文俊——————————主编

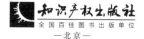

知识产权出版社

全国百佳图书出版单位

一北京一

图书在版编目（CIP）数据

癌症不可怕 / 高文斌等主编 . — 北京：知识产权出版社，2023.4
（健康中国科普丛书）
ISBN 978-7-5130-8660-8

Ⅰ.①癌… Ⅱ.①高… Ⅲ.①癌—普及读物 Ⅳ.①R73-49

中国国家版本馆CIP数据核字（2023）第003961号

内容提要：

本书以抗肿瘤诊疗过程中的案例、知识点为主要引导，介绍恶性肿瘤的预防、临床症状、诊断方法、治疗模式、诊疗不良反应和疾病随诊等相关内容。同时介绍肿瘤诊疗的新技术、新手段、新方法，真实说明疾病诊疗过程，澄清诊疗中的误区和错误观念，力求肿瘤诊疗过程规范化。全书突出科普性、大众性、专业性、实用性、规范性，既贴近于普通百姓，又服务于临床，内容翔实，资料丰富。适合普通读者和相关专业医生阅读参考。

责任编辑：张 珑　　　　　　　　　　　　　责任印制：刘译文

健康中国科普丛书

癌症不可怕
AIZHENG BUKEPA

高文斌　刘　江　陈盛阳　潘文俊　主编

出版发行：知识产权出版社 有限责任公司	网　　址：http://www.ipph.cn
电　话：010—82004826	http://www.laichushu.com
社　址：北京市海淀区气象路50号院	邮　编：100081
责编电话：010—82000860转8574	责编邮箱：laichushu@cnipr.com
发行电话：010—82000860转8101	发行传真：010—82000893
印　刷：三河市国英印务有限公司	经　销：新华书店、各大网上书店及相关专业书店
开　本：720mm×1000mm　1/16	总 印 张：26.75
版　次：2023年4月第1版	印　次：2023年4月第1次印刷
总 字 数：321千字	总 定 价：140.00元（全5册）

ISBN 978-7-5130-8660-8

出版权专有　侵权必究
如有印装质量问题，本社负责调换。

目　录

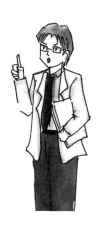

话题 1：肿瘤术后复发转移是手术没有
做好吗？

说起手术治疗，这可是肿瘤治疗中具有"老大哥地位"的治疗手段。称其为"老大哥"，主要原因是"外科手术治疗是目前唯一可能使得恶性肿瘤获得治愈的治疗手段"。这时候肯定有人会说，手术的治疗效果也就那样吧，有些人刚刚手术治疗不久，就肿瘤复发或者转移了。这是治疗方法选择的问题，还是外科医生水平问题，还是有其他原因呢？

复发、转移是恶性肿瘤所特有的生物学行为。恶性肿瘤的治疗过程中，强调要将其完整地切除，且还要保留出足够的安全范围，同时还要完整地切除肿瘤引流区域的淋巴结。这些要求都是外科治疗的最基本内容。除了手术治疗以外，肿瘤治疗还要采取多种适合的综合措施，积极改善预后，从而达到治愈的目的。

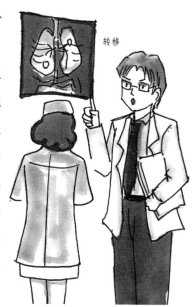

转移

肿瘤患者实施手术治疗后出现复发、转移的原因也是多种多样，主要包括以下几类。

肿瘤本身的性质、特征。 在临床上，不同种肿瘤有着不同的病理学特点。那些分化程度高、恶性程度相对较低、生物学行为较好的肿瘤，实施手术治疗后较少发生复发、转移。那些分化程度低、恶性程度高的肿瘤，其生长迅速，侵袭性强，术后极易发生复发、转移。这样说来，肿瘤的生物学行为是决定肿瘤特征的主要因素。也正是因为如此，对于那些低分化、恶性程度高的肿瘤，建议术后实施有计划的化疗、放疗等综合治疗，以减少复发、转移的机会。

术前发生转移的情况。 肿瘤患者在进行手术治疗之前，需要进行全面的术前检查，确定临床分期，评估疾病状态，为准确实施诊疗决策提供依据。早期肿瘤在术前发生肿瘤转移的概率、转移细胞数量均较小，手术可以达到根治的目的和效果；而晚期患者，肿瘤已经发生了广泛转移，此时即便是实施了手术治疗，也无法达到肿瘤完全切除的目的，复发、转移自然也会存在。

非根治性手术切除。 部分肿瘤的体积较大，或者肿瘤已经侵袭到了周围的组织、器官，伴有淋巴结转移，此时完整切除肿瘤的难度极大，如果过分追求手术切除，会伤及周围重要的组织、器官。因为在临床上尚需要兼顾重要组织、器官的功能，限制切除范围。这样的治疗势必会造成肿瘤组织的残留，也是肿瘤复发、转移的基础。此时需要术后实施其他诊疗技术以补偿、补充。

肿瘤综合治疗。 肿瘤疾病综合诊疗理念已经成为诊疗的主要内容。除了手术治疗以外，综合诊疗还包括化疗、放疗、靶向治疗、免疫治疗、介入治疗、传统医药治疗等多种手段。根据不同的疾病、病理、肿瘤分期、基因状态和患者状态而实施的不同治疗，可以获得最大的治疗效益。肿瘤综合治疗措施的实施，也是避免肿瘤复发、转移的主要措施和疗效保障。

机体免疫状态。免疫状态、水平是维持机体正常组织和器官功能、代谢、微环境平衡稳定的主要因素。免疫抑制、机体免疫水平低下是引发肿瘤的主要原因,也是影响术后免疫监控、杀伤转移细胞、清除突变细胞的主要原因。而机体的免疫状态受到机体自身因素、肿瘤性因素、治疗性因素等作用和影响,机体的免疫水平下降,可导致术后复发、转移的发生。

复发、转移是肿瘤术后防治的主要内容。在实施常规疾病诊疗的同时,还要改变不良的生活习惯、改善工作生活环境、调节身心状态,实施规范的定期随访、复查,最大限度地降低肿瘤复发、转移的条件。规范的随诊也为再次早期发现、早期诊断、早期治疗恶性肿瘤成为可能。

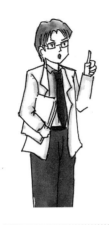

话题2："火眼金睛"和"明察秋毫"

近年来,大量的肿瘤临床流行病学研究显示,肿瘤早期筛查技术是发现早期肿瘤的关键。对早期肿瘤实施干预性措施,是提高手术切除率、延长生存时间、提高患者生活质量的主要手段。

说到这里,我们需要关注的就是选择什么样的肿瘤早期筛查技术和方法。我们希望这样的技术、方法可以做到在早期发现恶性肿瘤,并能将其与良性肿瘤、其他疾病和正常机体状态很好地区分开来。

在诸多肿瘤早期筛查技术中,我们希望的是筛出所有患病的人群,又可以排除所有健康者,这样就可以揪出隐藏在我们身体内部的恶性肿瘤。从方便的角度上说,希望可以达到"一滴血可以筛查出恶性肿瘤"的程度,甚至是可以确定出肿瘤的发生部位。其实,以目前的科学技术和我们对恶性肿瘤的理解、认识而言,这样的想法显然是不切合实际的,也是短时间无法实现的。我们在选择、评价早期筛查技术优劣的时候,会比较以下几个最为重要的参数,以做到有的放矢。

真阳性率(TPR)。又称敏感度(SEN),是指实际有病,按照诊断方法被筛检出来为患者的百分率,这也是其正确判断出患者的能力的大小。SEN是用来衡量检出能力高低的核心指标之一。但是,在临床上需要注意的是,单纯从数值上比较SEN是不适合的,因为各种方法的技术路径和检测样本存在差异,也没有进行过严格的头对头对照试验研究,单纯的以数据进行比较显然有些武断。此外,有的时候SEN越高,伴随而来的假阳性率也会越高。目前,在临床上,一种普遍的现象是单一癌种领域的筛查SEN相对较高,但泛癌种领域的SEN则略显不足。这也为未来研究指出方向。

真阴性率(TNR)。又称特异度(SPE),是指实际无病,按诊断方法被正确地判为无病的百分率。SPE代表筛查出非患者的能力。而假阳性率(误诊率)则与之相对,SPE的升高会引发误诊率的下降。假阳性率过高,不仅会浪费医疗资源,更会造成人员的恐慌,这也是筛查过程中的主要负面因素之一。在临床上,还需要关注的一点是,随着SPE越来越高,伴随着的假阴性率也会越来越高。

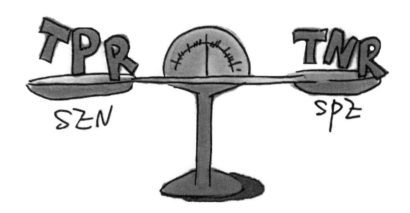

如此说来,一种好的筛查技术和手段,就是要最大限度地识别“坏人”,同时还要将“好人”一并找出,也就是我们所说的“火眼金睛”和

"明察秋毫"的能力。理想化的早期筛查技术要使 SEN 和 SPE 均达到 100%，这样，就可使假阳性率、假阴性率均为 0。

真实的世界自然不会如此理想化，现在没有任何一种检测可以达到 100% 的准确性，因此 SEN、SPE 很难得到兼顾。如此情况下，SEN、SPE、误诊率、漏诊率之间也就形成了一个"纠结状态"。

SPE=100% 时，误诊率 =0，漏诊率则可能最高；

SEN=100% 时，漏诊率 =0，误诊率则可能最高；

SEN=SPE 时，误诊率 = 漏诊率 =50%

说到这里，你是不是也会有些纠结了？ 的确如此，SEN、SPE 在真实世界中很难做到兼顾，而且，两者之间一般成反比关系。在临床应用过程中，需要根据疾病的特点、实际情况、真实需求、诊断目的进行选择性判断。如果检测的目的是筛查肿瘤性疾病，则要突出 SEN 高的诊断技术，减少漏诊的发生；而检测的目的如果是实施化疗、放射治疗、手术等，则要以提高 SPE 为主要手段，减少误诊，避免盲目治疗及其带来的诊疗危害。

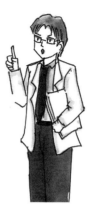

话题 3：液体活检在肿瘤早期筛查中的 理想与现实

目前，早期筛查的作用已经是尽人皆知了，现在的问题是使用什么样的方法可以在早期、更精准地查出恶性肿瘤，实现早期发现肿瘤的目标。

传统的早期筛查检测方法主要采用无创性、低创新性检查手段进行，如超声检查，螺旋 CT 检查，肿瘤标志物化验，胃镜、肠镜等腔镜检查等。这些检查中发生的微创、不方便性或者轻微损害，对于健康人群来说完全是可以接受的。

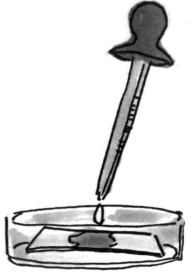

对于肿瘤的液体活检，也就是血液学途径的早期筛查，一直是肿瘤早期筛查的新方向。人们期望通过一滴血就可以筛查出多种恶性肿瘤，且可以追溯出肿瘤部位。

液体活检是一种非侵入性的血液学检测，能够检测出肿瘤或者是转移灶所释放到血液中的循环肿瘤细胞（CTC）、循环肿瘤 DNA（ctDNA）碎片或者是外泌体，从而判断肿瘤的基因突变等诸多信息。这一技术的实施有赖于近年来基因、分子诊断等技术的发展和进步。我们说液体活检是肿瘤早期筛查的新方向，主要原因在于液体活检可以弥补常规早期筛查手段中的一些缺陷。与传统早期筛查技术相比，液体活检具有取样简便、灵敏度高、非侵入性等特点，还可以有效解决同一肿瘤组织中，不同区域、不同细胞之间的异质性问题，最为方便的是还可以在疾病发展的不同阶段实施重复采样检测，同时进行前后的定量、定性比较。

早在 1948 年，研究人员就发现细胞中的 DNA 并不都存在于细胞核之内，部分 DNA 也会游离在血液之中，这部分 DNA 就被称为 cfDNA。由于正常细胞和肿瘤细胞来源的 DNA 有所不同，临床上把来自肿瘤细胞的 cfDNA 使用一个专有名词 ctDNA 来表示。直到 1994 年，科学家通过识别 ctDNA 上特殊的肿瘤特异性突变来确定其肿瘤细胞来源，开启了应用 ctDNA 实施肿瘤早期筛查的开端。

说到 ctDNA 的来源，主要是坏死的肿瘤细胞、凋亡的肿瘤细胞、循环肿瘤细胞、肿瘤细胞分泌的外泌体等。这样说来，ctDNA 在肿瘤还是细胞状态时就可以在血液中被检测出来，这可是肿瘤的超早期阶段，它与依赖临床症状、影像学检查、细胞病理学、组织病理学检查要等肿瘤在 5mm 以上相比优势明显。超早期的检测可以明确细胞是发生了癌变，还是处于肿瘤细胞的状态，还是机体处于亚健康的状态。在临床上，不同时期的 ctDNA 检测结果有差异，其数值与肿瘤大小、临床分期有一定的关系。ctDNA 在疾病的早期诊断，尤其是转移前诊断中有重要作用。它在不同的肿瘤中也略有差异，如乳腺癌早期筛查的灵敏度达 93.3%，而非小细胞肺癌只有 50% 左右。借助于甲基化、核小体等辅助措施可以确定肿瘤的发病部位。超早期检测有提前预警的作用，可以提示患者改变不良生活方式、消除肿瘤发生因素、提高疾病预警检测频率。通过多次、前后的比较，大数据综合分析为发现肿瘤、确定分子分型、指导临床用药、实施肿瘤预后分析、治疗后患者及早发现微小残留病灶，并对肿瘤复发实施监控提供帮助。

液体活检虽好，但也有诸多的问题。例如，早期肿瘤的ctDNA在血液中的含量非常低，相比于中晚期而言只有万分之一水平，这样就要求NGS测序的精确度进一步提高，否则就会增加临床假阳性的风险；需逐渐建立起ctDNA突变和肿瘤之间关系的大样本研究数据库，为进一步明确基因突变与肿瘤之间的关系奠定基础；如何满足通过ctDNA的检测获得癌变器官的溯源，即直接明确变异基因的组织、器官来源；进一步提高NGS液体活检灵敏度和准确性，提高检测速率，满足临床的需求。

由此看来，液体活检在恶性肿瘤早期筛查中还有很多需要完善的地方，短时间里解决上述这些问题显然是不现实的。话又说回来，科学技术的发展是我们最难以预测的，也许在不久的将来，这一切都会迎刃而解，在临床上就根本不是个事呢。

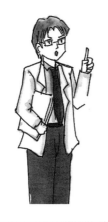

话题4：理性识别癌前病变

一说到恶性肿瘤，你是不是觉得它就是"生得快""长得快""变化得快"……总而言之，什么都快。其实，我们都错了，恶性肿瘤的发生其实是一个漫长的过程，肿瘤的发生、发展经历了癌前病变、原位癌及浸润癌等几个阶段，总时间约十几年到几十年。而癌前阶段、原位癌阶段则是预防、干预、处理恶性肿瘤的最佳时机，此时获得的益处远远超过肿瘤长大、具有了危害性再实施治疗。换句话说，在癌前病变阶段给予重视和干预，就相当于不给部分疾病由良性向恶性转变的机会。而原位癌阶段的发现与处理，则是将肿瘤扼杀于摇篮之中。

说起癌前病变，它只是一种良性疾病状态而并不是癌。但是，随着致病因素的继续作用和疾病的持续发展，则具有了癌变的可能，并逐渐转变成恶性肿瘤性病变。因此，在临床上不能将癌前病变与癌等同起来。应该说，癌前病变大多数情况下不会全部演变成癌，仅是其中的一部分可能转变成癌症，或者说只有较少部分的癌前病变有癌变的机会。

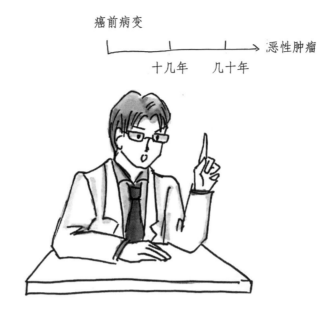

癌前病变

恶性肿瘤

十几年　　几十年

以下介绍一下临床上最为常见的癌前病变。

胃癌与萎缩性胃炎。 说起胃炎，你是不是觉得它没什么危害？可是胃炎发展到胃癌，只需要四步，即浅表性胃炎—萎缩性胃炎—肠上皮化生—胃癌。普通的慢性胃炎通常是指慢性非萎缩性胃炎，其发生癌变的概率极低，几乎可以不计。但是，随着疾病的进展，病情进一步发展，会演变成慢性萎缩性胃炎，其发生在慢性胃炎中占比较高，达 10%~30%。其组织学表现为固有腺体的萎缩、变性、减少或消失。这样的变化距离胃癌可就近得多了，显然它是属于癌前疾病或者癌前状态，癌变的风险相对较高。当黏膜中出现了上皮不典型增生、肠上皮化生[1]的时候，则是癌前病变。动脉硬化、胃血流量不足、烟酒茶嗜好都是导致胃黏膜损害、屏障功能受损从而引起慢性萎缩性胃炎的主要原因。

----

[1] 肠上皮化生是指胃黏膜上皮细胞被肠型上皮细胞所替代，即胃黏膜中出现类似小肠或大肠黏膜上皮细胞的一种疾病。

肠癌与腺瘤性肠息肉。 肠息肉作为一种肠黏膜局部增生性疾病与肠癌的发生直接相关。但是，炎性肠息肉、错构瘤息肉、淋巴性息肉则与肠癌关系不大。而增生性肠息肉、腺瘤性肠息肉却跟肠癌关系极其密切。其组织学上大部分是管状腺瘤，少数为管状绒毛状腺瘤和绒毛状腺瘤，腺瘤和腺体上皮均有不同程度的不典型增生。尤其是腺瘤性肠息肉则是典型的"危险分子"，也是临床上需要实施手术干预价值最大的一种。

肺癌与肺结节。 肺部结节是近年来体检中最为"火爆"的角色。可以明确地说：肺结节不是肺癌，肺结节也不一定就会转变成为肺癌，肺结节严格意义上说也不应该位列癌前病变的范围之中，我们只能说仅很少的一部分肺结节最终可能演进为肺癌。对于肺结节而言，笼统地说，结节越大，判断为恶性的可能性也就越大。例如，肺部孤立性的结节，若其直径小于0.5cm，恶性的可能性很小，临床上几乎可以忽略不计；对于直径为0.5~1cm的，其恶性的可能性为6%~28%；对于直径大于2cm的肺结节，其恶性的概率可以达到64%~82%；直径大于3cm的，其恶性的概率为90%~95%。当然了，肺结节是否发生恶变并不是单纯以结节的大小来决定的，还是要由临床医生和影像科医生通过读片的方式来判断。

肝癌与脂肪肝、肝硬化。 对于很多人来说，他们会很在意乙型肝炎、丙型肝炎后的肝硬化，认为这是很重要的癌前疾病。岂不知，近年来脂肪肝的发病正逐年升高，后续发展的肝炎、肝硬化也是重要癌前病变。对于发生了肝硬化的患者，如果此时还伴有糖尿病、肥胖、高脂血症、内分泌紊乱等疾病，人体的内环境和免疫系统的功能就会发生很明显的异常，直接导致免疫系统监视肿瘤的功能下降，清除异常变异细胞、癌变细胞的能力下降，也就是处于对肿瘤发生的不设防状态，发展到癌变阶段也就是时间问题。近年来，我国的乙型肝炎、丙型肝炎后肝硬化的发生率大幅度下降，但是，各种因素导致的脂肪肝发生率却显著性提高，这也是一个值得关注的新的疾病普遍化趋势。

乳腺癌与不典型乳腺增生。乳腺单纯性乳腺增生症是乳腺最为常见的疾病，严格意义上说，它不是一种疾病，也就更谈不上发生癌变了。但是，经过病理确诊的乳腺非典型增生却可能是乳腺癌的癌前病变，其发生乳腺癌的概率是普通女性的2~4倍。这种不典型增生，以及一个导管内乳头瘤状病多发囊肿（又称为囊性增生）则是乳腺癌的主要癌前病变之一。

宫颈癌与特殊的宫颈糜烂。说到宫颈糜烂，这足以让每一位做过妇科检查的人为之一惊。其实说起宫颈糜烂，它只是宫颈表面的一种现象，而不是一种疾病，如果没有什么特殊的临床表现，一般不需要进行治疗。但是，如果这样的宫颈糜烂是由病毒引发的，那它就是一种特殊类型的宫颈糜烂，也就成了宫颈癌的癌前病变。这种病毒主要是指HPV，需要实施病理学检查才可以进一步明确。

口腔癌与口腔溃疡、口腔黏膜白斑。短时间内发生的口腔溃疡并没有什么问题，但是，如果经久不愈，即持续时间超过了两周就可能存在危险了，这种口腔溃疡可能是口腔癌的癌前病变。此外，口腔黏膜红斑、黏膜白斑、黏膜下纤维化、疣状增生等都可能是口腔癌的癌前病变。这些病变如果没有得到及时的关注和有效的治疗，或者是在残牙根、假牙等刺激源的持续性刺激之下，其癌前病变转变为口腔癌的概率会很高。

外阴癌与外阴黏膜白斑。外阴黏膜白斑是一种较为明确的，具有较高比例转化、发展成为外阴癌的癌前病变。它是发生在外阴皮肤、黏膜表面的白色斑块，黏膜上皮表层过度角化、上皮增生是白斑的特征。癌前病变转化、发展成为癌症的概率差异较大，从4%到30%，以女性外阴白斑为多见。对于黏膜白斑不消褪,伴有局部溃疡、硬结或赘生物的则危险性更加明显。

在临床上,一旦发现和明确了癌前病变,不要惊慌失措,毕竟癌前病变距离癌变还有很长的时间。在这段时间里,最为重要的就是采取正确的态度,及时去除导致癌前病变的原因,减少外界的刺激和进一步的诱发因素。对于可以实施药物干预、手术治疗的,可以采取积极的应对措施。对于部分病例则需要定期复查,这样才是积极、主动、有效的应对措施。忧心忡忡、不思茶饭、背上沉重的思想包袱势必会导致长期的精神紧张,反而会降低机体的免疫力,甚至成为引发、促进肿瘤发生的主要因素。

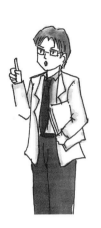

话题5：息肉是一块正在休息中的肉吗？

在我们的体检报告中，经常可以看到"息肉"这样的字样，而发现息肉的时候，往往又没有什么特殊的不适反应。面对这样的情况，很多人的第一反应就是：这样的息肉需要治疗吗？这些息肉会癌变吗？这样的息肉癌变的概率有多大？

一说到"息肉"，它可不是一块正在休息中的肉，而是指在组织或者黏膜表面生长的、呈现赘生物样的组织。由于不同部位、大小、形态、组织病理学、伴发症状的息肉有着不同的生物学行为，部分息肉也就有了一定癌变的可能性。所以，临床上面对息肉还真的不能太大意，更不能放任自由。

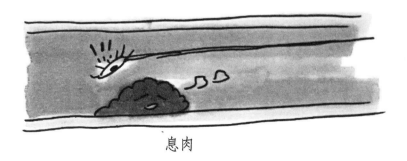

息肉

结肠息肉。在临床上,结肠息肉一般没有任何症状,多数是在肠镜检查中被发现,部分患者可以表现为因为肠套叠❶而引起的腹痛和肠道出血,也有患者出现腹胀、排便习惯改变、便血等症状。在临床上,长绒毛的息肉癌变的概率比较高,最高可以达到30%。多发性息肉的癌变率高于单发息肉。对于直径大于2cm的息肉则需要倍加小心。而家族性息肉病是目前公认的癌前病变,若不及时治疗,几乎肯定发生癌变。对于单个息肉,体积较小、表面光滑、带有蒂样的息肉一般为良性,临床上以观察为主,如果实施了手术钳除息肉,则可以最大限度地降低癌变的风险。而对于多发的、贴着肠壁生长的,并且直径大于2cm的息肉,其恶变的风险明显增大,这种建议尽早手术切除。其实,对于肠息肉而言,建议还是及时处理,切不可拖拖拉拉。

胃息肉。生长在胃部不同部位的息肉,其癌变的风险性差异较大。胃体下部的息肉多为良性,癌变可能性也小;胃窦部位发生的息肉以腺瘤性息肉为多见,癌变的风险较高。整体而言,直径大于2cm的息肉危险性会明显增高,如果合并幽门螺杆菌,或者是数目多、形态扁平的息肉,一般需要及时切除。

胆囊息肉。胆囊息肉在近年来的体检中发现率明显提高,相关的临床表现却没有那么显著。对于息肉而言,越大则癌变的风险越高。单发息肉尤其是直径大于1cm的或直径小于1cm但短期快速增长的,且合并慢性胆囊炎的需要尽快实施手术切除治疗。对于较小的息肉则需要每半年复查一次,观察疾病的进展。

鼻息肉。鼻息肉多数为炎症性息肉,极少会发生癌变。单发的、较小的鼻息肉,一般以药物治疗为主。多发性鼻息肉并伴有出血的,则需要尽早进行手术治疗。

声带息肉。声带息肉的病因目前尚不十分清楚,可能与长期发声

---

❶ 肠套叠是指一段肠管套入相邻的肠腔内,可引起肠梗阻。

不当、长期不良刺激或慢性炎症等因素有关。临床上,发生声音嘶哑超过两周的患者,需要实施纤维喉镜检查判断疾病状态,同时决定是否对声带息肉实施手术治疗。

子宫息肉。患有慢性宫颈炎、长期受到局部刺激的人群容易引发宫颈息肉。无症状的小息肉、单发息肉可以定期监测。多发性息肉、大小超过1厘米的息肉则尽可能手术切除。宫颈息肉是否会发生癌变,以及宫颈息肉与宫颈糜烂、宫颈癌之间关系有待于进一步观察研究,但这并不影响对慢性宫颈炎症的积极治疗。

临床上,绝大部分的息肉都是良性的。肠息肉、胃息肉可能与恶性肿瘤癌变之间的关系会更近一些。由此说来,息肉还真的不是一块正在休息中的肉。但是,也完全没有必要过分紧张、恐慌,即使是腺瘤性息肉,这种癌变风险较高的类型,其发生癌变的过程也需要10年,这就要求大家给予它足够的重视,同时科学随诊,注重前后比较,谨慎对待。

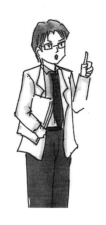

话题 6：不要吝惜花在肿瘤诊断上的

时间

辛苦操劳了半辈子的老冯被儿子接来深圳养老。刚到深圳不久，就赶上了罗湖区老年人肺癌免费筛查体检。万万没有想到的是，就在这次检查中，老冯的右肺上发现了一个肿块，初步判断是一个局部晚期的肺癌，已经丧失了手术切除治疗的机会。老冯入院后，我们为他实施了肺部肿块的穿刺活检，并对肿瘤组织进行了病理组织学检查。

三天以后，病理检查的结果确定为肺腺癌，接着就是进行肿瘤组织的基因和免疫指标检测。就在等待的这段时间里，小冯问是否可以先给他父亲进行一个毒性反应相对较小的免疫治疗，哪怕是化疗也可以。在他看来，尽快实施治疗是最重要的，也是希望给老父亲争取一个好的治疗效果。我们解释说，还是需要等待基因检测的结果指导用药。此外，对于部分驱动基因突变阳性的患者，如果使用了免疫制剂不仅不会有治疗效果，反而还会增加不良反应，甚至是引发肿瘤的超进展。小冯最终还是同意了我们的意见。十天以后，老冯的检查结果出来，肺癌驱动基因是 ALK 突变，老冯的治疗方案也确定为口服靶向药物。

其实,对于像小冯这样在等待检测结果的时候表现出焦急、焦虑的情绪,在肿瘤内科是很常见的,医生是完全可以理解。"治病救急""有病乱投医"在肿瘤科真的是一种常态。

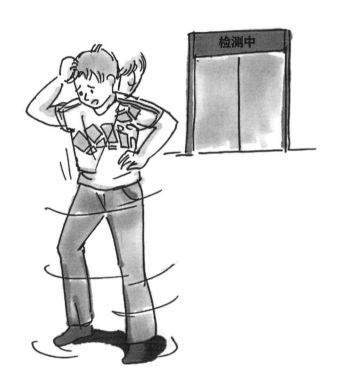

然而,对于恶性肿瘤疾病的临床诊疗,主要还是依赖于病理组织学的检查。明确具体的组织病理学类型、组织化学染色结果甚至需要实施必要的基因检测,再结合肿瘤的临床分期、患者的一般状况等临床资料,才能给予患者一个最为适合的评价和状态评估。未明确具体组织病理、基因类型的情况下,盲目实施治疗是缺乏针对性的,有效率极低。例如,对于驱动基因突变阳性的患者,应该首选相应的靶向药物治疗,而实施免疫治疗的有效率低于5%。不只如此,两者联合使用还会增加间质性肺炎,导致肿瘤超进展。

在肿瘤的诊疗过程中,患者、患者家属都会急于想方设法、争分夺秒地实施抗肿瘤治疗,尤其是对于初治的患者,甚至在很多重要的检测结果还没出来的时候,就开始了所谓的"盲法治疗"。表面上他们赢得了一点点时间,但是,潜在的危害性还是很大的。为追求缩短检查、检测和实施诊断的时间而实施无目标的治疗,不仅可能没有很好的治疗效果,反而还可能给患者带来不可估量危害。

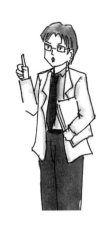

话题 7：甲状腺癌，此癌非彼癌

近年来，恶性肿瘤的发生率正逐年升高，已经成为严重威胁人们生命健康的疾病。因此，全社会对于恶性肿瘤的认识、研究与重视程度也在不断地提高。随着人们对肿瘤研究的深入，各种预防、干预措施也获得了一定的收效，再加上人们肿瘤筛查意识不断增强，部分恶性肿瘤的早诊率、治愈率、五年生存率也获得了明显提高。

可是，在最近几年里，有一种恶性肿瘤的发生率在全球范围内呈快速上升的趋势，而且越来越表现出发病年轻化的趋势。您也许已经猜出来了，的确，我们说的就是甲状腺癌。

2020 年，国际癌症研究机构（IARC）发表了一项肿瘤发病的数据统计报告，报告显示，2003—2011 年，我国甲状腺癌病例年均增长率约为 20%，明显高于其他所有恶性肿瘤的发病率而排在第一位。在医院的甲状腺外科诊室里，接诊的甲状腺癌患者很多都是"80 后"和"90后"。在我国的部分地区，如深圳，2019 年甲状腺癌的发病率已经居于女性发病的首位，如此说来，甲状腺癌似乎更加"青睐"女性。

放眼全国，2008—2012 年，全国甲状腺癌患者的发病数据显示，女性和男性的发病率分别为 16.8 例/10 万人和 5.3 例/10 万人。比较而言,女性甲状腺癌的发病率约是男性的 3 倍。

临床上之所以出现甲状腺结节、甲状腺癌发病增高的现象,主要还是考虑与下列因素有关。

体检和肿瘤筛查意识增强。 在很多地区,人们将颈部甲状腺超声检查列入了常规体检项目之中,使得很多甲状腺结节、甲状腺癌患者被及早发现。研究显示,我国 10%~20% 的成年人患有甲状腺结节,这样的结节多数是很小的。检出率高也与目前检查所使用的超声设备的灵敏度高有关。这就如同我们使用像素极高的手机拍摄照片一样,可以拍摄出极清晰的照片,这样就可以发现一些微小的图像和细节。这也可以说明,结节、肿瘤在过去的发病率并不是很低,只是我们的超声检查没有发现而已。

辐射因素。 甲状腺和其他的腺体一样,也对射线、辐射极其敏感,苏联的切尔诺贝利、日本福岛核泄漏事件发生以后,当地就发现了大量的青少年甲状腺癌病例。这样的结果也说明了辐射、射线的危害性。

情绪和压力。 情绪变动增大是甲状腺结节发生的重要因素。现代社会生活中,很多人的生活、学习、工作压力极大,这些都会直接、间接导致人体内分泌系统受到神经系统的调控,反复促进激素调解造成内分泌功能的紊乱。另外,甲状腺又是人体单位时间内血流量最大的器官之一,患者情绪波动、生气的时候会使血压上升,甲状腺组织就会发生充血、肿大。这在经济发达地区、竞争激烈的职场、工作压力极大的白领、脑力工作者中无疑表现得更加突出。他们成为甲状腺结节、甲状腺癌的高发人群。

面对着如此高发的甲状腺结节、甲状腺癌,大家自然惊恐和担心,甚至担心甲状腺结节会在某一天发生癌变,这样的想法也很正常。

但是，当他们面对医生的时候，医生却对甲状腺疾病不以为然，因为大部分甲状腺结节都是良性的，患者只需要每半年到一年实施一次随诊检查就可以了。结节的恶变率不超过5%~10%，即便是恶变，甲状腺癌的发展速度也是极慢的，疾病危害也是最轻的，手术切除以后的五年生存率可以到达90%，甚至是95%以上。

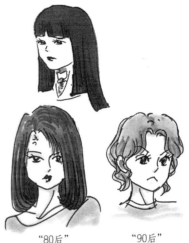

"80后"　　"90后"

如此说来，当体检中发现甲状腺结节时，最为妥帖的方法就是直接到医院找专科的医生实施进一步检查，判断结节是良性还是恶性；可以实施更加精确的甲状腺超声检查；必要时还可以进行超声造影检查；临床确诊还需要进行甲状腺组织穿刺活检、病理组织学鉴定。

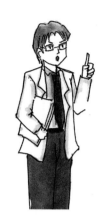

话题8："男人真不该对自己狠一点"：说说被你养大的肿瘤

"恒源祥,羊羊羊"

"累了困了,喝东鹏特饮"

"小葵花妈妈课堂开课了"

"一年逛两次海澜之家! 海澜之家,男人的衣柜!"

听着这些广告语,你会想到什么?

如果我问你叶茂中是谁,你可能会摇摇头,没有什么印象。但是,当我告诉你,上边这些耳熟能详的广告词均出自他手的时候,你是不是又觉得他是那么的熟悉。

叶茂中是中央电视台广告策略顾问、清华大学特聘教授、中国著名营销策划专家和品牌管理专家。就是这样一位广告界的名人却于2022年1月因直肠癌而离开了我们,年仅54岁。

其实,在我们的日常生活中,大家对于肿瘤的认识和重视程度还远远不够。唯有当人们在确诊了恶性肿瘤的时候,才开始抱怨为什么平时一点反应也没有,肿瘤怎么一发现就是晚期,平时的体检是不是都白做了……

说肿瘤一发现就是晚期,这话也对,也不对。其原因在于肿瘤的发生、发展是一个漫长的过程。肿瘤从癌前病变开始,到细胞发生恶变,再接着发展为原位癌、浸润癌,再出现转移等情况,往往需要经历很长的一段时间,总体跨度上至少有十几年。在这样漫长的时间里,在任何一个节点实施科学的肿瘤筛查,都有可能及早发现恶性肿瘤。

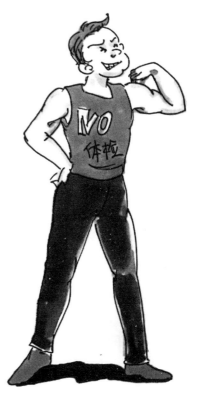

此外,我们周围的很多人自恃年轻力壮、能吃能喝的,认为肿瘤就不会与他有关,体检更是可有可无。再加上现代城市生活的快节奏、高强度、重压力,大家不愿因为一点小问题去医院,认为自己得的都是小病,用自己的方法对付一下,时间久了也就有了"不看病,就没病","去了医院,没病也会有病"的想法。其结果就是把小病拖成了大病,把癌前病变拖成了肿瘤的浸润、转移。

还有一些人,虽然对肿瘤有一定的认识,却总是认为恶性肿瘤可以通过肿瘤的早期症状发现。岂不知,所谓的肿瘤早期症状其实就是一个伪概念。我们人体的组织、器官有强大的储备能力,微小的病变很少可以出现让我们感知的临床症状。对于肿瘤疾病而言,其引发的症状很少具有特异性,甚至与普通疾病没有什么区别,这样就很容易被忽视。例如,结直肠癌在临床上很容易与痔疮、胃肠炎、吃东西不适合、没有休息好等原因相混淆,或者被误认为其他疾病。

说完了观念、意识和肿瘤症状以后,接下来的肿瘤专科检查更是目前肿瘤诊疗中的大问题。有的人常说"常规的体检、检查是不是没有什么大用处",其实,这句话是说对了一半,也说错了一半。如果把检查改成肿瘤的筛查,作用和意义显然就提高了很多。我们常规的体检或者检查中有很多不合理的地方,这也是导致肿瘤没有被及早发现的主要原因之一。例如,体检中很少有胃镜、肠镜的检查项目,很多的体检机构依旧使用胸部X线平片进行检查,这样就很难发现消化道、肺部的恶性肿瘤。此外,目前的体检属于典型的程式化体检,缺乏针对性,没有关注到早期肿瘤的筛查,忽略了体检者的肿瘤家族史、生活习惯、工作环境等内容。更有部分检查者怕麻烦,对于尿常规、便潜血、肛门指诊等项目都是躲得远远的,这也不得不说是一种遗憾。

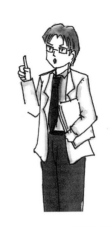

话题9：肿瘤界的终审法官

但凡是咨询过肿瘤科医生，或者是在肿瘤科就诊过的患者、家属都会这样医生一定会让你提供患者的病理学检查报告单。

有的时候，患者和家属会因为临床初步诊断出肿瘤疾病而急于尽快治疗，但是医生却要求患者继续增加一些病理学检查，这使得患者和家属有了一些疑惑与不解。

肿瘤的病理学检查到底做什么，这样的检测结果对于临床医生判断、实施治疗具有什么样的作用呢？其实，很多人对肿瘤病理缺乏根本认识。在临床肿瘤诊疗的过程中，我们习惯性、形象地称呼其为肿瘤界的"终审法官"。

所谓的肿瘤病理学诊断是指通过手术切除，内镜活检，粗针、细针穿刺，胸腹水、痰液等收集脱落细胞等方法获得的人体组织、细胞，借助显微镜及一系列的病理学检测工具、技术对样本进行处理和观察，从而对患者的疾病进行病因学、发病机制、形态结构、功能、代谢和遗传等方面的研究，揭示疾病发生、发展的规律，阐明疾病的本质，为疾病的诊疗提供依据。尤其是对于肿瘤性疾病而言，这也是疾病诊断

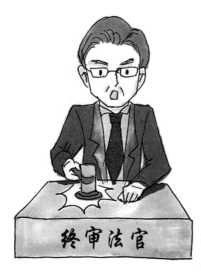

中级别最高的"金标准",因此也被称为肿瘤界的"终审法官"。

对于肿瘤的病理学诊断而言,其技术、手段、方法多种多样,有各自适用范围。诊断是一个极其复杂的过程,也是一个极其严谨、消耗时间的过程,如此就需要患者、家属,甚至是医生们耐心等待。病理诊断的每一个环节都有严格的规定和流程,操作也是一环扣一环。

说到肿瘤的标本取材,一般分为组织学、细胞学两大类,大家最为熟悉的就是手术切除的肿物组织学标本,对于脱落细胞学标本则是从痰液中查找肿瘤脱落细胞最为熟悉。标本的收集要求完整、及时,并且要对标本实施妥善的处理,再经过一系列的加工、固定、染色等,最后对标本进行显微镜下的形态学观察。

说到细胞病理学检测,大家马上会想到宫颈细胞学检测,这也是一项特殊部位的细胞学检查技术,目前主要以液基薄层细胞学(TCT)技术为主。此外,细胞病理学检测在痰、胸腹水、尿液、肺泡灌洗液等样本检测上也具有一定的优势。

组织学检查中的石蜡切片是我们最为熟悉的,也是临床上应用最广泛的诊断技术,其制片过程较为烦琐,耗时也较长,一般需要3~5个工作日才能获得结果。但是其结果清晰,切片和标本可以长期保存,并具有可以实施远程会诊等优势。

免疫组织化学技术也是病理诊断上的常用技术,主要是借助于酶、荧光素、同位素、金属离子等抗体显色剂,通过抗原、抗体之间特异性反应实施定位、定性或定量检测。该方法具有特异性强、敏感性高、定位准确、形态与功能相结合等特点,在临床上可以协助判断蛋白表达层面的客观证据,判断肿瘤的良恶性,确定肿瘤来源,鉴别肿瘤类型、亚型、分化方向、肿瘤分级,预后判断,发现微小转移灶等。近年来,免疫组织化学技术还应用于靶向药物肿瘤靶标测定、肿瘤药物预测、筛选等。

分子病理学诊断应用分子生物学技术,对肿瘤组织、细胞实施基因水平上的检测,确定细胞和组织的分子遗传学信息,该方法对于病理诊断、分型,指导靶向治疗,预后判断有重要意义。

对于临床肿瘤学的诊断而言,单纯意义上的形态学观察显然是不够的。现代肿瘤学的病理诊断还需要结合特殊的诊断设备、技术和手段,实施更加具有针对性、更加精细的免疫诊断、分子诊断,如此将肿瘤的诊断提高到基因水平。这些也为目前肿瘤临床上实施的靶向药物治疗、免疫治疗、肿瘤药物敏感性筛查等技术提供依据。而这些结果的获得,都是有规定的流程和诊断标准的,需要一定的时间来实施和完成。

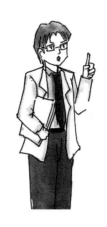

话题10：肿瘤组织的活检

在临床上，当体检或者实施检查过程中发现异常占位，或者是发现有可疑情况的时候，临床医生们除了会进一步实施影像学检查、肿瘤标志物检测等，他们还会建议患者实施肿瘤组织的活检。组织活检、穿刺活检技术是肿瘤科医生最常用的诊断方法。

一听到要对肿瘤组织实施组织活检或者是穿刺活检，很多患者和患者家属首先表现出来的就是紧张和不安，再就是担心活检会发生不良反应。出现此类表现的主要原因是对肿瘤组织活检、穿刺活检缺乏了解，就更说不上配合与支持了。

临床上实施的肿瘤组织活检，主要目的是明确肿瘤的病理学诊断，同时为临床治疗、预后判断提供依据。肿瘤活检主要是对肿瘤组织的直接取材。穿刺活检的主要目的是利用细针、粗针等器械在肿瘤组织的内部进行抽吸或者组织切割，从而获得肿瘤组织中的细胞成分或者肿瘤组织，再通过细胞病理学、组织病理学的制备模式进行病理学检查、鉴定，以最终确定肿瘤的病理学类型。

如此说来，对于肿瘤活检或者穿刺活检，获得准确、具有代表性、可以很好地反映肿瘤总体状况的检测标本最为重要,且活检样本的细胞数量、标本大小和部位都很重要。只有全面地获得标本信息才能够完整、准确地完成肿瘤病理的评价。标本获取不完整,就不能获得疾病信息的全貌,这样的结果与取材的错误和不准确几乎是一致的。这也是组织、穿刺活检获得的结果与肿瘤组织实际情况之间差距大的原因。

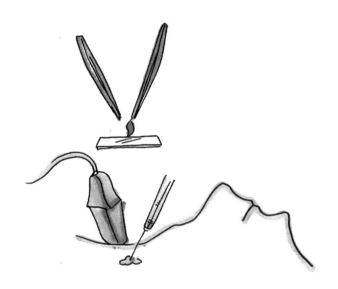

在取材过程中,最佳的取材模式就是完整地获得肿瘤组织的全貌,这样获得的结果也是最为准确和全面的。然而,这样的取材模式显然是不可能完全达到的。取样时,需要提供足够的信息,标本也要足够大和完整,如此才能为后续实施的组织化学、基因检测等诊断提供足够的标本,满足评估。样本采集部位不对,就失去了诊断的代表性。在这样的情况下,临床相关的症状、体征和临床表现与病理检测结果之间可能会产生差异,也就有必要实施再次活检,其目的是获得明确、准确的诊断。

活检技术的方式、方法与疾病诊断、目的等直接有关。对于宫颈癌、甲状腺癌等，完全可以采用穿刺脱落细胞学检查或者组织活检，取材简便、快捷，标本获取准确。对于一些复杂的组织、疾病，则是建议采用组织活检或者是穿刺组织学检查，如肝脏、肺部组织，这样获得的活检结果也更加准确。

除了规范标本取材以外，肿瘤样本还需要实施规范的处理，各种标本的处理都应该按照标本处理的具体要求、保存规定执行。高质量的病理学制片是诊断的基础，对于单纯通过形态学观察获得结果有困难的病例，还需要其他病理学技术的支持，如实施免疫组化、基因检测等，如淋巴瘤等，这也取决于癌症的复杂性。

肿瘤组织或者穿刺活检标本除了用于疾病诊断以外，在临床上还具有其他诊断作用，包括确定肿瘤来源、肿瘤病理学亚型，病灶属于原发灶还是转移病灶，肿瘤的基因类型等。这些信息对于指导临床治疗、判断预后等有重要作用。

临床上，通过简单的穿刺取材、组织取材可以获得很好的病理学诊断，这样的结果也可以为后续出现的复发、转移病灶实施再取材、肿瘤结果实施再比对，尤其是对于肿瘤亚型改变、基因改变等情况更具有实际的指导意义。活检也可以帮助临床发现新的治疗方法和靶向治疗依据，尤其是采用各种新技术检验既往的肿瘤标本，也可以获得因为技术原因而无法获取的信息，还可以获得新的技术支持。

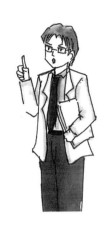

话题 11：临床上常用的肿瘤标志物

说起肿瘤标志物，它在肿瘤科也算得上是一种特殊的指标了。之所以说它特殊，主要还是对于它的临床应用价值而言。到目前为止，尚没有哪个肿瘤标志物具有单独实施临床诊断的作用，且肿瘤标志物也不能单独作为肿瘤治疗疗效评定的指标。在所有的临床诊断、治疗的评价体系中，它始终处于配角或者是辅助的地位。即便如此，肿瘤标志物在临床上的应用范围还是相当广泛的。在我看来，虽然他尚未达到决策性的作用，但至少具有提示性，它为肿瘤的诊疗提供了一些蛛丝马迹。此外，对于恶性肿瘤患者，阳性意义的指标有监测疗效、评估预后等作用。

以下选取临床上最为常见的 19 种肿瘤标志物加以说明，主要介绍其临床应用的意义。肿瘤标志物的正常参考值主要参见检测试剂盒中标注的参考值。

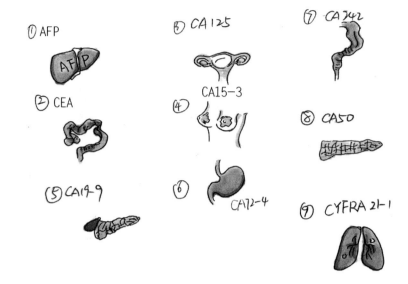

① AFP
③ CA125
⑦ CA242
② CEA
CA15-3
④
⑧ CA50
⑤ CA19-9
⑥
CA72-4
⑨ CYFRA 21-1

① 甲胎蛋白（AFP）

AFP 是临床诊断或者是早期诊断原发性肝癌最敏感、最特异的指标，最适宜于大规模肝癌筛查。成年人血液中 AFP 值升高，则表示患有肝癌的可能性比较大。临床诊疗应用中，主要适宜于诊断时即有 AFP 升高的原发性肝癌的诊断和监测。

甲胎蛋白主要由胎儿肝细胞及卵黄囊合成，在胎儿血液循环中浓度较高，出生后 2~3 月即下降到血液中难以再检出，因此在成年人血清中含量极低。目前已知甲胎蛋白与肝癌及多种肿瘤的发生、发展密切相关，可以在多种肿瘤中表现出较高浓度，因此可以作为多种肿瘤的阳性检测指标。对于临床诊疗而言，主要还是作为原发性肝癌的主要血清标志物。其他相关肿瘤包括生殖系统肿瘤、生殖系统胚胎性肿瘤、消化道肿瘤、病毒性肝炎、肝病等，还需要进一步鉴别、诊断。

② 癌胚抗原（CEA）

CEA 的升高几乎可以涵盖目前所有肿瘤的临床诊疗，常见的有消化道肿瘤、乳腺癌、甲状腺髓样癌、肺癌、卵巢癌、泌尿系肿瘤等。即便是吸烟、妊娠期和心血管疾病、糖尿病、消化道炎症性疾病中也可以发生 CEA 升高，因此，CEA 不能作为恶性肿瘤的特异性标志，在诊断上只能起到辅助诊断的作用和价值。

对于已经确诊恶性肿瘤的患者，CEA 的数值有一定的诊断、预后的判断价值。术前、治疗前 CEA 有预示肿瘤状态、预后、生存期的作用，阳性表达的 CEA 有提示疾病的分期、是否转移、复发可能，治疗效果、生存预后等作用。动态监测 CEA 是临床随诊的重要指标和评价标准。

3 糖类抗原 125（CA125）

CA125 是上皮性卵巢肿瘤（即浆液性肿瘤）患者的血清中最为常见的肿瘤标志物，且具有较高的敏感性，但是其特异性相对较差，在黏液性卵巢肿瘤中表达不明显。在临床上，虽然 80% 的卵巢上皮性肿瘤患者血清中的 CA125 升高，但是，约半数的早期病例其 CA125 并不升高，因此，CA125 不适合作为对卵巢上皮性癌实施早期诊断的单独指标。约 90% 患者血清中 CA125 变化与疾病进程、诊疗进展有关，因此可以用于病情检测和疗效评估。

除了上皮性卵巢肿瘤以外，CA125 升高还可见于多种妇科良性疾病、胃肠道肿瘤、肺癌、恶性胸腹水等。

4 糖类抗原 15-3（CA15-3）

CA15-3 作为乳腺癌的辅助诊断指标有一定的特异性，但是其在早期的敏感性却不是很高，早期阳性率为 60% 左右，对于中晚期转移性乳腺癌的阳性率可以达到 80% 左右。对于术前 CA15-3 检测阳性的患者，CA15-3 水平可以作为术后随访、监测肿瘤复发、转移的指标。需要说明的是，CA15-3 依然属于广谱的肿瘤标志物，在其他肿瘤中的特异性不强，阳性率低于 10%。

5 糖类抗原 19-9（CA19-9）

CA19-9 在临床上可以作为胰腺癌、胆囊癌、胆管壶腹癌等恶性肿瘤的辅助诊断指标。对于上述消化道恶性肿瘤，其诊断的价值较大。但是，在部分早期病例中，其诊断价值不大，它主要还是作为疾病监测和预示复发、转移的指标。对于其他的消化道肿瘤，如胃癌、结肠癌、肝癌等，均有半数以上的病例可以有阳性表达。临床上也可以根据 CA19-9 水平的变化，对部分消化道恶性肿瘤与良性疾病之间实施鉴别诊断，或者是为恶性肿瘤的临床治疗药物选择提供依据。

6 糖类抗原 72-4（CA72-4）

CA72-4 是目前诊断消化道肿瘤，尤其是诊断胃癌的最佳肿瘤标志物之一。其对胃癌具有较高的特异性，敏感性也可达 28%~80%。若与 CA19-9 及 CEA 等指标联合检测可以达到对 70% 以上胃癌患者的监测与诊疗评价。研究显示，CA72-4 的表达水平与胃癌的临床分期有明显的相关性，尤其是对于中晚期即 Ⅲ-Ⅳ 期的胃癌患者。对伴有转移的胃癌患者，CA72-4 的阳性率更高。CA72-4 水平与疾病干预和肿瘤发展之间的关系较为紧密，术前标志物阳性患者其指标在术后可迅速下降至正常。70% 的复发病例中，CA72-4 水平可能首先升高。与其他标志物相比，CA72-4 最主要的优势是其对良性病变的鉴别诊断有极高的特异性，在众多的良性胃病患者中，其检出率仅 0.7%。

与其他肿瘤标志物一样，CA72-4 也属于广谱的肿瘤标志物，在其他胃肠道肿瘤、乳腺癌、肺癌、卵巢癌中也有不同程度的检出率。CA72-4 与 CA125 联合检测，可以使原发性及复发性卵巢肿瘤的诊断特异性达到 100%。

7 糖类抗原 242（CA242）

CA242 也是一种主要与消化道肿瘤相关的肿瘤相关性抗原，当消化道发生肿瘤时，其含量升高，对胰腺癌、结直肠癌具有较高的敏感性与特异性,分别为86%和62%,对肺癌、乳腺癌也具有一定的阳性检出率。同时还可以用于胰腺癌和良性肝胆疾病的鉴别诊断及预后判断,以及结直肠癌患者的术前预测、预后判断及复发鉴别。

与其他消化道肿瘤相关性肿瘤标志物一致,CEA与CA242联合检测也可以提高检测的敏感性。与单独采用CEA相比,对结肠癌的检出率可提高40%~70%,直肠癌则提高47%~62%。CEA与CA242没有相关性,有独立的诊断价值,但是二者之间有很好的临床互补性。

8 糖类抗原 50(CA50)

糖类抗原50也是一种非特异性的广谱肿瘤标志物,与CA19-9有一定的交叉抗原性,主要应用于胰腺癌、结直肠癌、胃癌等消化道肿瘤的辅助诊断中,尤其是在胰腺癌患者中,其增高幅度、趋势更加明显,阳性率可达87%左右。对于其他恶性肿瘤,如肺癌、肝癌、卵巢癌、乳腺癌、淋巴瘤等也有诊断作用。但是,CA50在溃疡性结肠炎、肝硬化、黑色素瘤、自身免疫性疾病等良性疾病中也有增高。

值得关注的是,萎缩性胃炎患者胃液中CA50的水平与正常人比有明显的改变。由于萎缩性胃炎属于胃癌的癌前病变,因此CA50是否属于癌前病变诊断指标之一还有待于进一步的随诊、观察。

9 非小细胞肺癌相关抗原(CYFRA 21-1)

CYFRA 21-1是近年来发现的、最有价值的非小细胞肺癌血清肿瘤标志物,尤其对鳞状细胞癌患者的早期诊断、疗效观察、预后监测有重要意义。在临床观察中还发现,CYFRA 21-1对于监测横纹肌浸润性膀胱癌的病程,特别是对预测膀胱癌复发等预后因素有较大的价值。对于CYFRA 21-1阳性表达的肿瘤患者,实施肿瘤干预、治疗后效果显著者,CYFRA 21-1的水平会很快下降或恢复到正常水平。与之相对应,当疾病再次出现进展、发展的时候,CYFRA 21-1会较早发生,且常早于临床症状的出现或者是影像学出现阳性表现。

CYFRA 21-1 对肺部良性疾病（如肺炎、结核、慢性支气管炎、支气管哮喘、肺气肿等）的鉴别也有较为特异的效果，是很好的临床鉴别诊断指标。

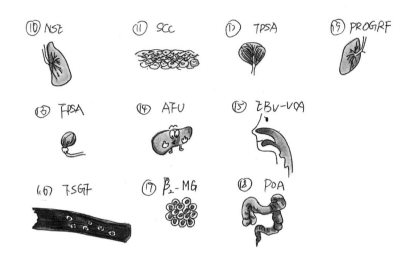

10 神经元特异性烯醇化酶（NSE）

NSE 被认为是较为特异性的小细胞肺癌相关性抗原，也是监测小细胞肺癌的首选肿瘤标志物。研究表明，在 60%~80% 的小细胞肺癌患者中 NSE 水平升高。在肿瘤的缓解期，80%~96% 的患者 NSE 水平正常，而此时在监测过程中如发现 NSE 再次升高，则提示复发或者转移。由于小细胞肺癌属于化疗敏感型肿瘤，患者在首轮化疗实施以后的 24~72 小时，由于肿瘤细胞的崩解、坏死或者分解，NSE 可以呈现一过性升高。因此，NSE 是监测小细胞肺癌治疗疗效与病程的有效标志物，并且能够为治疗提供有价值的预后信息。

NSE 还可作为神经母细胞瘤的标志物，对于该疾病的早期诊断有较高的临床应用价值。干预治疗措施实施以后，其血清 NSE 水平可以降至正常。此外，神经母细胞瘤患者尿中也有一定的 NSE，这也是治疗疗效监测的有效途径。血清 NSE 水平的测定对于神经母细胞瘤的监测疗效和预告复发均具有重要参考价值，比测定尿液中儿茶酚胺的代谢物更有意义。

另外，NSE 对胺前体摄取脱羧细胞瘤、精原细胞瘤及其他脑肿瘤的诊断也有重要意义。对于部分神经内分泌细胞肿瘤，如嗜铬细胞瘤、胰岛细胞瘤、甲状腺髓样癌，以及黑色素瘤、视网膜母细胞瘤等，其也具有临床监测的作用。

11 鳞状细胞癌抗原（SCC）

SCC 是一种特异性很好，也是最早应用于诊断鳞状细胞来源的恶性肿瘤的肿瘤标志物。SCC 在正常的鳞状上皮细胞中抑制细胞凋亡，参与鳞状上皮层的分化，在肿瘤细胞中参与肿瘤的生长。由此看来，SCC 有助于对所有鳞状上皮细胞起源肿瘤的诊断和监测。鳞状细胞癌包括：子宫颈癌、肺癌（非小细胞肺癌）、头颈部癌、食管癌、鼻咽癌及外阴部鳞状细胞癌等，这些肿瘤患者血清中 SCC 水平会有所升高，浓度随病期、病情的加重而升高。因此，SCC 也有在临床上用于监测这些肿瘤的疗效、复发、转移，以及评价预后的作用。

SCC 对子宫颈癌具有较高的诊断价值，其对原发性宫颈鳞癌的敏感性为 44%~69%，复发癌的敏感性为 67%~100%，特异性为 90%~96%。其血清学水平与肿瘤发展、侵犯程度及是否有转移等情况直接相关。宫颈癌根治术后患者的 SCC 浓度显著下降，当疾病发生转变的时候，又可以及早升高而提示复发、转移，约 50% 患者的 SCC 浓度升高会先于临床诊断标准的 2~5 个月。由此，SCC 也可以作为独立的风险预测因子加以应用。

对于肺鳞癌的辅助诊断，SCC 在肺鳞癌中的阳性率为 46.5%，其水平与肿瘤的进展程度相关。临床上如果配合使用 CA125、CYFRA 21-1 和 CEA 检测，可以大幅度地提高肺癌患者临床诊断的灵敏性。

对于食管鳞癌、鼻咽癌的预测,其阳性率随病情发展而上升,尤其是对于晚期患者,其灵敏性可达73%。此外,联合检测 CYFRA21-1 和 SCC 可以提高检测的灵敏性。Ⅲ期头颈部恶性肿瘤患者 SCC 阳性率为40%,Ⅳ期的阳性率则增至60%以上。

⑫ 总前列腺特异性抗原(TPSA)

PSA(前列腺特异性抗原)是前列腺癌的特异性肿瘤标志物,也是目前临床肿瘤学界公认的、唯一具有器官特异性的肿瘤标志物。血清 TPSA 升高一般提示前列腺存在病变,包括前列腺炎、良性增生和恶性肿瘤。血清 PSA 是检测和早期发现前列腺癌最重要的指标之一,血清 TPSA 定量的阳性临界值大于 $10\mu g/L$,前列腺癌的诊断特异性达 90%~97%。由此,TPSA 也可用于高危人群前列腺癌的筛选与早期诊断,这也是第一个由美国癌症协会推荐用于筛查 50 岁以上男性前列腺癌的肿瘤标志物。

TPSA 的测定还可用于监测前列腺癌患者或接受激素治疗患者的病情及疗效,90%以上的前列腺癌术后患者的血清 TPSA 值可降至不能检出的痕量水平。在临床随诊过程中,若术后血清 TPSA 值再次出现升高或者持续未下降至满意程度,则提示有残存肿瘤。放疗后疗效显著的患者,50%以上在 2 个月内血清 TPSA 可以降至正常水平。

⑬ 游离前列腺特异性抗原(FPSA)

单项的血清总 PSA(TPSA)测定不能明确鉴别前列腺癌和良性的前列腺增生,其主要原因是浓度在 2~20ng/ml 时,两组患者之间有交叉存在。而 FPSA/TPSA 比值则不受此因素及年龄等因素的影响,通过 FPSA/TPSA 比值检测和计算,可以达到鉴别前列腺癌或良性前列腺增生的目的。前列腺癌患者的 FPSA/TPSA 比值明显偏低,而良性的前列腺增生患者的 FPSA/TPSA 比值则显著增高。在临床诊断学上,FPSA/TPSA 比值的界限值被界定为 0.15,低于该值高度怀疑前列腺癌,其诊断敏感性为 90.9%，特异性为 87.5%，准确性为 88.6%，明显优于 TPSA 单独测定。

FPSA 检测主要适用于未经治疗、TPSA 值为 2~20 ng/ml 的患者，当 TPSA 值低于 2 ng/ml 或高于 20 ng/ml 时，FPSA/TPSA 比值并不能用于鉴别前列腺癌和良性的前列腺增生。

14 α-L-岩藻糖苷酶（AFU）

AFU 是对原发性肝细胞性肝癌检测的又一高敏感、高特异性的肿瘤标志物。原发性肝癌患者血清 AFU 活力显著高于其他各类疾患。血清 AFU 活性动态曲线对判断肝癌治疗效果、估计预后、预报复发有着极其重要的意义，甚至优于 AFP。但是，需要说明的是，血清 AFU 活力测定在某些转移性肝癌、肺癌、乳腺癌、卵巢或子宫癌之间有着一些重叠效应，甚至在某些非肿瘤性疾患（如肝硬化、慢性肝炎和消化道出血等）中也有轻度升高的现象。因此，在临床使用 AFU 的时候，应与 AFP 同时测定，如此可以提高对于原发性肝癌的诊断率，最大限度地降低干扰作用，发挥其较好的互补、鉴别诊断的作用。

15 EB 病毒抗体（EBV-VCA）

EB 病毒阳性、鼻咽癌家族史、鼻咽癌的高发区、身体免疫力低下，都可能是罹患鼻咽癌的高危因素。从理论上讲，EB 病毒检查阳性者，仅代表患者以前曾经受过 EB 病毒感染，但 EB 病毒感染是不是鼻咽癌发病的直接原因，目前尚无定论。但临床实践、科学研究表明，阳性者患鼻咽癌的概率比阴性者大得多。

EBV-VCA 临床意义如下：

VCA-IgA≥1∶10 为阳性，说明患者至少在半年前或很久以前感染过 EB 病毒。临床上 EB 病毒感染与鼻咽癌、胸腺淋巴上皮癌、胃癌、直肠癌、类风湿性关节炎、非甲非乙型肝炎、红斑狼疮、干燥综合征、Burkitt 氏淋巴瘤、免疫缺陷宿主的淋巴瘤等疾病有关。

VCA-IgM≥1∶5 为阳性,说明患者在近期有 EB 病毒感染发生。感染后多在 2~3 周该抗体升高,其在体内持续时间不等。临床上,不明原因的发烧、乏力、传染性单核细胞增多症、紫癜、抽风、川崎病、口腔脱皮等多与自身免疫病有关。

VCA-IgG≥1∶80 以上者,说明 EBV 被激活或激活了其他病毒基因及某些细胞基因,可作为 EBV 或其他病毒感染的参考指标。

16 恶性肿瘤相关物质群(TSGF)

TSGF 其实是肿瘤相关性物质的联合,其最初的名称为恶性肿瘤特异性生长因子,是一种可以简便、快速用于恶性肿瘤早期辅助诊断的新型的肿瘤标志物,对疗效观察、人群查体亦有很高的应用价值。TSGF 包括由糖类物质构成的糖脂、糖蛋白、寡聚糖等,广泛分布于细胞内外和各种体液中,在细胞发生癌变时其代谢紊乱,可引起体液中含量升高,是国际公认的肿瘤标志物。由于 TSGF 含量在肿瘤早期血清中即会明显升高,这一特性使其成为广谱的恶性肿瘤早期辅助诊断的理想指标。

TSGF 也是肿瘤患者治疗效果、随诊的动态监测指标。临床应用资料表明:肿瘤患者治疗前 TSGF 检测值显著升高,经过积极、有效地干预、治疗后,血清中 TSGF 值明显下降,甚至降至正常水平。无效或病情恶化、复发或转移的患者,TSGF 值反而上升。因此 TSGF 在疗效观察方面有重要价值,治疗过程中可根据 TSGF 的检测结果及时调整治疗方案,以期达到最佳治疗效果。

部分急性炎症(如肝炎、肺炎等),自身免疫性疾病(如系统性红斑狼疮、类风湿等)可产生交叉反应,引起 TSGF 假阳性。晚期癌症患者 TSGF 含量可能低于临界值。

17 β_2-微球蛋白(β_2-MG)

β_2-MG 是恶性肿瘤的辅助性标志物,也是一种肿瘤细胞上的肿瘤相关抗原。在恶性血液病或其他实质性癌瘤中，突变的细胞可以合成和分泌 β_2-MG，其在患者血清中的浓度显著上升，尤其在淋巴系统肿瘤（如慢性淋巴细胞白血病、淋巴细胞肉瘤、多发性骨髓瘤等）中尤为明显，在肺癌、乳腺癌、胃肠道癌及子宫颈癌等中也可见增高。由于在肿瘤早期，血清 β_2-MG 可明显高于正常值，因此其具有协助早期诊断，鉴别良性、恶性肿瘤的作用。有报道提示，在部分恶性肿瘤性疾病中，β_2-MG 在腹水与血清中的比例明显相关，若两者比值大于1.3，可考虑为恶性肿瘤的特异性表现。

血清 β_2-MG 不但可以在肾功能衰竭、多种血液系统疾病及炎症时升高，而且在多种疾病中均可增高，故应排除由于某些炎症性疾病或肾小球滤过功能减低所致的血清 β_2-MG 增高。此外，脑脊液中 β_2-MG 的检测对脑膜白血病的诊断有特别的意义。

18 胰胚胎抗原（POA）

POA 是近年来在胰腺癌诊疗中发现的一种敏感性高、特异性强的新型肿瘤标志物，其在胰腺癌诊断中的阳性率为95%左右，血清含量一般大于 20U/ml。在肝癌、大肠癌、胃癌等恶性肿瘤中，POA 值也会升高，但其阳性率较低。

19 胃泌素前体释放肽（PROGRP）

PROGRP 是·种新的小细胞肺癌标志物，其是脑肠激素的一种，也是小细胞肺癌增殖因子胃泌素释放肽的前体。

PROGRP 作为小细胞肺癌标志物有以下特点：针对小细胞肺癌的特异性非常高，在小细胞肺癌疾病的较早期即可以检测到较高的阳性率。此指标在健康体检者与患者血中浓度差异很大，因而检测的可靠性很高。

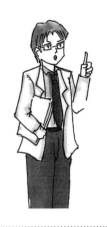

话题 12：乳腺钼靶检查

乳腺是女性最容易发生肿瘤疾患的特征性器官，尤其是进入育龄期后的女性，乳腺发生良性、恶性肿瘤的概率会明显增加。2020 年，世界卫生组织发布的全球癌症统计数据显示，全球乳腺癌的年新发病例已经高达 226 万例，超过肺癌（220 万例），成为全球发病率最高的恶性肿瘤。

随着生活水平的提高，女性乳腺保健、健康、筛查意识也在不断提高，自我检查、按时就诊、定期筛查成为很多人的习惯。在乳腺的各项检查中，乳腺钼靶检查最为常见，也是临床上使用最为广泛的常规检查技术。

说起乳腺钼靶检查，它的全称是乳腺钼靶 X 线摄影检查，这也是目前临床上诊断乳腺疾病的首选方法。乳腺钼靶检查简便、可靠、无创，尤其对于乳腺中微小病变的分辨率较高，对早期乳腺癌的诊断敏感性、特异性均很高。这种检查成像清晰、重复性好，检查方便快捷，对乳腺的辐射量小，影像学图像可以长期存留对比，避免了影像学检查的主观因素，钼靶检查已经成为乳腺的常规检查手段。

乳腺钼靶检查其实是针对乳腺的一种低剂量的 X 线拍摄技术,它以乳腺及其周围组织为靶目标,以不同的拍摄角度,清晰地显示乳腺及其周围组织,以此发现乳腺增生,各种良性、恶性肿瘤,乳腺组织结构紊乱,还可以查看乳腺内微小的钙化点及钙化簇等。对于钙化点,乳腺钼靶检查最小可观察到 0.1 毫米左右的钙化,这也是早期发现乳腺癌有效、可靠的诊断模式、方法,尤其是对于无症状的早期筛查,或者以微小钙化簇作为唯一诊断依据的早期乳腺癌有意义。该检查可以清晰显示乳腺内的增生、肿块、钙化的形状、大小、密度、性质等内容,尤其是对于采用彩超检查中无法辨别的乳腺病变、钙化等情况可以进行动态、准确的鉴别和临床诊断,因此,乳腺钼靶检查也是乳腺疾病检查的"优选措施"。

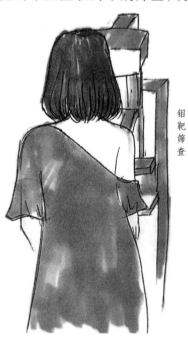

钼靶筛查

在乳腺钼靶检查过程中,钼靶平片显示的主要内容包括乳腺肿块、钙化、结构扭曲、不对称结构、周围其他组织改变及乳腺的 BI-RADS 报告分类。

①乳腺肿块:乳腺中发现肿块是 X 线检查的直接征象,肿块的密度一般高于腺体,这与乳腺类型、肿瘤病理类型相关。肿块的形态各异,尤其要注重肿块边缘征象的判断,这是判断肿块良恶性的主要依据,如可以看到肿块边界是否清晰、模糊、浸润性生长,也可以见到边缘分叶、毛刺征、彗星尾征或放射状线影等。临床上,触诊到的乳腺肿块大小一般大于 X 线片影像检查的大小。

②钙化:乳腺癌肿块常伴有钙化,钙化是乳腺癌的另一个直接、特征性的征象,其阳性率为 30%~50%。部分乳腺癌甚至仅以钙化为其

主要的特征,尤其是位于导管内的早期、隐性的乳腺癌。钙化的形态多样化,包括细点状微小钙化、细小砂粒状钙化、片状钙化、簇状钙化、线样钙化、线样分支状钙化。钙化大小不等、浓淡不一,可以位于肿块内或其周围。恶性钙化特点包括单位面积内的钙化数目多,大于等于 20 个/cm²;密集成簇,形态多样化,在一簇钙化中有 2~3 种以上不同形状的细小钙化等。尽管对于致密型腺体类型的患者来说,肿块类病变的检出的敏感性不及乳腺超声、核磁检查,但钼靶检查对钙化的检出有着超声和核磁无法比拟的优势,这也是乳腺钼靶成为乳腺疾病检查的必做项目的主要原因。

③结构扭曲:是指乳腺的正常结构被扭曲,部分病患可以无明确的可见肿块,包括从一点发出的放射状影像和局灶性收缩影像,或者在实质的边缘出现扭曲征象。

④肿瘤间接征象:主要包括乳腺周围其他组织,如乳头、皮肤、腋窝淋巴结等。皮肤局限性增厚、凹陷呈现"酒窝征";皮下脂肪层密度模糊或网状密度增高表现;血运增多,表现为静脉影增粗迂曲;乳头凹陷或呈"漏斗征";乳腺导管增粗、增大,乳腺结构紊乱和局部淋巴结肿大等。

⑤乳腺 BI-RADS 报告系统:该系统是协助医生判读乳腺超声、钼靶检查结果、指导临床诊疗的有效方法。BI-RADS 报告系统将钼靶检查结果分为 0~6 类。简单地说,对于 BI-RADS 报告系统 3 类及其以下的,一般考虑为良性或者良性可能,实施随访即可;对于 BI-RADS 报告系统 4 类及以上者,临床上则为可疑恶性,一般建议活检或者实施外科干预治疗。

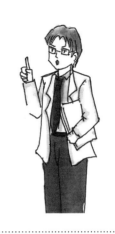

话题 13：睾丸被"癌"了的那些事

睾丸是男性的生殖器官，主要产生精子和雄激素。睾丸位于阴囊中，左右各有一个，一般左侧睾丸略低于右侧。

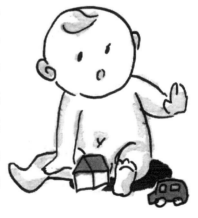

说到睾丸的生长和发育，其实在胎儿期就已经开始了，且已经完成了逐步发育成型及在身体内下降至阴囊中的过程。男孩出生以后，如果睾丸未能完全下降至阴囊内，而是停留在了腹膜腔、腹股沟等处，则称为隐睾。隐睾是导致男孩成年不育及发生睾丸相关性疾病的主要原因之一。

在睾丸相关性疾病中，睾丸癌可是地地道道的大恶之病。大家之所以感觉听的比较少，主要是因为其发生率约占所有男性恶性肿瘤的1%，这也算是一个十足的"小众性"疾病了。但是，15~35岁的男性中，睾丸癌却是相对比较常见的恶性肿瘤。

对于睾丸癌的发生，约95%的睾丸恶性肿瘤来源于生殖细胞，其余则是淋巴瘤、睾丸间质细胞瘤或睾丸支持细胞肿瘤和间皮瘤等。别看它们的名字里没有这个"癌"字，它们可是地地道道的恶性肿瘤。

与其他恶性肿瘤一样，睾丸癌的病因尚未完全明确。但是，较为明确的一点是，睾丸癌的发生与隐睾有着密切的关系，或者说，隐睾是引发睾丸癌最常见的危险因素。隐睾人群中罹患睾丸癌的概率是普通人的10~14倍。部分患儿即使经过了早期治疗，实施了睾丸下降固定手术，其术后也不能完全防止癌变的发生。因此，对于男孩的家长，孩子出生以后实施外生殖器的检查，查看一下睾丸的位置和数量还是很重要的。对于有隐睾的患儿还是应该尽早去医院接受治疗，以最大限度地降低成年后生育功能的损害及睾丸癌变的风险。目前临床上多数的指南建议，患儿在6~12个月实施手术治疗最佳，最晚也不要超过18个月。同时，对于具有隐睾病史的人群，也属于睾丸疾病的危险因素人群，定期进行睾丸的自查很重要。如果发现异常，就需要及时就医实施诊治。

由于睾丸属于体表器官，当睾丸发生恶性肿瘤的时候，疾病侧的睾丸常常会表现出无痛性肿物感。最初可以没有任何的反应，随着肿瘤的逐渐增大，则可以出现病侧睾丸肿物逐渐增大，伴有沉重感，有轻微坠胀或钝痛等表现。随着疾病的进展，患者在腹部或腹股沟部位也可以发现肿块，并且伴有肿块的持续增大。在临床上，通过血液化验检查睾丸癌的常用肿瘤标志物有 AFP、人绒毛膜促性腺激素（β-HCG）和乳酸脱氢酶（LDH）等，再结合超声等检查，基本上可以作出初步的临床诊断。至于说到具体的病理学分型，则依赖病理学检查。

睾丸癌的治疗一般首选手术，同时需要配合化疗、放疗等方法。早期睾丸肿瘤的治愈率还是很高的，可以达到95%以上。即便是发生了广泛转移者，实施综合治疗也可以获得较好的治疗疗效，尤其是精原细胞瘤患者的预后总体还是不错的。

对于睾丸癌患者，实施了手术、放疗、化疗以后，再加上各种心理压力等因素的影响，可能会使部分患者出现治疗后的性功能障碍，这也是一个临床诊疗中最为常见的问题。面对这样的情况，在医疗诊疗的层面上需要及早地制订具有针对性的、个体化的保存生育能力的预案，与之同时，更加需要强调的是社会、家庭，以及专业心理干预的支持。其中，最为重要的还是患者自己。

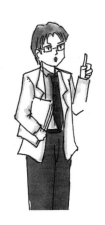

话题14：别让增加的体重忽悠你

说到肿瘤患者会是什么样子,营养不良、消瘦、体重下降等词必定会跃然于眼前。实际情况也的确如此。肿瘤是一种营养性疾病,也是一种代谢性疾病,由于其体内营养、代谢紊乱和功能失调,很多患者会出现以体重下降为主要表现的营养代谢失衡综合征。

此外,对于大部分肿瘤患者来说,肿瘤细胞在体内无休止的生长,消耗了机体内大量的营养物质。同时,肿瘤在生长、侵袭的过程中,还会产生、分泌大量的生物学因子、介质,直接干扰机体的营养代谢。恶性肿瘤患者在接受化疗、放射治疗、靶向药物和免疫治疗的时候,也会产生治疗相关的不良反应,尤其以消化道不良反应,如恶心、呕吐、腹胀、食欲下降及腹泻等,最为明显,这些都会导致患者的食欲减退、饮食量下降,继而引发身体逐渐消瘦、体重下降,部分患者甚至可能会出现皮包骨的恶病质现象。

对于肿瘤患者来说,患者的体重变化既是肿瘤疾病状态的一种表现,也是肿瘤治疗效果的一种反映,更加可以作为评价肿瘤治疗预后的可靠指标。

这样说来，肿瘤患者在疾病发生、发展过程中，以及此后的肿瘤诊疗过程中如果出现了体重增加的现象，那是不是一件好事呢？客观地说，不一定。临床上，肿瘤患者的体重增加分为真性的体重增加和假性的体重增加（虚性体重增加）。真性的体重增加指的是患者营养、代谢能力的改善，吸收能力增强而使得体重得以增加，这对患者提高抵抗力有好处。假性的体重增加指的是因为疾病原因、药物反应使身体出现水肿等虚胖表现。两者之间最为直观、显著的区别在于，患者体重的增加与患者临床症状、体征改善是否具有一致性。

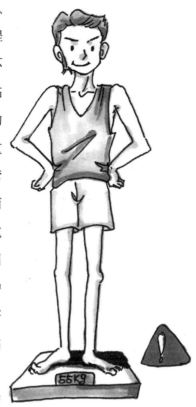

激素类药物会导致假性的体重增加。激素类药物在肿瘤诊治过程中有很多作用，也是应用广泛的药物。部分恶性肿瘤（如恶性淋巴瘤）的治疗方案中本身就含有激素成分。在接受放化疗治疗期间，联合使用激素类药物可以减轻治疗性、药物性恶心、呕吐等胃肠道副反应。在使用紫杉醇、博来霉素或者平阳霉素等药物时，同时使用激素的目的就是预防过敏反应的发生，减少药物源性不良反应。虽然糖皮质激素具有促进患者食欲的作用，但是同时也会刺激脂肪细胞的分化，促进脂肪的形成和异常分布，进而导致向心性肥胖。激素还会引起水钠潴留等表现，这样的体重增加显然不是什么好事情。

水肿也是导致假性的体重增加的主要原因。部分晚期患者的体重在短时间内可以明显地增加，但是患者临床症状和自我感受却未见有明显的改善。这很可能是因为严重的低蛋白血症或者疾病进展而引起的浮肿或者腔隙内积液。由于体内白蛋白过低,胶体渗透压下降,导致大量的水分潴留,由此而引起颜面浮肿、下肢水肿、胸腹腔积液等。

肿瘤患者不能随便补充营养。不同类型肿瘤患者的体重有不同的变化。对于食管癌、胃癌等消化道肿瘤来说,患者体重下降比较快,提升体重很不容易,速度也较慢,这也属于一种正常的现象。而对于肺癌患者,疾病对于消化、吸收的影响不是很大,治疗后出现体重升高自然就是一件很好的事情。

不同的肿瘤性疾病对于体重的改变也有着一定的差异。对于乳腺癌、结直肠癌、子宫内膜癌等患者,在实施食物补充、增强营养上就不建议太过,强调的是适合、适宜。这部分肿瘤患者在实施治疗过程中,即便是经过化疗等可能会出现胃肠道等不良反应的治疗时,消瘦、体重下降等情况也并不多见。此时如果过分地强调食补,不实施有计划的运动、锻炼,体重会增加很快,会出现对化疗药物的敏感性下降现象,影响治疗效果。此外,这些疾病患者的体重超重还是导致术后肿瘤复发、促进转移的主要原因。

由此说来,还是要客观地看待肿瘤患者体重的增加。

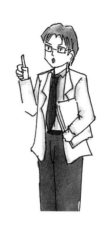

话题15：鱼和熊掌可否兼得？

俗话说得好，"鱼和熊掌不可兼得"。那么，在肺癌患者的疾病治疗中，如果出现了"鱼"和"熊掌"都有机会获得的时候，也就是我们常说的免疫检查点抑制剂的治疗（免疫治疗）指标 PD-L1 出现了阳性高表达，且肺癌靶向药物治疗的驱动基因指标 EGFR 属于突变类型时，我们是否可以把免疫治疗药物与靶向治疗药物联合起来一起使用呢？

大量临床研究中显示，对于驱动基因 EGFR 阳性，同时又有 PD-L1 高表达的患者，他们在使用靶向治疗药物 TKI 的时候，很容易发生靶向治疗药物的耐药，继而容易发生疾病的早期进展。同时，使用免疫制剂的患者又可能出现免疫制剂的毒副反应增加的情况。而两者联合使用，不但增加了经济负担，而且也没有增加疗效。如此说来，这样所谓的强强联合显然是一个不靠谱的事情。

那么，对于已经产生了靶向药物 TKI 耐药的患者来说，是否还能使用免疫治疗？临床研究的数据告诉我们，此时单一使用免疫治疗的疗效极差，还不如化疗明显。这样说来，对于这种即使 PD-L1 高表达的患者和具有 EGFR 突变实施靶向药物治疗耐药后的患者,如果后续选择单药免疫治疗,疗效也并不会像我们所想象得那样好。

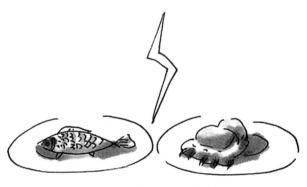

鱼和熊掌可否兼得?

面对这样的情况,很多学者开始转变了自己的研究方向,即从"鱼和熊掌可以同时兼得"的想法朝着"鱼和熊掌如何进行前后兼得"的方向研究。也就是如何能让这一部分驱动基因阳性的适合使用靶向药物治疗的患者,在疾病发展到了某种程度的时候也能享受免疫治疗所带来的红利。如此,临床治疗中也就派生出各种各样的联合治疗模式,即有的采用免疫治疗药物联合化疗药物的方法,也有的研究采用免疫治疗药物联合抗肿瘤血管治疗药物,甚至还有免疫治疗药物、化疗药物、血管靶向治疗药物三者的联合应用。这样的联合治疗取得了很好的治疗效果,尤其对于那些 PD-L1 高表达的患者。那我们是不是可以在原来"鱼和熊掌如何进行前后兼得"的基础上,再增加一些辅助性的"佐料",或者是做法上有一些改变呢?通过治疗方法的合适改变,还是会有很多患者能够从免疫治疗当中获得益处的。

在对肿瘤实施免疫治疗时,有时会发生一种称为肿瘤超进展的情况。超进展其实是指肿瘤在治疗后的短时间内出现的肿瘤大小、数量的爆发式、快速地进展,这也是免疫治疗后最容易发生的问题。尤其是那些具有驱动基因阳性,又在治疗中单独使用免疫治疗的,肿瘤超进展的发生比例高了一些。在治疗中也发现,如果同时进行了联合治疗,如联合化疗、联合抗血管生成药物治疗,或者是联合了化疗和抗血管生成药物,肿瘤超进展的发生率就会明显的下降。如此说来,真的是应了那句话"办法永远比困难来得多",因此,对于具有EGFR 突变,同时又伴有 PD-L1 高表达的患者,还是不能放弃使用免疫治疗药物,关键在于怎么使用。

相信在不久的将来,经过基础研究的证实及各种临床研究的探索,我们完全可以做到:鱼,我所欲也,熊掌亦我所欲也;二者可以兼得,不舍鱼还可取熊掌者也。

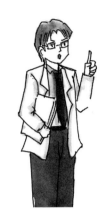

话题 16：正确看待靶向药物治疗中的"盲试治疗"

随着科学技术的进步，恶性肿瘤的诊疗水平也有了大幅度的提升，使用"与时俱进"这个词来形容再适合不过了。近几年来，随着靶向治疗药物、免疫检查点抑制剂的使用，肿瘤治疗的效果已经发生了巨大的变化。肿瘤患者的生存时间得到了明显的延长，生活质量得到改善，靶向药物的不良反应可防可控，恶性肿瘤的治疗效果大为改善，恶性肿瘤疾病也逐渐可当作慢性病来处理。

由于靶向治疗药物有高效、低毒、作用精准、治疗个体化等特点，在肿瘤患者实施靶向药物治疗之前，进行肿瘤组织、肿瘤细胞的基因检测是必须的，这样做的目的是能够明确肿瘤的基因类型和肿瘤细胞所固有的一些疾病信息。这些信息是实施靶向治疗药物选择的基础和依据。靶向治疗药物的选择还有赖于大量的临床循证医学研究结果的支持。靶向治疗药物发生耐药以后，则需要实施转移、复发病灶的肿瘤基因再检测，以确定是否具有新的基因突变类型，或者选择适合进一步治疗的靶向治疗药物。

在临床上，获得肿瘤标本的方法有很多，包括肿瘤组织的手术切除标本,肿瘤组织穿刺标本,肿瘤的脱落细胞学标本,肿瘤患者胸水、腹水和心包积液中脱落细胞学标本。在难以获得组织学标本的时候,部分机构甚至可以实施针对血液进行 CTC、ctDNA 的液体活检技术。然而,对于某些患者来说,这些看似简单、多样、常规、普通的检查方法依然无法实施,最为主要的原因就是无法获得肿瘤组织、细胞的标本。对于部分肿瘤患者而言,即便是多次实施了针对血液的液体活检,也难以得到阳性的检测结果。

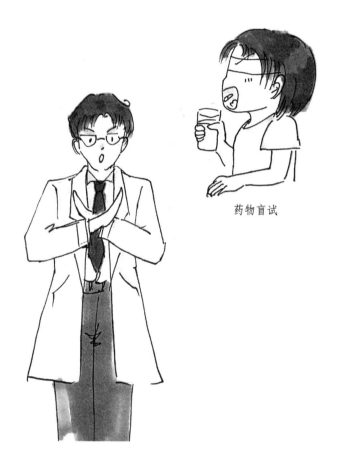

药物盲试

面对这些情况,在肿瘤患者中即出现了一种被称为"药物盲试"的人群。这些人的共同特点就是在没有基因检测结果的情况下,直接进行靶向药物的治疗。应该说,这样的"药物盲试"治疗在临床上是不推荐的,也是不建议实施的。但是,面对患者的治疗需求,这样的"药物盲试"治疗又是一种无奈的选择。

在这种情况下,治疗上首先需要完成和完善各项可以实施的检测和评价,尽最大可能排除一些不适宜靶向药物治疗的禁忌证,然后再有选择性地在一些所谓的"优势人群"中选择治疗人员,这样做的目的是力争最大化地获得靶向药物治疗的利益,降低治疗药物的毒性反应。此外,在实施所谓的"药物盲试"过程中,还要密切观察患者在治疗期间的临床症状、体征的变化情况,对症处理不良反应。根据靶向治疗药物的起效时间,及时采用影像学检查(如 CT、核磁共振等)评估肿瘤的治疗情况。对于有效的靶向药物治疗自然不用多说,对于没有治疗效果的患者,则需要及时更换治疗方法与手段,切不可在无效治疗上过于耽误时间,以免耽误病情。

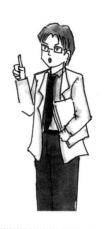

话题 17：肿瘤定期复查不能"偷工减料"

"啊，一到两个月就要做一次 CT 啊？能不能不做啊？"

"医生，我做了很多次 CT 和核磁共振了，这么多射线会不会把我的身体穿坏了，顶不住呀？"

"为什么我每个月在门诊复查验血都没事，一住院肿瘤就变大了啊？"

这些"为什么""会不会""担心、害怕"围绕在肿瘤科医生的周围。对于肿瘤患者而言，他们除了担心治疗疗效、费用、不良反应外，就是对定期复查这件事感到十分纠结和为难。他们既担心复查花费的时间、金钱，又会在等待结果时产生焦虑（如得知肿瘤缩小之后的庆幸，发现肿瘤增大后的忧愁）。但是，即使是经历诸多折磨，也需要定期复查，万不能"偷工减料"。

定期复查

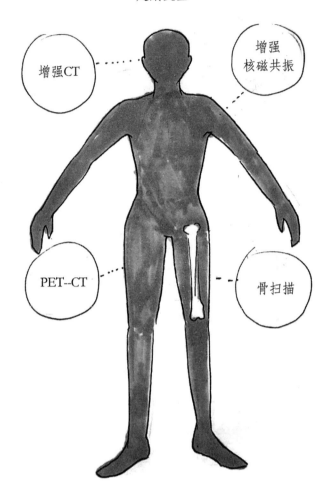

定期复查的必要性。大部分实体瘤在疾病的初期都没有什么特殊的症状,或者说是症状不典型,通过症状去判断治疗疗效受很多主观影响因素,因此多数情况下需要通过影像学检查来客观对比。即使是医学发展到今天,筛选出绝对有效的治疗方案仍不能实现,哪怕是明确有基因突变靶点,靶向治疗的也不是百分之百的有效。因此,治疗期间、治疗后的复查就显得尤为重要,通过复查可以知道治疗疗效、有无新发病灶等情况。

复查的手段不能"偷工减料"。很多人都会说,既然都抽血检查了,为什么还要做其他的。其实,血液检查只能作为肿瘤复查的辅助手段,血常规、肝肾功能这些不能复查全部,是远远不够的,而且这些指标反映的是身体的一般情况,很难判断肿瘤的具体状态。临床复查过程中多会选用影像学检查,B超、X线由于显像精确度问题,目前多作为辅助作用。针对肿瘤复查,仍然是通过增强CT、增强磁共振、PET-CT(正电子发射计算机断层显像-CT)、骨扫描等方式。部分检查会有一定的辐射,但是对人体的影响微乎其微,并不需要过分担心。对于年纪大、肾功能差的患者,需要注意检查前后多饮水,促进造影剂的排泄,减少损害。

复查的时间也不能心存侥幸。部分患者在治疗期间自觉症状缓解,希望医生能推迟或者取消某一次复查,这是很危险的想法和行为。治疗期间定期复查是为了更好地评价治疗,通过复查来判断治疗是否有效,是否需要调整治疗方案。治疗后病情稳定的患者也不能忽略复查,定期的复查有及早发现疾病异常的作用。至于特定时间的间隔,提早或者拖延半个月到一个月也是完全可行的,特殊情况特殊对待,这时候无须过分较真。

复查结果不能自作聪明。有一部分患者经过多次复查,对于复查已经是轻车熟路,也可以自己阅读影像学报告来初步判断自己病情。其实,这样做是不可取的,患者毕竟缺乏专业知识,自行判断极可能导致漏诊、误诊的发生。主管医生的最终判读还是省不得的。

肿瘤的诊疗真的是一门大学问,肿瘤的定期复查更是如此。

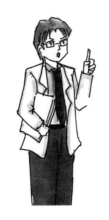

话题18：所有的肿瘤都是癌症吗？

如果你的对面坐着一位肿瘤科医生，你会向他询问什么呢？

"恶性肿瘤是怎么发生的？"

"肿瘤都是癌症吗？"

"得了癌症最多能活多长时间？"

"治疗肿瘤是不是都特别受罪？"

········

上面提出的这些问题，也是我们肿瘤科医生被询问或者需要回复最多的问题。

一说到肿瘤，大家立即就会紧张起来。在很多人的印象里，肿瘤就是癌症，或者说在他们的印象中，癌症和肿瘤这两个概念是通用的，是一回事。实际情况却不是如此，正确的说法应该是所有的癌症都是肿瘤，但肿瘤不一定就是癌症。

肿瘤是一个大概念，人体的任何部位、组织、器官均可以发生肿瘤。对于肿瘤来说，你可以认为他是人体中产生的有别于正常结构的包块，这样的包块既有良性的，也有恶性的。而在恶性肿瘤中，所谓的癌症也只是其中的一部分，还有一些肿瘤同样是恶性的，但是他们却不叫癌症。比如，在女性群体中，子宫肌瘤就是一种肿瘤，它属于良性肿瘤。在男性群体中，前列腺增生也是一种肿瘤，他是老年男性最为常见的良性肿瘤之一。但是，前列腺癌是一种恶性肿瘤。肿瘤是属于良性还是恶性，主要取决于它的生物学行为。

所有的肿瘤都是癌症吗？

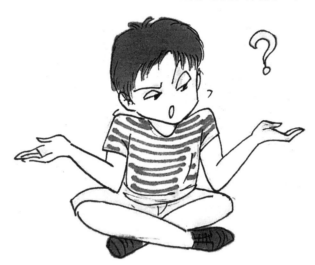

对于恶性肿瘤而言，也不都称为癌症。有的恶性肿瘤还有其他的叫法，如横纹肌肉瘤、视网膜母细胞瘤、肾母细胞瘤等。这些恶性肿瘤之所以这么称呼，因为原始组织来源和所谓的癌症来源有一定的差别，或者是部分名字属于传统上、约定俗成的叫法，但是其生物学行为却明确显示为恶性的。也就是说，癌症这一概念所界定的肿瘤范围只是恶性肿瘤中的一部分而已。

即便如此，在我们的日常生活中，所谓的癌症还是时常与恶性肿瘤混合、通用，也是大家最为认可的恶性肿瘤称谓。

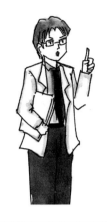

话题19：面对"坏家伙"，刀下不留

每年的体检中，我们都会遇到几个最让人疑惑的检查结果，比如结节、息肉、肿块、囊肿。大家最为关心的内容也是不约而同：

"这样的病变是良性的还是恶性的？"

"这些病变会癌变吗？"

"这些病变需要手术切除吗？"

面对体检中发现的这些病变，最为直接的方法就是找专科医生进行复诊和检查，判断这些病变的性质。与此同时，在临床上对于上述病变，也可以依据一些简单、直观的检查内容、数据进行初步判断。

病变要看大小。良性病变相对较小，但是，这也不是绝对指标。在某些时候，更加有意义的指标是病变大小的变化，尤其是在短时间内病变增大的幅度较大，或者是迅速增大，则具有恶性倾向性，需要提醒注意。短时间一般指的是半年，病变增大则是指最大直径增加5毫米。

病变的质地状况。一般来说，病变质地软、韧，如同于我们的嘴唇、鼻尖的硬度，更倾向于良性病变。对于质硬、固定或者具有实性的病变，则更倾向于恶性可能。

病变的边界和活动度。 病变的边界规整、清晰，可以很好地移动，则良性疾病的可能性较大，即便是一些病变的体积较大，依旧良性居多。与之相反，恶性肿瘤的特点则是多数边界不清，与周围组织粘连，相互之间无法分出固有的界限，病变相对固定，无法推移或者活动度较差。

病变的血流情况。 对于良性病变而言，超声、CT、磁共振等检查时多数提示病变的内部或者周围很少有血管存在，即便是有，也是出现点状或者少血管供血，病变检查较少出现强化、增强的改变。对于恶性病变，其血液供应则十分丰富，甚至病变中可以形成为之供血的专有血管，部分病变甚至可以因为病变中央区域血液供应不足而出现液化、坏死等表现。

上述判断方法仅适用于临床上的初步判断，绝不能仅用这些方法来判断疾病、病变的良恶性。在临床上，判断肿瘤病变良恶性最为准确的方式唯有病理学检查。因此，在体检或者影像学检查中发现息肉、结节、肿块、囊肿等占位性病变的时候，最好同时实施病理细胞学或者病理组织学检查，以确定其病

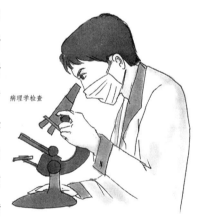

病理学检查

理检查的生物学行为特点。如果是恶性肿瘤，或者是具有高度恶性病变倾向的，则建议实施积极的切除治疗。

胃息肉： 胃息肉引发胃癌的概率较高，临床上建议积极处理，及早实施切除。每年进行一次胃镜检查，及时发现异常和病变，真正意义上把肿瘤扼杀在萌芽状态。

肠息肉： 对于肠息肉，即便是所谓的良性息肉，也建议实施切除治

疗。管状腺瘤、绒毛状腺瘤、混合型腺瘤和增生性息肉与肠癌的发生密切相关。原则基本是"见一个切一个","绝不姑息"。

甲状腺结节：对于直径超过1.5厘米的甲状腺结节则建议手术治疗。B超检查中发现有砂粒样钙化、穿刺检查为乳头状增生或怀疑癌变的,应及早手术治疗。

宫颈息肉：绝大多数宫颈息肉都是良性病变,癌变率相对较低,仅为0.2%~0.4%。对于超过45岁,尤其更年期前后患有宫颈息肉的患者还是应及早处理。

胆囊息肉：目前基本依赖于手术治疗。炎性息肉、胆固醇性息肉可以半年到1年时间定期随访观察。对于具有临床表现的、息肉超过1厘米、进展速度较快,或合并有胆囊结石、胆囊炎的患者应考虑手术治疗。

肺结节：肺结节的性质判断最好结合影像学、胸外、肿瘤内科医生的共同诊治,并实施定期随诊观察。虽然部分表现(如边缘不规则,伴有卫星灶结节,直径大于1.5厘米,结节体积增大、不规则等指征)提示恶性表现,但是肺结节的判断还是需要专业人士的。

乳腺结节：乳腺结节的判断也如同肺结节一样,最好交给专业的医生。虽然常规的检查有一定的判断作用,但最终的检查结果还是依赖于病理学检查。

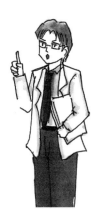

话题 20：杀敌一千自损八百，说说药物性肝损伤

肺癌患者老张自从使用免疫治疗药物以来，临床症状明显得到了改善，肿瘤也缩小了。老张在高兴之余，也是明显有些"飘"的感觉。医生要求的每周一次血液检查也被他拉长了间隔时间。最近一次治疗时，当看到隔壁房间的患者老乔出现了转氨酶升高、黄疸、乏力、发热等反应时，原本还有些"飘"的老张明显"稳当"了不少。他也纳闷，大家不是都说免疫药物疗效稳定、安全性好，还有一个拖尾效应，药物毒副反应轻微嘛。没有想到，同种疾病、相同治疗的人却出现了药物性肝功能损害，差点因此送了命。

说起药物性肝损伤（DILI），这可是临床诊疗过程中最为常见的不良反应或者毒副作用。其主要是指由于各类处方或者非处方的化学药物、生物制剂、传统中药、天然药物、保健品、膳食补充剂，以及其代谢产物、辅料、复合剂等所诱发的肝脏功能的损伤。目前，临

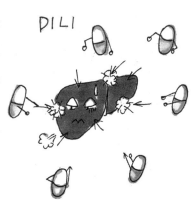

床上可以明确,已经上市的药物中具有潜在肝脏毒性的就有1100多种,在肿瘤学领域中最为常见的包括抗肿瘤药物、非甾体消炎药、抗感染药物、激素类药物、某些生物制剂等。

因为抗肿瘤药物应用而引发的DILI在急性肝衰竭中居于第2位。在我国,由于肝炎、肝硬化患者的基数较大,药物使用的规范性较差,部分患者的依从性不足,导致对药物性肝脏损害的预测、诊断和防治都存在困难。

目前,临床诊疗中各种新药的治疗有效率明显提高,这也成为肿瘤治疗过程中竞相追求的主要方向。但是,人们对于药物性肝损伤的重视、认识程度差异较大,局面亟待改善。肝肾代谢途径是抗肿瘤药物的主要代谢方式,这也是导致肿瘤诊疗过程中药物性肝损伤常见的主要原因。药物直接损伤肝细胞,导致病毒性肝炎等肝脏基础病加重,以及肝脏疾病改变了抗肿瘤药物的代谢和分泌形式,致使抗肿瘤药物毒性反应增加、加强等是抗肿瘤药物引发肝脏损伤的主要途径。

药物性肝损伤的诊断模式却很不足。目前药物性肝损伤诊断的基本策略是"排他性诊断",也就是疾病的诊断多数情况下是通过排除其他疾病因素引起的肝损伤可能,再结合用药史、临床症状、各种检查,最终确定此损伤与药物之间的关系。因此,在疾病的诊断中需要患者提供完整、可靠的治疗相关的信息。同时,该模式也要实施很多必要的检查、检测。药物性肝损伤的排他性诊断、鉴别诊断的范围较为广泛,涉及的疾病也是多种多样,包括各类病毒性肝炎、自身免疫性肝炎、各种病毒性感染、Wilson病、Budd-Chiari综合征、胆道系统疾病、胰源性疾病等,因此,必要的情况下肝脏活检也许是确定诊断的不错选择。

由于多数的肿瘤患者都会或多或少的出现各种各样的治疗药物

相关性肝损伤，且多数情况下患者的临床症状较轻，甚至是不明显，必须通过严密观察和定期检查才能发现。因此，对于出现明显肝脏损害症状的患者，往往预示着患者的肝脏损害已经较为严重，甚至出现肝衰竭等状况。

出现肝损害的时候，实施必要的保肝药物治疗还是有必要的，这也是抗肿瘤治疗顺利进行及治疗安全的保障。在实施药物选择和联合应用过程中，一般建议选择单一药物。对于联合用药，则需要结合药物所致的损害原因、损害特点、发病机制、保肝药物作用机制而适当选择，一般不应超过2种。

未雨绸缪性质的预防性使用保肝药物是不是都适合呢？这里我想说，你需要谨慎些，可预防性使用保肝药物的人群是有一定限定的。对于肿瘤患者而言，药物性肝损伤发生率较高，部分患者尤其需要注意，如老人、幼儿、女性、既往有药物不良反应和肝功能损害者，具有肝脏基础疾病的，与其他肝毒性药物同时使用的，合并其他基础性疾病或者状态的患者，合并肝脏其他治疗的，合用免疫抑制剂使用的。一句话，预防使用也需谨慎。

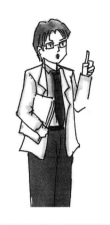

话题 21：做 CT 检查真的有辐射

前述介绍了肿瘤患者治疗、随诊期间需要定期复查的必要性，文章中提到目前最为可靠的复查手段是以增强 CT、增强磁共振为代表的影像学检查。没想到的是，人们担心的是检查带来的辐射会对人体造成伤害。对此，笔者做下解释。

辐射可以分为电离辐射和非电离辐射，可见光、手机、基站等都属于非电离辐射，对人体没有多大影响。CT、X 线等检查的辐射为电离辐射，对人体可以造成一定的影响。辐射的危害大不大呢？大，甚至大到可以致癌、致不孕、致死。常见的 X 线、CT、骨扫描、PET-CT 检查均有不同程度的电离辐射，超声检查及磁共振则是没有辐射的。看到这可能部分读者坐不住了，表示"我都做了那么多次 CT 了，现在才告诉我这么严重？"

先别急，药学里有句非常经典的话："抛开剂量谈毒性就是耍流氓"。对于辐射一样受用。抛开辐射量谈危害，更是"耍流氓"。其实人在生活中每时每刻都要受自然界的辐射，这种辐射被称为天然本底辐射，一个人一年受到的辐射通常为 2.0~3.0mSv。体检最常做的 X

线一次的辐射量非常少,约0.1mSv,大约是正常生活10天受到的外界辐射量,一次CT检查辐射量约2~15mSv。只有遭受100mSv以上的辐射量,人体患癌的概率才会明显增加。因此担心检查致癌确实有点杞人忧天了。比起担心检查带来的辐射,我觉得更应该担心另一种常见物质的辐射,那就是香烟。并非危言耸听,香烟在燃烧后可以释放放射性物质钋210。每天一包烟,每年仅来自香烟中钋的辐射剂量约1.7mSv,相当于每年至少拍17次甚至更多次胸片。不仅吸烟者受影响,吸二手烟者同样受影响。

部分人也担心CT检查会引起甲状腺损害。理论上电离辐射对甲状腺是有损伤的。有研究发现,辐射后甲状腺功能短时间内有变化,但随后可自行恢复。而说CT导致甲状腺癌那就是无稽之谈,笔者从医这些年,并没有患者是真的因CT检查引起甲状腺癌的,反而很多是因为做检查才发现了甲状腺有问题,得到了及时医治。

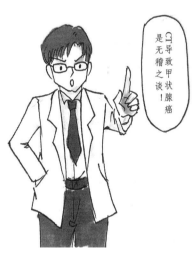

CT导致甲状腺癌是无稽之谈!

其实比起辐射,我们最担心的CT影响是造影剂肾病。造影剂经肾排泄,如果造影剂在肾内浓度过高,可引起肾功能损害甚至急性肾衰竭,因此做增强CT前后应充分喝水。对于原本肾功能不全、老年患者则更应该慎重检查,必要时更换检查方式。

这些年,我们生活中被各种辐射危言环绕,包括手机放床头辐射危害、手机基站辐射危害、5G信号辐射危害、路由器辐射危害、微波炉辐射危害等。现在想想,每个人一天要揣着手机10个小时以上,那你的身边有没有因为手机致癌的?家里的路由器24小时开着,您的头疼是因为路由器辐射还是因为上网时间过长呢?

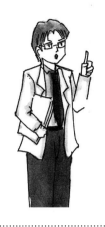

话题22：前列腺里谣言多

你是否听说过这样的说法："年轻时候患前列腺炎，中年时候就会发生前列腺增生，老了就可能发生前列腺癌。"一个有关前列腺癌的"三部曲"貌似形成了。

说起前列腺炎，大多数男人都会或多或少有，差别只是轻重不同罢了，所以你真的是不需要太过紧张。而前列腺增生则是一个与年龄有关的"标配"，有了症状吃药也就可以了。至于说到前列腺癌，目前其发病机制依旧不是很清楚，与前列腺炎、前列腺增生的关系也只能说是一种猜测。

前列腺炎其实很常见，尤其是在50岁以下的男性中。其症状多数情况下是轻重不等的尿频、尿急、尿痛。因这个疾病位置特殊，很多男人都会沉默不语，挺一挺就过去了，忽略了也是常态。有研究显示，约有50%的男性都会受到前列腺炎的影响，其发生多数情况下与季节、饮食、性生活、泌尿生殖道炎症、良性前列腺增生、职业、社会经济状况及精神心理因素等有关。

急性前列腺炎多数伴有明显而严重的全身和局部症状，此时除了去医院就诊外别无他法，不说别的，就是发热、排尿困难、排尿疼痛就让人忍无可忍。

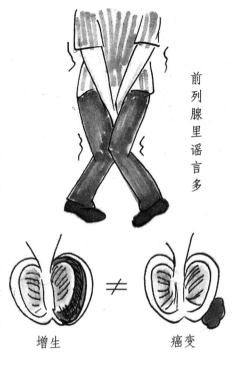

前列腺里谣言多

增生　　　≠　　　癌变

慢性前列腺炎，更是男人的常见疾病，甚至可以说到了一定的年龄，你都不好意思说自己没有一点相关症状。其症状主要包括尿急、尿痛、下腹部疼痛和性功能障碍等。对于慢性前列腺炎的生活照料，除了药物治疗以外，还要戒酒，忌辛辣刺激食物，避免憋尿、久坐，注意保暖，加强体育锻炼及规律的性生活。

前列腺增生则完全是一个年龄的事情，年龄大了也就成了必然。前列腺增生的组织会压迫膀胱出口和尿道，自然也就引起排尿困难等症状。前列腺增生的临床症状主要是排尿费力、尿急、尿频、尿失禁、夜尿增多、排尿困难、尿等待、排尿中断、尿不尽等。如果你到了五六十岁，并出现了以尿频为主的表现，最典型的就是夜间上厕所的次数增加，你可能有前列腺增生了。

前列腺增生的治疗主要依据其严重程度来决定。没有症状或症状不严重的可以不用处理，定期检查前列腺和化验PSA就可以了。生活中则是注意改变生活习惯，戒酒，减少咖啡因、辛辣食物的摄入，及早改善便秘等问题。对于夜尿频繁者注意调节和优化饮水的数量与时间，尤其是晚餐后、夜眠前喝水最好限制一下。同时，也可以适当优化排尿习惯，排尿不尽的时候要放松，可二次排尿或者实施尿后尿道挤压。学会精神放松，尿急时适当学会分散尿意的感觉，配合挤捏阴茎、呼吸练习和会阴加压也有一定的效果。

前列腺癌是男人最怕的,也是近年来持续增多的疾病之一,尤其高龄人群更是高发。前列腺癌与年龄、遗传、种族、环境、饮食结构、生活习惯等因素有关。在目前病因不清楚的情况下,及早筛查很重要。因此,建议50岁以上有下尿路症状的男性应该常规进行PSA水平检测和直肠指检。有前列腺癌家族史的,45岁就该做这些检测。治疗的方法和手段主要是根据疾病的分期实施手术、放疗、内分泌、化疗或者免疫等方法。

说了这么多,前列腺炎、前列腺增生、前列腺癌三者之间有什么关系吗?

前列腺炎在一定程度上会导致前列腺增生,这个与炎症导致前列腺细胞的损伤、慢性炎症导致结构改变直接相关。对于那些具有前列腺炎和前列腺增生的人来说,下尿路的症状和急性尿潴留的发生概率会更大,程度也更重。前列腺炎会增加前列腺癌的风险,但不是必然因素。至于这个"可能"有多大,目前还没有确定的答案,"可能"只是一个提示注意的因素而已。

良性前列腺增生与前列腺癌之间没有直接关系,也没有必然的因果关系,它们在发病机理、发病部位和发病率等内容上差着十万八千里呢。

对于具有前列腺增生的患者,只要坚持定期检查就可以了,及早发现、及早干预、及早治疗最重要。

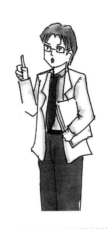

话题23：肿瘤筛查技术获益多多

近期，国家癌症中心在美国的 *Journal of the National Cancer Center*（《国家癌症中心》杂志）上发布了中国最新癌症报告。报告显示，我国全年新发肿瘤患者约406.4万例，死亡病例约241.35万。每天超过1万人被诊断出恶性肿瘤，平均每分钟就有7人确诊。面对如此严峻的形势，恶性肿瘤的预防、防治和早期筛查刻不容缓。从疾病的发生地域看来，全国发病率最高的区域位于华南地区，其后为东北、华东地区。死亡率则以华中地区最高，紧随其后的为东北地区、华南地区。肿瘤的发病率、死亡率都随着年龄的增长而增加，80~84岁及85岁以上人群最高；60~64岁、50~54岁人群的恶性肿瘤病例最多；60~64岁、75~79岁的男性和女性的肿瘤死亡人数也最多；多数情况下，男性的发病率、死亡率高于女性，但20~49岁女性的发病率则高于男性。

纵观我国恶性肿瘤的发生情况，食管癌、胃癌、肝癌的发病率和死亡率呈下降趋势，结直肠癌、前列腺癌、乳腺癌、宫颈癌、甲状腺癌的发病率和死亡率则呈上升趋势。

在肿瘤疾病的发病率上，男性人群中以肺癌、肝癌、胃癌、结直肠癌、食管癌为最多见,这5种肿瘤占男性全部新诊断肿瘤的68.83%。女性人群中则以乳腺癌、肺癌、结直肠癌、甲状腺癌、胃癌为多见,这5种癌症占女性癌症死亡总数的56.11%。所以,应对这些肿瘤实施针对性的预防。

恶性肿瘤的发生是一个漫长的过程,一个正常的组织细胞转变成为一个直径0.5~1厘米的实体瘤,可能需要十几年、几十年的时间。在这个过程中,如果能被体检及早准确发现,做到早期发现、早期干预、早期治疗,就可以及早对肿瘤实施有效的干预。原位癌及时手术干预,患者完全与健康人的生活、寿命无异。

以下简要介绍在我国发生率最高的几种肿瘤的筛查技术。

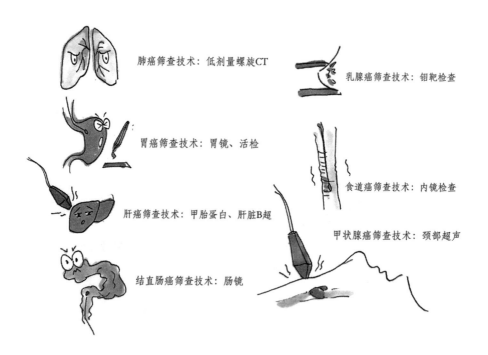

肺癌筛查技术:低剂量螺旋CT

乳腺癌筛查技术:钼靶检查

胃癌筛查技术:胃镜、活检

食道癌筛查技术:内镜检查

肝癌筛查技术:甲胎蛋白、肝脏B超

甲状腺癌筛查技术:颈部超声

结直肠癌筛查技术:肠镜

肺癌筛查技术:低剂量螺旋CT。胸部体检、肿瘤早期筛查均不能使用X线片,因为其分辨率、检出率低。

胃癌筛查技术：胃镜、活检。我国的胃癌发生率和死亡率均高于全球平均水平2倍多。这其中除了与致病性因素相关以外，还与我国胃癌筛查率过低有关，我国90%以上的胃癌均为晚期，五年生存率不足20%。弥补肿瘤高发生率的最好手段就是早期胃镜筛查，虽短时间内无法改变肿瘤的高发生率，但早期发现可以降低死亡率。

肝癌筛查技术：甲胎蛋白、肝脏B超。二者需要联合检查，单独使用其中的任何一种，都有一定的漏诊率。联合检测肝癌的准确率可以达到90%以上，是临床诊断早期肝癌首选的检查方法。高危人群每6个月需筛查1次。

结直肠癌筛查技术：肠镜。超过45岁的人一定要做肠镜，做一次高质量的肠镜可以五年、十年不用再测。只是这样的有效手段，人们的接受程度不高，因此，每年1次大便隐血（FOBT）检测也具有意义。

乳腺癌筛查技术：钼靶检查。推荐40~45岁的女性每年做一次乳腺钼靶检查，45~69岁女性每1~2年进行一次。钼钯检查是目前诊断乳腺疾病简单、有效的筛查方式，其可以看到超声、磁共振等无法看到的微小钙化灶，敏感性更高。

食管癌筛查技术：内镜检查。食管癌早期症状不太典型，容易被忽略。食管癌筛查优选普通内镜检查，高危人群每2年检查1次。内镜病理学检查提示轻度异型增生者每年检查1次，提示中度异型增生者每半年检查1次。

甲状腺癌筛查技术：颈部超声。甲状腺癌最有效的筛查手段是颈部超声检查，一般人群20~29岁每2~3年1次临床颈部体检，30岁以后每年1次。

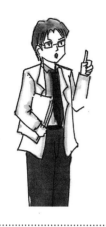

话题24：肿瘤病理和分期的重要性

肿瘤患者的疾病治疗和预后与多种因素直接相关，包括疾病的类型、疾病的分期、治疗方法、治疗方案和治疗用药等。其中，肿瘤的病理类型和临床分期是极其重要的内容，它们与肿瘤的治疗效果等因素有密切、直接的关系。

一说到甲状腺癌，大家不会过于担心，实施彻底地手术切除即可，甲状腺癌患者的生命和预后几乎与正常人不会有太大的差异。而说到胰腺癌、肝癌等时，大多数人不会那么淡定，毕竟这些肿瘤的治疗效果整体较差、预后不佳，目前甚至还没有什么特效的应对手段和有效的治疗措施。

说到目前恶性肿瘤发生率最高的肺癌，它可以分为小细胞肺癌和非小细胞肺癌两种类型。两种类型肺癌的生存期表明，小细胞肺癌的恶性程度明显高了不少，它也是目前肺癌治疗中进展相对缓慢的一种类型，其生存期也远低于非小细胞肺癌。这样的差异自然是由不同的肺癌组织学类型所决定的，或者说，即便在我们的眼睛里把他们都列为肺癌,其实,它们本质上就不同,甚至可以说是完全不同的疾病类型。

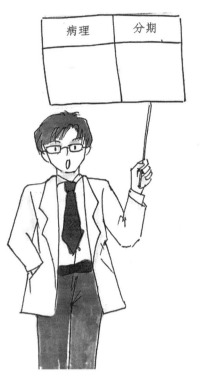

随着科技的发展,人们对于肿瘤的认识也在不断地深入,传统观念上的肿瘤已经逐渐被肿瘤的基因学取代,我们甚至可以把肺癌想象成诸多不同基因类型肺癌的总和或者是集合体。除了疾病类型以外,不同的肿瘤分期、基因类型等也是影响肿瘤预后的主要因素之一,这样的观点也改变了我们对于传统肿瘤病理学的认识和临床应用。

小细胞肺癌按照就诊时的进展范围和严重程度,又可分为局限期小细胞肺癌和广泛期小细胞肺癌。不同的疾病分期对于小细胞肺癌的生存时间影响极大,局限期的患者2年内生存率可以达到40%左右,而广泛期小细胞肺癌患者,其生存时间一般也就是1年左右。非小细胞肺癌的临床分期依据疾病的进展程度、肿瘤侵袭范围、转移部位等因素分为4期,Ⅰ期的预后最好,Ⅳ则是差。

对于非小细胞肺癌而言,影响其生存时间的因素还有很多,包括肿瘤的发病状态、是否可以实施手术切除肿瘤、驱动基因的检查情况、免疫检查点抑制剂的表达情况等。严格地说,这些内容也属于肿瘤病理学范畴。

在这些因素当中,肿瘤的分期固然是最为重要的因素之一,但是,其他因素也很重要。在Ⅰ期患者中,五年生存率可以达到85%以上,而Ⅲ期患者则约为30%。即便都是属于Ⅲ期的患者,属于具有手术治疗指证的Ⅲa期的患者,他们由于可以实施手术治疗,其治疗效果会相对更优,而Ⅲb期患者,其预后就明显较差。这样的结果自然与是否接受了手术治疗直接相关。

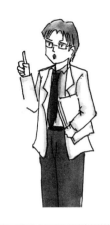

话题25：如何看待肿瘤转移

转移是恶性肿瘤细胞所特有的、特殊的细胞生物学行为。恶性肿瘤细胞从肿瘤的原发部位浸润性生长到肿瘤周围组织，或者是通过淋巴管、血管而迁徙到其他部位或体腔，如胸腔、腹腔或者心包腔，并且继续生长，形成与之同样类型的肿瘤，这样的过程就称为肿瘤的转移。通过转移而形成的肿瘤称为转移性肿瘤或者是继发性肿瘤，其原发部位的肿瘤则称为原发性肿瘤。对于肿瘤转移而言，它是恶性肿瘤的确凿证据，但并非所有的恶性肿瘤都会发生转移。例如，皮肤的基底细胞癌多在局部造成破坏，很少发生转移。

恶性肿瘤细胞的转移途径有多种形式。

淋巴道转移。上皮组织来源的恶性肿瘤多数经淋巴道转移。肿瘤细胞侵入淋巴管，随着淋巴流到达局部淋巴结，即区域淋巴结转移。随着疾病的进展，肿瘤细胞可以继续转移至下一站、远处的其他淋巴结，甚至最后可以经过胸导管进入血流而发生血道转移。部分肿瘤，如胃癌、淋巴瘤，还可以发生逆行性转移或者越过引流淋巴结而发生"跳跃式转移"。

血行转移。部分恶性肿瘤细胞侵入血管后可以随着血流到达远处的器官,并且继续生长而形成转移瘤。血行转移的途径多数情况下与血液循环途径相同,形成的转移病灶多数集中在肺部、肝脏、骨骼等处,也即恶性肿瘤血行转移可以累及多个器官。肿瘤的转移是多个病灶同时或者前后发生的,病灶常为多个、散在分布,多接近于器官的表面。

种植性转移。肿瘤的种植多发生于胸腹腔等体腔内器官。侵及器官表面时,瘤细胞可以脱落,像播种一样种植在体腔其他器官的表面,形成多个转移性肿瘤。这种播散方式称为种植性转移,多见于胃癌。浆膜腔的种植性转移常伴有浆膜腔积液,多数以血性、浆液性积液为多见。体腔积液中可含有不等量的肿瘤细胞,可作为提供细胞学检查的标本,以发现恶性肿瘤细胞,是诊断恶性肿瘤的重要方法和途径之一。

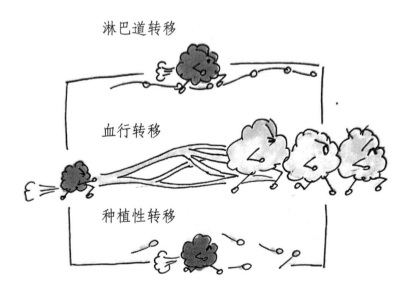

淋巴道转移

血行转移

种植性转移

转移是恶性肿瘤细胞特殊的生物学行为,肿瘤发生转移也各有差异。肺癌转移较为常见,颅脑、骨骼、肝脏、肾上腺是肺癌最为常见的转移部位。对于肿瘤的转移而言,其发生率、临床表现也各自不同。对于肺癌脑转移,其转移的发生概率极高,尸检的脑转移发生率约为80%,在这其中具有临床症状的脑转移患者为30%~40%,无症状的脑转移为40%~50%。如此说来,大多数的肺癌脑转移患者较少出现临床症状。

肿瘤转移并不代表疾病的晚期,转移的部位、形式还是有差异的。临床上通常把肿瘤发生远处脏器转移,如肺癌肝转移、肺癌脑转移等确定为肿瘤疾病的临床Ⅳ期。而肿瘤发生其他部位的转移,如淋巴结、肿瘤周围组织,则不一定就意味着肺癌疾病的晚期。若肺癌患者仅发生肺门淋巴结转移,这仅是肿瘤的局部区域问题。

肿瘤转移还有分期上的区别,如转移的病灶多少、大小、预后进展情况。那些仅有一个转移灶的患者生存期要长于那些广泛播散的患者。对于同样是脏器转移的患者而言,其差异也是显著的,如肺癌发生肾上腺转移的预后会相对较好,尤其是肿瘤同侧的肾上腺。不同的转移部位的预后和治疗效果还与肿瘤的转移部位直接相关。

肿瘤的治疗方法很多,包括经典的治疗方法,如手术切除、化疗药物、放射治疗等,除了这些还有靶向治疗、免疫治疗、介入治疗等综合治疗。临床上,不论是原发病灶还是转移病灶均推荐实施积极、规范的多学科会诊的综合治疗,这也是应对肿瘤、转移病灶最有效的治疗模式。

健康中国 科普丛书

癌症不可怕

4 肿瘤的治疗

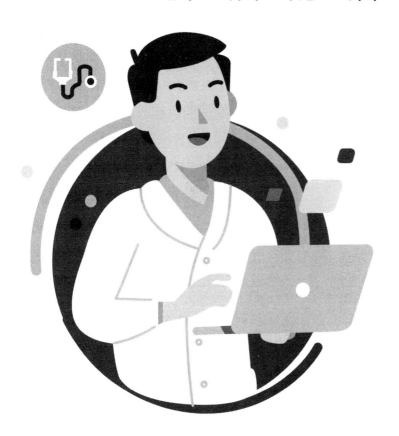

高文斌　刘　江　陈盛阳　潘文俊 ———————— 主编

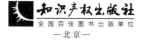

知识产权出版社

全国百佳图书出版单位

—北京—

图书在版编目（CIP）数据

癌症不可怕 / 高文斌等主编 . — 北京 : 知识产权出版社, 2023.4
（健康中国科普丛书）
ISBN 978-7-5130-8660-8

Ⅰ.①癌… Ⅱ.①高… Ⅲ.①癌—普及读物 Ⅳ.①R73-49

中国国家版本馆CIP数据核字（2023）第 003961 号

内容提要：

本书以抗肿瘤诊疗过程中的案例、知识点为主要引导，介绍恶性肿瘤的预防、临床症状、
诊断方法、治疗模式、诊疗不良反应和疾病随诊等相关内容。同时介绍肿瘤诊疗的新技术、
新手段、新方法，真实说明疾病诊疗过程，澄清诊疗中的误区和错误观念，力求肿瘤诊疗过程
规范化。全书突出科普性、大众性、专业性、实用性、规范性，既贴近于普通百姓，又服务于临
床，内容翔实，资料丰富。适合普通读者和相关专业医生阅读参考。

责任编辑：张 珑   责任印制：刘译文

健康中国科普丛书
癌症不可怕
AIZHENG BUKEPA

高文斌   刘 江   陈盛阳   潘文俊   主编

出版发行：知识产权出版社 有限责任公司   网   址：http://www.ipph.cn
电   话：010—82004826   http://www.laichushu.com
社   址：北京市海淀区气象路50号院   邮   编：100081
责编电话：010—82000860转8574   责编邮箱：laichushu@cnipr.com
发行电话：010—82000860转8101   发行传真：010—82000893
印   刷：三河市国英印务有限公司   经   销：新华书店、各大网上书店及相关专业书店
开   本：720mm×1000mm   1/16   总 印 张：26.75
版   次：2023年4月第1版   印   次：2023年4月第1次印刷
总 字 数：321千字   总 定 价：140.00元（全5册）
ISBN 978-7-5130-8660-8

出版权专有   侵权必究
如有印装质量问题，本社负责调换。

目　录

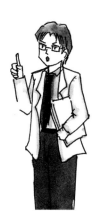

话题 1：精准、立体、定向爆破：质子和重离子放疗

　　恶性肿瘤的放疗是肿瘤治疗中不可或缺的治疗模式和手段。有统计表明，约70%的恶性肿瘤患者在整个肿瘤治疗过程中会涉及肿瘤放疗。

　　在传统的放疗中，使用的射线主要是 X 线和伽马线，二者统称为光子线。在实施照射时，由设备发出的射线向着身体既定的目标实施照射治疗。光子线的照射能量可以从体表逐渐深入到机体内部，直至肿瘤所在的部位。光子线穿越肿瘤组织后还会进一步继续透射过人体，即光子线的照射能量从较高的体表即逐渐释放，随着进入体内深度的增加，其能量也会逐渐减弱，即便是通过肿瘤组织，完成了放射治疗的目的，其照射的残余能量依旧会继续释放在其后边的非肿瘤组织、器官等部位。这样的照射过程就好比是手电筒的光柱一样，亮度是一个逐渐衰减的过程。在照射的过程中，除了照射到病灶部位的光子线能量是具有治疗作用、目的以外，其他位于体表正常组织、肿瘤组织前、肿瘤组织后以及病灶周围的正常组织的照射则表现为照射损伤。正因如此，人们会去寻找更加高效、精准、低损害的放疗模式。

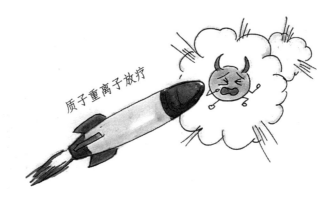

质子重离子放疗

质子和重离子放疗技术是放疗领域中的一种特殊类型,也是目前国际上放疗最为尖端的技术和发展趋势。质子和重离子放疗有别于传统的光子线,主要是因为质子和重离子同属于粒子线。所谓的质子,即氢原子剥去电子后带有正电荷的粒子,而重离子则是指碳、氖、硅等原子量较大的原子核或者离子。质子的能量是电子的1800多倍,这就意味着质子的治疗效应相当于1800多个电子。对于重离子而言,如碳原子,其质量比质子则大得多,其能量的上限自然更大。质子或碳离子等重离子经由同步加速器加速,速度可达到光速的70%左右,即21万千米/秒。当这些离子射线射入人体后,在到达肿瘤病灶前,射线的能量释放并不是很多,但是当到达预计的病灶部位后,射线就会瞬间释放出大量的能量,形成"布拉格峰"的能量释放轨迹,随后这种射线能量迅速衰减。在整个治疗过程中,全部的能量主要在设计好的肿瘤所在部位释放,就好像将能量粒子直接输送到了肿瘤部位而实施了"精准、立体、定向爆破"技术。该技术能对肿瘤病灶进行强有力的照射,对肿瘤细胞产生强大的杀灭效应,同时又对周围正常组织的损伤较小,或者说是避开了周围的正常组织,实现治疗疗效的最大化。如此说来,相对于普通的光子线放疗,质子和重离子放疗的精准度更高,治疗毒性、副作用更小。

正因为质子和重离子放疗有上述特点，其治疗的适应证、治疗范围也有了较大的拓展。这种方法特别适合患有肿瘤的儿童，具有较长时间生存可能的肿瘤患者，或者需要高剂量照射且肿瘤周围正常组织、器官临近需要特殊保护的患者。对于常规放疗不敏感的肿瘤，质子和重离子放疗也有较好的疗效，甚至是在某些肿瘤的治疗上可以获得接近于外科手术治疗效果。由于质子和重离子放疗是一种几乎无创的治疗模式，所以对于年纪较大、心肺功能较差或者不能耐受手术治疗的患者，也可能获得根治性的治疗效果。

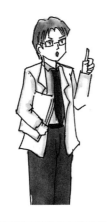

话题2：服用靶向药物不能太任性

随着科技的发展，肿瘤的治疗模式已经发生了很大地改变。一种被称为"靶向治疗"的药物已经成为目前肿瘤治疗的主力军。靶向治疗就是将肿瘤细胞和细胞生长过程中特定的关键因素作为靶点（如某些特定的突变基因）而进行的精准打击。这样的治疗有严格的对应关系，因此，在临床应用中也有特殊的要求。

为了保证靶向药物治疗的有效性，强调药物在使用过程中的连续性、稳定性，避免随意的增量或减量，这样才能保证稳定的血药浓度，以发挥最佳的治疗效果。保证血药浓度稳定的最佳方式就是按时服药，无论采用何种定时方法、措施，都要提醒自己定时服药，最终目的就是按时服药和避免药物漏服。推荐用200毫升左右的温开水送服药物，以保证靶向药物的片剂、胶囊剂等可以顺利进入胃内，保证药物的崩解、吸收。此外，还要避免不正确的服药方式导致的药物对食管的刺激、损伤。

在纷杂的肿瘤治疗过程中，漏服现象很常见。由于靶向药物治疗一般都是长期的,偶尔的一两次漏服并不会对治疗产生特别大的影响,因此不必过于恐慌。药物漏服的补充服用(以下简称"补服")有很多限制,不同的药物其补服的原则也有所不同。最具有说服性的资料就是药品说明书中有关补服的规定和说明。对于毒副作用较大或说明书中明确提示不能补服的药品,一般不建议补服;对于漏服时间较早,且在间隔时间的1/3到1/2的,可以按量补服。对于服药间隔大于1/2的,则不需要补服,按照正常时间继续服药即可。

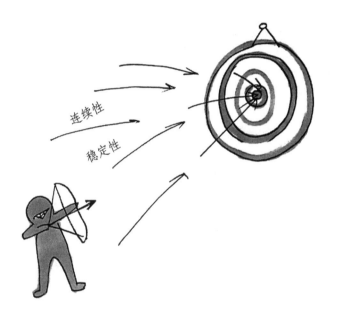

靶向药物的服药时间也有建议,大多数为空腹或餐后2小时,这样可以发挥靶向药物的最大效力。药物使用时间受药物代谢途径、代谢动力学因素影响,也与饮食、消化、吸收直接相关。因此,熟悉药物性质也非常重要的,尤其是那些具有明确消化道反应的药物,更加需要明确药物的最佳服用时间和情形。例如,塞瑞替尼可以随餐服用,索拉非尼则建议餐前1小时或餐后2小时服用。总而言之,对于胃肠功能良好的,建议空腹吃;而胃肠功能差的,则建议餐后0.5~2小时服用。

靶向治疗药物一般都是由肝药酶代谢的,最为主要的是CYP3A4。柚子(尤其是西柚)、石榴、橙子、柿子、黑桑葚、葡萄、提子、黑莓、杨桃及它们的果汁中含有较大量的呋喃香豆素及其衍生物等物质,会干扰人体对靶向药的代谢,影响药效。因此,服用靶向药物期间应避免食用这些水果。部分药物,如糖皮质激素、利福平、异烟肼、苯妥英钠、卡马西平、巴比妥类、圣约翰草等,则可以诱导CYP3A4酶的产生与活化,导致药物代谢速度过快,药物在体内滞留时间过短、浓度降低,极其不利于靶向药物的作用效果。

靶向药物是近年来抗肿瘤治疗药物中的新星,原本很多棘手的肿瘤都因为靶向药物而获得良好治疗效果,如格列卫对胃肠间质瘤的治疗等。靶向药物多数为口服剂型,患者使用方便,可以在院外治疗、使用。切记,服药期间需要按时随诊,定期复查,尤其要注意药物的毒副作用,随时对药物实施调整,必要时停药。

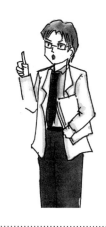

话题3："万能"的白蛋白

"医生,我的身体有点虚,给我打点白蛋白吧。"

"医生,我贫血,给我打两瓶白蛋白补补血吧。"

"医生,他们说打蛋白会给肿瘤补营养,千万不要给我用啊!"

肿瘤内科经常有患者、家属来咨询或者要求输注"蛋白"。在他们眼里,"蛋白"可是万能的,大有有病治病、无病防病的功效,输蛋白就是输营养品,可以增强免疫力,可以增强体质。也有患者担心使用"蛋白"会对自己造成不好的影响,尤其是让肿瘤长大。

其实,他们口中的"蛋白"指的是人血清白蛋白注射液,这是一种血液制品,更是一种药品。在了解这个药品之前,我们先了解一下白蛋白。白蛋白是人体血浆中最重要的蛋白质成分,主要在人体的肝脏内合成,有很多重要的生理功能。例如,它可以维持血管内血浆的胶体渗透压,保证细胞内液、细胞外液与组织液间的交流;与许多物质(如游离脂肪酸、胆红素、性激素、甲状腺素、肾上腺素、部分药物)相结合,增加这些物质的亲水性从而便于运输;可以作为营养物质为机体提供能量;可以与重金属结合,起到解毒的功能。当人体内缺少白蛋白的时候,患者就会发现自己"长水了":脚肿了,肚子鼓鼓的一泡水,胸腔里长水压得喘不过气来,胃肠道黏膜水肿,出现食欲缺乏、消化不良等表现。此外,低蛋白还可以增加血栓形成的风险。

发生低蛋白的患者,整个人都会昏昏沉沉、全身无力,医生还会嘱咐他们要多活动。如果给患者输注了人血清白蛋白,两三天患者就会明显感觉到自己轻松了许多,水肿也逐渐消退了,头晕、乏力等症状也好转了,还会与亲朋好友说起这白蛋白的神奇疗效,或者直接就称之为神药:"我当时都快'死了',才打了两三天就活过来了,你们不舒服时一定要去打啊!"

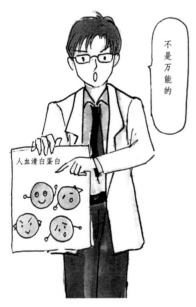

然而,人血清白蛋白真的是万能的吗?

笔者作为医务人员,是极力反对盲目输注人血清白蛋白的。首先,人血清白蛋白作为一种人血液制品,原料来自人血,虽然对原料血浆进行了相关的病原体(如乙肝病毒、丙肝病毒、HIV 等)的筛查,并在生产工艺中加入了去除和灭活病毒的措施,但理论上仍存在传播某些已知、未知病原体的潜在风险。其次,人血清白蛋白在输注过程中需要密切监护,有统计表明,输注人血清白蛋白的过敏发生率为 0.47%~1.58%,虽然不高,一旦发生了过敏性休克,其死亡率可以高达 30%。再次,在输注的过程中还可能出现发热、精神障碍、喉头水肿、腮腺肿大等不良反应。而且年龄大、心功能差的患者在输注人血清白蛋白的时候还有引发急性心功能不全的危险。正常人输注人血清白蛋白则可能会抑制肝脏内源性白蛋白合成,并促进其分解。综合上述原因,不能盲目使用人血清白蛋白。最后,一瓶人血清白蛋白中白蛋白的含量为10克,而一个鸡蛋中约含蛋白质7~10克,鸡蛋中蛋白质的氨基酸比例也适合人体的生理需要,易于被机体吸收,利用率可以高达98%,相比起来,多吃几个鸡蛋是不是更加的经济实惠而且安全一些呢?

作为医生,我们应该怎么看待人血清白蛋白呢?首先,经医护人员评估具有明确适应证又没有禁忌证的时候,该用还是要用,还要必须使用,并且密切关注输注过程,如有不适及时告知医护人员,随时处理。其次,还要知道出现低蛋白的时候,输注白蛋白也仅是对症治疗的治标行为,患者还需要明确白蛋白为什么会减少,主动配合医生找出问题所在,找到源头,从而达到治本的目的。最后,要正确认识人血清白蛋白的用途,不要再走入通过补人血清白蛋白来增强免疫力、补充营养的误区。

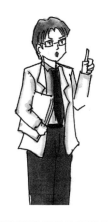

话题 4：丙种球蛋白是免疫大王吗？

"医生，麻烦您给我们家老王输点丙种球蛋白吧，我们也一边升高白细胞，一边提高免疫力，这是不是也算双重功效、双重保险啊？"

最近，一位正在实施化疗的患者出现了白细胞下降，我们在给予他实施了刺激骨髓造血、升高白细胞的处理之后，老王和老伴依旧显得特别焦虑，他们担心患者出现重症感染，也想让我们给患者输点丙种球蛋白进行预防、治疗。

肿瘤患者群体对于丙种球蛋白的认知度、认可度并没有人血清白蛋白高，但这并不影响丙种球蛋白在患者、患者家属心目中的地位。甚至有些人为了提高家里小孩、老人的免疫力，到处想方设法地给他们打上丙种球蛋白，完全是把它当成增强体质的高级保健用品。

说起丙种球蛋白，俗称丙球，目前它的学名已经改为"人免疫球蛋白"，但是"丙球"这一称呼在普通人甚至是医疗界都已经根深蒂固了，估计一时半会是改变不了的。丙种球蛋白的主要成分为球蛋白 G（IgG），这是人体血液中具有免疫功能的一种蛋白质。另外，丙种球蛋白中还含有少量的白蛋白、IgA 和 IgM。在人体中，IgG 是含量最高、分子量最小的抗体，其含量水平高则可以充分发挥抗感染、中和毒素及各种调理等作用。由于其分子量小，使得其能弥散到组织间隙之中，这样就更容易与机体器官、组织、细胞和微环境中的病毒、细菌充分接触，甚至还可以通过胎盘进入胎儿体内。因此，丙种球蛋白在胎儿发育时期抗感染治疗中也有重要的作用。

那么问题来了，输注丙种球蛋白能提高人体的抗感染能力吗？答案当然是肯定的。输注外源性丙种球蛋白以后，身体内的IgG水平能迅速提高，从而增强机体抗感染能力和免疫调节功能。在临床上，经常会对重症感染的患者实施以丙种球蛋白与抗生素联合使用的治疗模式，从而提高抗感染疗效。

看到这里，估计很多人都会蠢蠢欲动，甚至已经开始预定丙种球蛋白，这样就可以给家里的老人、孩子提前安排上，以提高预防机体抗感染能力，调节机体免疫能力。但是，丙种球蛋白真没有你想象得那么神奇。

首先，丙种球蛋白作为一种血液制品，是从大量的健康人的血浆中提取出相互混合，并经过病毒灭活处理的免疫球蛋白制品。即使是经过了非常规范的处理流程，但使用血液制品仍然有感染乙肝、丙肝、艾滋病等血液性途径传播疾病的风险。

其次，丙种球蛋白发挥免疫调节作用的机理与我们一般所使用的疫苗不同。我们在接种灭活疫苗、减毒疫苗后，机体会产生相应的抗体，这是一种机体主动免疫，可以长期发挥作用。而丙种球蛋白输注所发挥的免疫作用是被动的，它是通过直接输注迅速提高体内含量，在短时间内发挥其抗感染作用。随着IgG代谢、消耗，这种免疫作用逐渐消失，如果正常人多次注射外源性丙种球蛋白，就会给身体的免疫调节系统造成一种身体里不缺少丙种球蛋白的假象，机体发生负反馈调节，从而抑制正常合成球蛋白的能力和调节，导致机体免疫功能絮乱。

最后，俗话说"是药三分毒"，丙种球蛋白其实有多重身份，包括药品、血液制品、免疫调节剂等。因此，临床上使用了丙种球蛋白以后，可能会出现荨麻疹、咳嗽、发热等过敏反应，严重时甚至可能出现过敏性休克危及生命，因此，在使用过程中必须实施密切观察、监测。

是药三分毒！！！

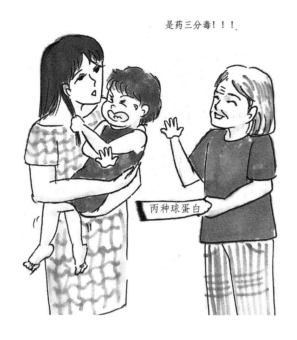

丙种球蛋白

这样看来，我们还是最好将丙种球蛋白从免疫的神坛上拽下来比较合适，同时，应深刻认识到丙种球蛋白并不能作为预防性抗感染的药品使用，也不能当作提高免疫力的保健品。临床上使用丙种球蛋白的时候，一定要经过医生的专业评估，在规定范围内使用。

真正提高免疫力的方式还是自己管住嘴、迈开腿，全面均衡营养，适当锻炼，戒除烟酒，劳逸结合。切不可一味依赖外物来提高免疫力，这终不是"正道"。

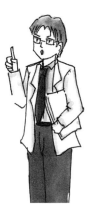

话题5：进入医保报销范围的药物为什么还需要自费？

最近病房里收治了一位确诊肺癌的患者老张，经过肺部肿瘤组织穿刺取材之后，我们又为老张进行了病理和驱动基因的检测。经过十天的等待，老张的检查、检测结果都出来了。他的驱动基因类型没有突变。这也使得老张的儿子小张或多或少的有了一些失望。原来，小张觉得自己的老父亲身体状态较差，希望他可以通过口服靶向药物治疗。没有想到基因检测的结果是阴性的，这样也就失去了口服靶向药物的机会。不过，老张的免疫检测结果还不错，治疗组决定给老张实施以免疫治疗为主的后续治疗。对于这样一个药物，小张也是早早就听说了，因此也是欣然同意。同时，小张向治疗组提出是不是可以不使用化疗药物，而单纯使用免疫制剂和抗肿瘤血管的靶向药物。面对这样的问题，我们也是首先劝小张选择指南推荐的标准方案，也和小张说明了随意拆解方案可能导致治疗效果不佳，同时还可能导致治疗药物不能按照医疗保险施行报销。这样的说法，让小张又是一头雾水，为什么进入医保报销范围的药物却还需要自费呢？

说到这里,我们首先要知道什么是循证医学指导下的指南推荐方案。这些推荐方案都是在临床上通过严谨的项目设计,选择适宜的、足够多的患者,按照最新的诊疗模式,在保护患者利益的情况下,按照严密的诊疗流程实施的科学治疗,通过这样的研究而获得的临床治疗方案才可能被推广成为指导临床治疗的推荐方案。这样的治疗方案更新速度快,代表了本专业、该病种诊疗的最佳手段和治疗水平。

而治疗药物,都有严格规定的适应证(过去称为药物的作用与用途),主要是指该药品可用于哪些疾病的治疗或症状的改善。也就是说药物的适应证应当根据该药品的用途,采用准确的表述方式,明确用于预防、治疗、诊断、缓解或者辅助治疗某种疾病、某种状态或者症状。在临床诊疗过程中,药品的适应证是可以随临床试验增加或者删减的。

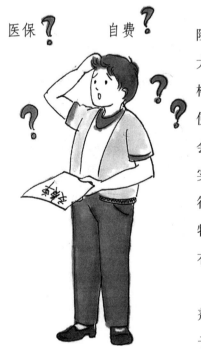

医保? 自费?

说到目前治疗恶性肿瘤的医疗保险报销目录范围,主要涉及恶性肿瘤等大病诊疗,涉及面广、需求量大、治疗价格昂贵的药物,国家根据药品的价格、使用适应证等进行具体规划。同时也会按照药品在临床试验过程中的具体实施方案作为报销的参照,也就是说,符合和按照这样的方案实施的治疗,药物就可以纳入报销范围,如果不是或者有所偏差,则不享受报销。

我们以目前国产免疫检查点疫制剂中适应证最多的卡瑞利珠单抗为例予以说明。

卡瑞利珠单抗的适应证主要包括：①用于至少经过二线系统化疗的复发或难治性经典型霍奇金淋巴瘤患者的治疗；②用于既往接受过索拉非尼治疗或含奥沙利铂系统化疗的晚期肝细胞癌；③用于既往接受过一线化疗后疾病进展或不可耐受的局部晚期或转移性食管鳞癌；④联合培美曲塞和卡铂用于 EGFR/ALK 阴性的、不可手术切除的局部晚期或转移性非鳞状 NSCLC 的一线治疗；⑤联合顺铂和吉西他滨用于局部复发或转移性鼻咽癌患者的一线治疗。

在上述 5 个治疗适应证中，纳入医保报销范围内的有①~④。也就是说，即便你患的是鼻咽癌，采用的也是推荐的治疗方案，但是由于此病种尚未纳入医保管理，你也只能自费治疗。而对于老张这个患者的治疗来说，由于小张计划在治疗中不使用化疗药物，仅使用免疫制剂，这样也就与④中的"联合培美曲塞和卡铂"规定不符，因此也不能获得医疗保险报销，成为自费项目。

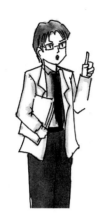

话题 6：癌症的治疗真的不是你想象的那样

　　"大夫，给我爸的治疗上你不用考虑费用，我这次来的目的就是想给他使用那个最新的免疫治疗药物。"说这个话的人是肺癌患者老张的儿子小张。

　　老张的主要问题是局部晚期的非小细胞肺癌，已经丧失了手术切除治疗的机会。穿刺获得的肿瘤组织经过病理组织学检查提示是肺腺癌，后来经过基因检测显示驱动基因阳性突变。这原本是很好的结果，可以通过口服靶向药物的方式实施治疗。可是，小张就如同着了魔一样，非得坚持给老张使用免疫治疗药物。在他的认知里，免疫治疗药物有一个长的"拖尾效应"，这样会给确定使用靶向治疗药物再次预留出一段时间来。听了他的想法，我真得无言以对。

　　与他说明了免疫治疗、靶向治疗之间的关系后，他似乎是明白了一些，但看表情还是有些疑惑。紧接着，小张又对近期网络上热爆的"CAR-T治疗""120万元治好肿瘤"等内容表现得十分感兴趣，甚至是对于这些治疗适合什么样的肿瘤治疗都不加以考虑，唯有的诉求就是最大限度地治疗老张的疾病。

其实,小张的情绪,肿瘤内科医生完全可以理解。治病救急、有病乱投医在肿瘤科真的是一种常态。但是,在肿瘤的诊断、治疗上,真的不是遵循"只选贵的"的原则,那些所谓的"他们说的最好""人家说的最时髦""这个是目前的热点"不一定是最适合你的药。在疾病的临床诊疗过程中,对于肿瘤的认识和肿瘤诊疗的基本依据,主要还是来源于病理组织学检查,需明确具体的组织病理学类型、组织化学染色结果,甚至需要实施必要的基因检测,以获得肿瘤组织的信息、资料,再结合肿瘤的临床分期、患者的一般状况等临床资料,给予患者一个最为适合的评价和状态评估。这样的结果才是真实、可信和具有针对性的。

在此基础上,临床医生还会根据目前已有的、被临床公认的、适合特定肿瘤患者使用的"肿瘤规范""诊疗指南"来确定具体的诊疗的流程和治疗方案。如此获得的诊疗措施自然也就有针对性,所带来的治疗结果自然也是最优的。

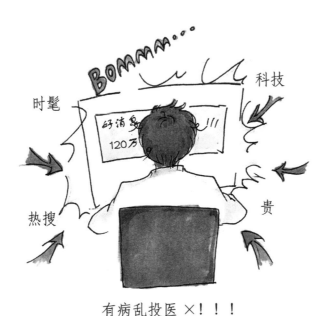

有病乱投医 ×!!!

近年来,随着网络、信息地不断发展,我们的社会已经进入了"自媒体时代"。与之同时,抗肿瘤药物、诊疗技术、医疗信息等也在飞速发展。医生、患者、患者家属每天都可以获得大量的基础、临床诊疗信息。由于网络信息来源、发布者良莠不齐,再加上别有用心者的炒作,极容易使得部分患者和家属被这些热门诊疗方法迷了双眼。

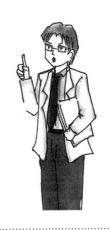

话题7：肿瘤不能不医，更不能自医

有了疾病找医生，来医院实施各种治疗，这看起来、听起来都没有什么毛病，也是很多人都认可并遵循的模式。但是，在现实生活和医疗诊疗中，有的人对这样的诊疗模式有他们自己的想法。有的人对治疗的前景过分悲观，选择放弃治疗。也有的人过分自信，索性来一个大包大揽，对疾病实施自医、自治。在这方面，糖尿病、高血压、肿瘤性疾病等诊疗历来是不规范疾病诊治的重灾区。

尤其是恶性肿瘤疾病的诊疗，由于其诊疗效果还不尽如人意，在治疗中还有很多不良反应的发生，导致人们对于肿瘤疾病的治疗既有期盼，又有恐慌和焦虑。其实，这样的情况不只发生在普通人身上，就连部分医者在患病的时候也会产生这样的想法，也是"医者不自医"的体现。所谓"医者不自医"，主要是指由于医者自身对疾病、医理、药理等基础与临床的知识都比较明确，给其他患者实施治疗时，他们能够根据疾病的客观情况进行辨证论治、处方、用药，以病施治，多数情况下没有顾忌，所以实施的治疗常常显效。而当医者给自己或者家人医治时，往往联想较多、顾虑较多，自然也顾及或者担心医疗器械、药物、诊疗模式的各种疗效和不良反应,如此掂量来掂量去,下不了决心,就影响了诊疗的实施和效果的显示。

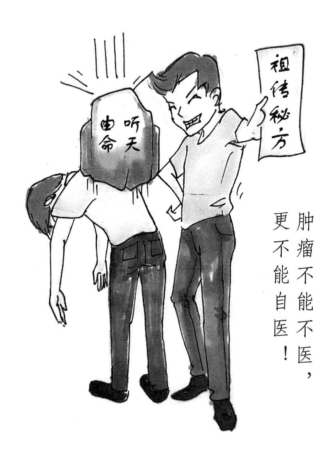

在目前疾病诊疗过程中,时常可以看到患者在治疗中走极端,要么放弃积极、规范的抗肿瘤治疗,要么就完全实施自治。部分患者由于恐惧肿瘤的预后、治疗效果不佳,以及不良反应,在确诊恶性肿瘤以后不愿意实施治疗或不配合医院的规范治疗,宁愿采用一些保守的治疗措施,或者采用一些完全无效的偏方,耽误了病情,甚至使得部分早期疾病也很快发展到晚期,最终导致死亡。还有一些患者、患者家属则过分自信,相信那些毫无依据的诊疗模式,对自己在网络上检索、搜索到的治疗方法、祖传秘方和道听途说的个案报告深信不疑，这些不具有科学依据的内容被他们信奉为肿瘤治疗的灵丹妙药或者经典措施，治疗结果显而易见。

其实肿瘤治疗模式已经发生了很大的改变，肿瘤疾病的诊治已经不再是以往经验医学时期的诊疗模式，更不是"小米加步枪"的治疗手段。目前，更多的诊疗采用以循证医学为依据，以医院与肿瘤疾病诊疗相关的多学科专业团队（MDT）相互配合的诊疗模式综合实施、进行。这样的诊疗模式是建立在科学、规范的基础上，是以患者为中心，以国际肿瘤学界共同认可的循证医学、诊疗规范化、治疗个体化为肿瘤治疗的规范原则。该模式由国际、国家、区域专门的医疗专业委员会制订，以"诊疗指南""治疗规范""指导原则"来指导、实施。这样的诊疗模式借鉴了成千上万个相似、相近案例，属于最优计划，是患者治得更好、活得更长、生活质量更高的保障。

近年来，科技发展日新月异，而科技的发展在医学、药学、医疗设备等方面的应用最为显著。各种新型的抗肿瘤药物、新的诊疗技术层出不穷，抗肿瘤实施的手术治疗、放疗、化疗、靶向治疗、免疫治疗、介入治疗、传统医学等的发展，也为临床诊疗带来了更多的选择。而作为一名肿瘤患者、患者家属，此时需要做的就是积极配合医生的诊断、治疗，加强自身的医疗依从性，以获得更好的治疗效果。

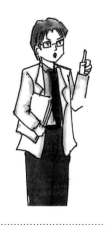

话题8：3年、5年不是坎而是标准

某医院肿瘤内科举办了一次特殊的患者"生日会"，说它特殊，主要是因为生日会的主角都是恶性肿瘤患者，而庆祝的是他们"三岁""五岁"生日。说到这里，您也许已经猜到了，这其实是祝贺肿瘤患者成功治疗后存活3年、5年的庆祝会。

肿瘤患者治疗后的"3年""5年"生存到底是什么样的概念呢？为什么"5年生存率"这个概念在肿瘤圈子里这么受关注？其实对于肿瘤患者来说，这样的3年、5年真的是一道坎，每跨过一个，都是朝着治愈、成功迈出了坚实的一步。如果跨过了5年时间，就被称为"临床治愈"。

肿瘤临床流行病学研究中，3年、5年生存率指的是某种肿瘤经过各种综合治疗手段以后，患者能够生存满3年、5年以上的比例。这些生存率数值可以科学地反映出肿瘤的治疗效果和诊疗预后，也是恶性肿瘤恶性程度的一种比较，更是对治疗水平的一种评估。对于各种肿瘤而言，采用5年生存率的表达模式有一定的科学性。而对于恶性程度较高、病程较短的肿瘤也可以使用3年生存率来表达预后。大量数据显示，如果肿瘤在5年内不复发、不转移，其危险性将会大幅度降低到一个比较安全的水平，也就是我们常说的患者已经获得了"临床治愈"。

临床上，我们大家通常看到的数据都是5年生存率，较少使用1年或3年生存率。原因在于5年生存率对于评价肿瘤治疗的长期疗效有一定的科学性，尤其对于大多数肿瘤患者，其经历了积极、有序的综合治疗后，生存时间较之以往有了很大的提高，部分患者在此期间还会出现复发、转移、耐药、再进展等。这样说来，对于那些实施了多种治疗手段的肿瘤患者，尤其是经历过根治性手术切除的患者，其生存时间会明显延长。根据肿瘤的生物学特点和临床预后统计，在实施了根治性手术的患者中，约80%的复发、转移等事件的发生时间是在根治性手术后3年内，另外约有10%发生在根治术后5年内。这样说来，采用所谓的3年、5年生存率来评价治疗情况、预后有各自较为针对性的评价意义。对于那些在根治性手术后满5年，病情稳定未出现复发、转移的患者，再次复发的风险和概率自然也就小了很多，这也是目前采用"5年生存率"作为评价长期疗效指标的主要原因。同时，这部分患者也被认定为"临床治愈"。即便是如此，"临床治愈"患者也不代表着就完全没有复发、转移的风险。

3年、5年生存率对于肿瘤患者来说并不是一个坎或者关，而是诊疗标准的体现。这样的标准集中表现在实施规范、有效、有序的临床诊疗上。只有借鉴了各种临床诊疗指南、诊疗规范，再结合治疗上的个体化差异，才能够最大限度地使患者获益，让患者的生存期足够长，生活质量足够高。这样数据的比较也是评价不同医院、区域、国家临床肿瘤诊疗水平、疗效的常用指标。近年来，对于部分治疗效果较好的肿瘤来说，其治疗上强调的是"3年、5年无病生存率"，即在原来的无瘤生存、带瘤生存的基础上，提出了更加严格的要求——只统计那些完全没有发生复发、转移的案例。这也从另外一个角度上说明,目前的恶性肿瘤治疗真的发生了巨大变化,整体疗效也发生了改变。

要获得更好的疗效除了上述的规范化治疗以外,临床上强调的是肿瘤的早期筛查、早期发现、早期诊断,并且有针对性地实施根治性手术切除治疗。国内外大量的临床流行病学资料显示,肿瘤早期筛查是提高5年生存率的主要途径。疾病到了晚期阶段或者是那些恶性程度高、治疗效果差的肿瘤(如胰腺癌等),想获得5年生存率则是难上加难的事情。

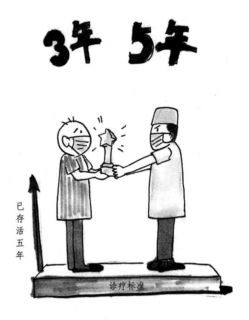

提高3年、5年生存率还有赖于治疗后的规范随诊。有人问,手术、放疗、化疗、免疫、靶向等治疗都做了,肿瘤也没有了,为什么还要没完没了的随诊检查?其实,这是由肿瘤特殊的细胞生物学特点所决定的。我们一直说肿瘤患者是"临床治愈"而不是"完全治愈",主要原因在于这一部分患者虽然临床检查中未见异常,但并不代表身体内就没有了肿瘤细胞。对于部分肿瘤患者来说,其体内的肿瘤细胞仍然可能存在,甚至其细胞的负荷量还很大,或者是进入了休眠状态,这是未来再发生复发、转移的主要原因,也是需要实施定期复查随诊的主要原因。对于有复发、转移表现的患者,及早发现、干预,同样也可以获得如同疾病早期阶段的疗效。

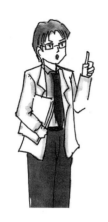

话题9：结直肠癌肝转移，不要轻易说放弃

上午收治了一位结肠癌肝转移的患者老邓，在就诊过程中，陪同老邓就诊的孩子明显表现得闷闷不乐，情绪也很低沉。到下午老邓的儿子小邓找到我，想放弃后续的治疗，计划带着他老爹出去走走看看。待我询问他具体原因的时候，他的理由竟然是因为肿瘤已经出现了肝脏转移。在他的印象里，出现了肝脏转移也就没了希望，还不如趁着老邓身体状态不错的时候出去走走。

其实，和小邓有着相同想法的人还真的不是少数。在他们看来，肝脏是人体中的重要器官，加上结直肠癌已经发生了转移，这个时候再实施治疗的价值和效果自然不乐观。然而，他们忽略了结直肠癌特殊的细胞生物学特征，也因如此，才有了结直肠癌肝转移的特殊、综合治疗模式。或者说，结直肠癌肝转移患者需要实施完整、规范的肿瘤诊断、状态评估，并以此确定肿瘤的治疗方案和治疗模式。

肝脏是结直肠癌血行转移的最主要靶器官之一，15%~25%的结直肠癌患者在确诊的时候就合并有肝转移。此外，还有约25%的患者在结直肠肿瘤根治性切除术后还会发生肝转移。如此说来，肝转移是结直肠癌临床治疗中的主要内容。结直肠癌肝转移在临床上属于Ⅳ期,一般来说,Ⅳ期肿瘤不建议直接行手术治疗,但是结直肠癌肝转移却是一种非常特殊的疾病,不同于其他的恶性肿瘤,如胃癌、食管癌、胰腺癌等发生的肝转移,结直肠癌发生肝转移的时候,只要经过了系统的综合评价、规范的综合治疗,还是有很大比例的患者可以获得很好的疗效,甚至是可以达到与未发生转移肿瘤相似、相近的结果。当然,这一切都需要一个多学科诊疗团队共同努力实施。

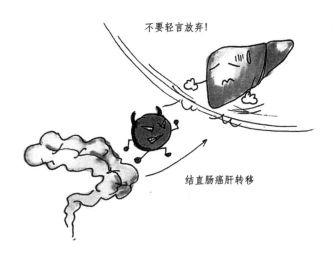

不要轻言放弃!

结直肠癌肝转移

在结直肠癌发生肝转移的患者中,首先需要评估的就是结直肠癌原发病灶、肝脏转移病灶能否通过手术的方式直接切除。通过积极的比较、评估、分析,对于能够手术切除的患者还是要争取施以手术治疗为主的治疗方式。大量的病例分析表明,经手术切除肿瘤的患者,其预后明显优于单纯实施内科化疗的患者,当肝转移灶完全切除或者达到了无疾病状态时,这部分患者的中位生存时间可以达到3年到4年。因此,可以说完整的肿瘤手术切除或者是达到肿瘤无疾病状态是结直肠癌肝转移的主要治疗目标。

对于那些在诊断时已经确定为无法实施手术治疗的患者,结直肠癌肝转移也不是没有处理方法的,临床上会把这些患者通过系统的评估分为可转化治疗与不可转化治疗两类。转化治疗就是利用目前已有的治疗技术,对肝转移病灶实施各种治疗,使肿瘤的数量减少、肿瘤变小、对重要组织器官的侵袭状态有所改善,总的来说就是把原来不能实施手术治疗的肿瘤转化为具有手术条件的肿瘤。这样就可以最大限度地为手术治疗创造条件,争取最大的治疗利益。对于这类接受转化治疗后的患者,虽然其术后长期生存会略差一点,但是较之于未实施手术治疗的患者而言,仍有明显优势。因此,这也充分显示了积极实施转化治疗的重要性。

对于结直肠癌患者而言,仅有肝脏转移,或者肝脏转移合并肺转移的,不论其肿瘤病灶数量、肿瘤负荷的大小如何,都可以先纳入转化治疗的范围。同时,再根据患者的年龄、一般情况、肝脏功能、肿瘤大小、患者体力状况评分、治疗意愿等制订适合的转化治疗方案。在选择治疗方案时,尽可能获得多的肿瘤生物细胞学信息、基因遗传学信息,这些内容会对转化治疗方案的个体化选择提供依据和保障。研究发现:化疗药物联合靶向治疗的效果优于单纯化疗,三种化疗药物联合靶向治疗的效果明显优于两种化疗药物联合靶向治疗的效果。但是在临床上,并非所有患者都适合使用多种药物联合的治疗模式,更不可为了追求治疗效果而忽略患者的耐受情况和药物的不良反应。选择具有针对性、特异性、适合患者的治疗方案更有实际意义。

对于实在无法达到可以完全手术切除的患者,治疗上也可以退而求其次,即针对患者的原发灶、转移病灶的情况,考虑给予其他非手术治疗方法,如肿瘤的局部消融技术、肿瘤介入、放疗等,这些技术均可以与肿瘤的化疗、靶向药物治疗、免疫治疗等多种手段联合、序贯或者单独使用。此时的综合多学科团队治疗也同样具有积极的意义和作用。

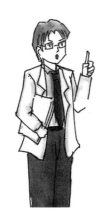

话题10：你的这些行为可能会让靶向治疗药物脱靶

靶向治疗药物具有高效、特异、低毒、使用方便等特点，因此，自其诞生的那一刻起，就开启了临床肿瘤诊疗的新纪元。不仅如此，它还将基础肿瘤学、肿瘤药学、肿瘤诊断学、肿瘤治疗学等的发展向前大大地推动了一步。

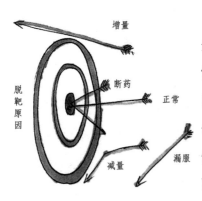

然而，在临床治疗用药过程中，部分患者会发生漏服、断药、增量、减量等情况，这些做法对于正在实施的肿瘤靶向药物治疗来说，是极其危险的，可能会让靶向治疗药物产生脱靶效应，甚至使原本有效的药物变得无效或者产生耐药性。

靶向治疗药物，真的是药如其名，它主要是针对肿瘤细胞表面、内部及肿瘤微环境中的一些特定的靶点实施的精准"打击"。这样的靶点包括某些特有的蛋白、突变基因、特异性的抗体等。靶向治疗药物与靶点结合或者发生作用，可以阻断肿瘤细胞生长所需的信息和信号传导，导致肿瘤细胞的生长被抑制或者有杀死肿瘤细胞的作用。这样的打击具有点对点的精准作用和效应。因此，靶向药物治疗更加强调治疗药物使用的规范性和科学性，以保证疗效。

在口服靶向治疗药物时，保证有效、稳定的血药浓度很重要，这是保证药物治疗疗效的基础。这个说起来也比较好理解，那就是要源源不断、保证一定打击强度地朝着肿瘤细胞这个"靶子"进行射击，使得肿瘤细胞再也没有"回天"的机会。在这样的过程中，没有医生的嘱托就突然间增加药物剂量或减量，或者中断药物的使用都不适合，这些行为都会使血液中的药物浓度产生波动，直接导致药物疗效下降，甚至还会提早发生肿瘤药物的耐药性。

用手机、闹钟等定时来提醒服药是避免出现这样问题的主要方法。出现漏服时也不用过分恐慌，因为多数靶向药物的半衰期很长，且又是一种需要长期服用的药物，偶尔的一两次漏服并不会产生太大的影响。对于补服药物，也要根据不同的药品，采用不同的补服原则。

对于药物毒副作用较大或药品说明书中明确告知漏服药物后不需要补服的，则不需要额外补服。对于漏服药物发现时间较早，且间隔时间在一半以内的，完全可以按照原剂量补服药物；如果超过间隔时间的一半的，一般就不建议补服，在下一次正常服药时间继续用药即可。

对于药物是饭前吃还是饭后吃，也是很多患者的主要纠结所在。对于大多数靶向药物来说，一般建议空腹或者餐后2小时再服用。空腹或者相对空腹状态可以使靶向药物发挥最大的作用、效应。然而，如何服药也是由药物的代谢途径、药物的代谢动力学所决定的，不可一概而论。靶向药物的服用、吸收、不良反应均与饮食有一定的相关性，故服药和进食的时机也有一定的讲究。最为保险的方法就是查看药物说明书中的"用法与用量"。

肿瘤的发病以中老年居多,很多人同时可以合并有多种慢性疾病。对于需要同靶向药物同时、序贯服用的药物,在临床上也要关注药物之间的相互作用,因为多数靶向药物是通过肝脏内 CYP3A4 酶来代谢的。不只是药物,部分水果(如西柚、石榴、杨桃等)也可能对 CYP3A4 酶的活性产生影响。对于药物,如糖皮质激素、利福平、异烟肼、苯妥英、卡马西平、巴比妥类、圣约翰草、雷尼替丁、埃索美拉唑等,也最好避免使用,或者至少间隔2小时以上使用。

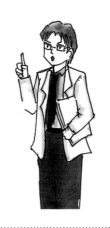

话题 11：什么是肿瘤化疗？

外科手术治疗、内科化学药物治疗、肿瘤放疗是恶性肿瘤治疗的三大基础学科，也是恶性肿瘤治疗的基石。近年来，随着科技的发展，抗肿瘤的靶向药物治疗、免疫治疗等恶性肿瘤的诊疗措施有飞速的发展，肿瘤的治疗效果也发生了很大的变化。在这样的情况下，有一种声音冒了出来——抗肿瘤治疗的"去化疗化"。其原因无非就是感觉到化疗药物在使用过程中的不良反应或者说是过分地夸大了肿瘤化疗的毒副作用。岂不知，在恶性肿瘤的治疗过程中，对于部分肿瘤，如小细胞肺癌、妇科恶性肿瘤，化疗始终是不可替代的。

肿瘤化疗的核心就是各种化疗药物，也有称为细胞毒性药物的。一听这个名字是不是有一些紧张了，你是不是觉得肿瘤细胞接触到了这些药物之后就会出现"非死即伤"？其实，这些药物的作用目标是肿瘤细胞的生长、增殖、分裂等过程和环节，主要影响肿瘤细胞中遗传物质、核酸、蛋白质及肿瘤信号传导通路上相关物质的合成或者功能、作用，如干扰核酸合成、干扰蛋白质合成、直接与 DNA 结合影响其结构和功能，以及改变机体激素平衡从而抑制肿瘤等。这样的作用、影响说得直接点，就是影响到了肿瘤细胞由一个变成两个的状态。

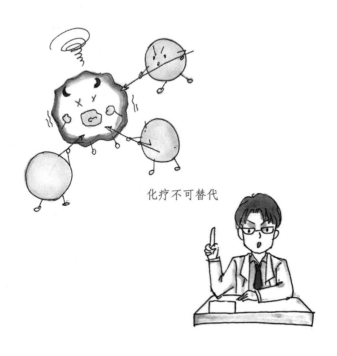

化疗不可替代

化疗药物的使用范围和适应证还是比较广泛的，主要包括造血系统的各种恶性疾病，如白血病、多发性骨髓瘤、淋巴瘤等；对于化疗具有较好反应、治疗效果较好的实体瘤包括皮肤癌、绒毛膜上皮癌、恶性葡萄胎、睾丸肿瘤、小细胞肺癌等；我们在临床上最为常见的部分实体肿瘤实施手术切除或局部放疗治疗后需要实施辅助治疗或者巩固治疗时；部分局部晚期的头颈部口腔、鼻咽等恶性肿瘤、卵巢癌、非小细胞肺癌、头颈部癌和乳腺癌的患者，可以先实施化疗，待肿瘤缩小、肿瘤分期下降以后再争取手术治疗的机会；部分血液供应丰富的肿瘤，如肝癌、肾癌等，实施介入性化疗、化疗栓塞治疗可以使得肿瘤缩小、肿瘤局限，易于手术切除或进一步提高治愈的机会；对于部分实体肿瘤者，已经出现了广泛性的播散或者出现远处转移的，不适于手术直接切除或放疗者，则可以实施以化疗为主的综合治疗；对于实体肿瘤手术、放疗后复发、转移，出现癌性积液的，如恶性胸腔积液、腹腔积液或者心包积液者，通过腔内注射化疗药物，也常常可以较好地控制积液，改善患者的临床症状和生活质量；对于部分肿瘤性因素所致的上腔静脉、呼吸道、脊髓压迫或脑转移致颅内压增高，通常也可以优先使用药物敏感的化疗以缩小肿瘤的体积，减轻症状，再为后续可能实施的其他治疗创造机会和时机。

随着时代的进步，临床上实施化疗时，很多理念与方法也发生了不小的变化和更新。这主要是表现在如何提高化疗的疗效、降低化疗的毒副反应、改善化疗药物的使用局限性等方面，其中以联合化疗的应用最为突出和显著。联合化疗一般是采用两种或者两者以上的治疗药物，采用同步联合或者前后序贯的方法给药，以获得每一种治疗药物的最大治疗效益的同时，降低药物的不良反应叠加。目前，临床上使用的联合治疗方案一般会遵循这样的原则：参与组合的两种或者两种以上的药物要具有不同的作用机制、不同的药理特点，这样的药物组合才会发挥最大的作用和效应；从药物作用的特点和治疗周期特异性等角度上看，需要不同特点的药物和作用不相同的药物相互配合；各种药物的毒性、毒副反应最好不出现相互重复、叠加等现象，减少毒副反应的发生和强度状态；化疗药物的联合一般以2~4个为最好，不是越多越好。

除了联合化疗以外，医生们还会根据实际情况适当调整药物使用的剂量强度（DI），既克服了肿瘤耐药的发生，也适当地减少了药物毒性反应。根据化疗剂量–效应曲线，可对化疗敏感的肿瘤，如淋巴瘤、睾丸肿瘤、小细胞肺癌等，实施最佳的、最适宜的治疗模式。与之同时，还会在克服耐（如原发性耐药、获得性耐药和多药耐药）等多方面采取积极的应对措施,保证治疗的有效性和低毒副反应。

化疗还真是肿瘤内科学范畴里的一门学问,绝不是有些人想象中的照着书本选个方案,照着指南找个药物,输个液、吃个口服药那么简单。

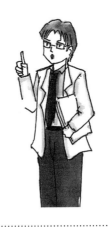

话题 12：化疗周期的那些事

"化疗，为什么一定一个治疗周期 21 天，时间长一些，休息的时间更长一些不好吗？"

"医生，药给我下猛点，连续治疗上三四个周期，让化疗药物一下把肿瘤给处理好了吧！"

在肿瘤内科病房里，有关化疗的话题永远都不会少。

化疗是肿瘤内科常用的治疗手段和方式，由于化疗药物有细胞毒性，可以直接或者间接地杀伤肿瘤细胞，从而影响肿瘤细胞的生长、增殖。在肿瘤内科施行的化疗过程中，并不是每天都要使用化疗药物。一般来说，通常会在治疗的第 1~2 或者第 1~3 周的部分时间里使用化疗药物，在治疗周期的最后一周，即第 3 周或者第 4 周会休息。

化疗周期之所以这样，主要是根据化疗药物的作用特点、效应，以及治疗所选择的化疗药物的半衰期、作用特点和肿瘤细胞的倍增时间来制订的。也就是说，从注射化疗药物的第 1 天开始算，到第 21 天或第 28 天，也即 3~4 周确定为一个治疗周期。在化疗方案的设计过程中，之所以会出现休息时间，主要的目的是让患者的身体有一个短暂的休息、调整时间和机会,从而使机体恢复、机能重建或者调节机体免疫功能的作用,也可使身体的各脏器功能得到充分的调理。

目前最为常见的3周化疗方案,即化疗的周期设定为21天,也就是3周一个周期。这样的安排不是随心所欲的,而是建立在科学依据基础之上的。最为主要的指标就是根据组合在一起的每一个化疗药物的作用特点、药物的半衰期、毒副作用的持续时间、人体恢复时间及肿瘤细胞的预计倍增时间来综合设定的。

通常情况下治疗时都会出现以下情形:治疗的第一周,也是化疗药物作用最为强烈、反应较为明显的时间,患者可能会出现化疗药物的各种近期、急性不良反应,如消化道恶心、呕吐,药物过敏等反应。到了第二周,则出现各种其他亚急性的毒性反应,如肝脏、肾脏功能的损害,骨髓抑制导致的白细胞、血小板下降等反应。这一周也是需要临床医生实施严密观察、监测的时间,且需实施具有针对性的干预、处理。到了第三周,这是患者机体得以恢复和身体情况改善的主要阶段,患者的

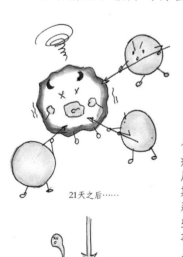

21天之后……

化疗周期那些事儿

总体感觉比较舒服。正如有的患者说的:"化疗是第一周恶心、呕吐、乏力浑浑噩噩,第二周是紧紧张张跟着化验单在调整,好不容易到了第三周舒服了一段时间,接着又要开始下一周期的治疗了。"

说到这里,有的人可能会说,既然化疗药物具有这样的疗效,那么有效的治疗方案是不是就可以连续实施呢?我也可以理解你的意愿和想法。但是,临床上真正实施化疗的时候,两个周期之间还真是需要治疗间歇期,也就是说需要休息和调整的时机。这样的间歇期是

人为设计的，主要目的就是让身体在连续的化疗过程中获得一个短暂的调整、恢复的时间。

其实，在很多人都有这样的一种误会，那就是认为肿瘤细胞的更新速度和生长周期短于正常细胞，实际情况却刚好相反。我们感觉的快其实是肿瘤细胞在生长、发展的过程中不受机体的调控，出现了无休止的生长。也因此，可以利用这样的更新速度差或者时间差，让机体的正常血细胞，如白细胞、血小板、各种上皮细胞，得以快速地更新和修复，这样的时间又短于恶性肿瘤细胞修复、恢复所需要的时间，这样就避免了治疗期间产生的诸多严重不良反应。

一定的时间休息、调整可以让正常细胞尽快恢复，让身体的正常细胞、组织或器官能够耐受后续的治疗，保证治疗的连续性，使疗效得以维持。临床上，不同的患者其身体状况差异很大，可能出现不能满足预期结果的情形，此时就需要实施人为干预和辅助性的措施以最大程度地满足治疗需要。例如，部分患者会因为化疗药物导致的骨髓抑制而无法在规定时间内恢复到正常治疗状态或者是达到再治疗的标准。此时，临床医生就会有针对性地使用各种集落粒细胞、巨核细胞刺激因子，以此刺激粒细胞、血小板的增长，满足治疗的需要。

间歇期的设计，理论上应以满足使化疗药物的毒性反应、作用基本消失，机体细胞、组织和器官的正常功能基本得到恢复，而被杀伤的肿瘤细胞尚未得到修复这样的状态为标准。

对于为了获得更好的治疗效果而拟采用剂量密集或者周疗等治疗方案的，需要医生评估患者的身体情况、骨髓状态、检验指标等情况后再实施。

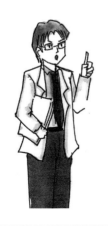

话题13：化疗疗效的评价标准

一说到肿瘤化疗疗效的评价，大家首先想到的就是肿瘤的大小变化。的确如此，相关的临床症状都是由增大的肿块导致的。在实施了临床化疗措施以后，肿瘤体积的缩小对于肿瘤的治疗而言极其具有意义。

其实，包括化疗在内的任何一项抗肿瘤治疗，临床诊疗评价中都存在治疗疗效的评价和不良反应的评估，这也是肿瘤治疗的主要内容之一。

我们平时所说的肿瘤治疗疗效，不包括治疗不良反应部分。然而在临床上，对于部分晚期恶性肿瘤而言，单纯地比较化疗前后肿瘤体积的变化没有实质性意义。此时，临床上更加看重的是肿瘤患者的一般状况和生活情况，甚至是肿瘤患者荷瘤状态下的生活质量和生存时间长短。

对于实施了肿瘤根治性手术切除的患者，术后已经没有了客观存在的可评价指标，肿瘤化疗也没有了可以进行前后比较的尺子，这是不是就进入了治疗评价的盲区了呢？这样的化疗是不是还有治疗的价值和意义，是否还有继续实施的必要性？这些都是有临床意义的问题。

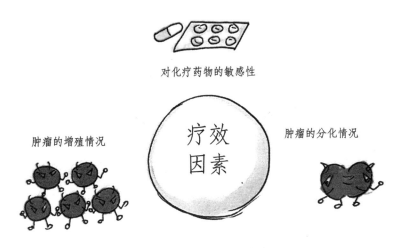

如前所述，在化疗过程中，化疗的效果与多种因素直接相关，包括患者对化疗药物的敏感性、肿瘤的分化程度、肿瘤的增殖情况、肿瘤细胞的数量和负荷等。而且肿瘤在化疗过程中遵循的是1级细胞增殖动力学的规则，即一定剂量的有效药物会杀伤一定比例的肿瘤细胞。这样的结果也提示我们，化疗应该在肿瘤细胞数量相对较低的时候开始。手术、放疗等减瘤的措施也会为化疗创造有利的治疗条件和时机。在实施化疗后，待肿瘤控制满意，此时配合应用0级细胞增殖动力学规则，即一定剂量的药物杀灭一定数量的细胞的免疫治疗，即可以明显提高疗效。由此说来，单纯依赖化疗很难使肿瘤获得完全治愈，即一定要联合其他有效的诊疗方法和手段才能达到治愈效果。治疗时残存的肿瘤细胞是肿瘤复发、转移的主要根源。因此，诱导化疗阶段症状完全缓解只能说是取得根治的第一步，化疗后还需进一步促进机体免疫能力,并进行相关的免疫治疗和生物治疗等补充和维持治疗手段。

化疗疗效的评价,目前主要依赖的是各种化验检查和影像学。临床上多采用超声、CT、磁共振来测量肿瘤大小,以及是否有新病灶,同时参照世界卫生组织的《实体瘤的疗效评价标准(RECIST 1.1 版本)》。疗效评价的临床分级包括:肿瘤完全缓解(CR)、肿瘤部分缓解(PR)、肿瘤稳定(SD)、肿瘤进展(PD)等。此外,对于胸腹水、心包积液、骨转移病灶、脑膜转移灶、肿瘤性淋巴管炎等非客观可评价指标也需要实施评价和界定。

对于大多数药物治疗不敏感的肿瘤或者是晚期肿瘤,临床疗效评价上单纯地强调理论上的CR、PR等显然是不切实际的。此时,不只要看肿瘤大小的变化,更需要关注患者的主观感受、生存质量的变化及肿瘤患者荷瘤状态下的生存期长短。

很多晚期肿瘤患者通过综合治疗可以获得一个较长时间的带瘤生存,对于尚无法彻底战胜的恶性肿瘤来说也是最为真切的治疗疗效和实际意义,这样的结果也不亚于实体瘤的改善与缓解。目前,临床上常用的各种生存疗效的时间表述包括总生存期(OS)、中位生存期(MS)、无病生存期(DFS)、无进展生存期(PFS)、疾病进展时间(TTP)、缓解持续时间(DOR)、治疗失败时间(TTF)和疾病控制时间(DDC)。这些数据可用在肿瘤临床统计学和临床流行病学上。作为患者,他们更加关注的是自身反应的变化。

对于肿瘤患者来说,各项临床指标的数值也可以很好地反映抗肿瘤治疗的疗效。这些数值也是临床上进行疗效评价具有实际意义的指标。此外,对于肿瘤患者来说,更加具有真切意义的指标,尤其是对于那些疾病晚期的患者,是他们自身的治疗后感受,俗话说"鞋子是否适合,只有自己的脚最清楚"。

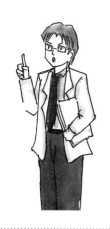

话题14：肿瘤术后化疗越早越好

"化疗对身体影响太大了，我还是想术后回家调理一段时间再去化疗，没有好的体力真的受不了这样的治疗！"说这话的不是别人，是肺癌患者老李。老李的肺癌手术治疗结束后，根据他的术后肿瘤病理学检查报告结果，我们计划在术后20天左右开始实施术后的辅助化疗。

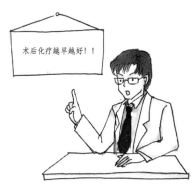

老李的这些想法对于肿瘤内科医生来说一点也不奇怪，我们能做的工作就是告诉老李："肿瘤术后化疗越早越好！"

说起恶性肿瘤的化疗，它可是肿瘤治疗中最经典、最基础的方式之一。即便是在当今各种抗肿瘤诊疗手段飞快发展的时候，化疗依旧不可替代。实施肿瘤切除术后的患者，辅助治疗可以消灭那些可能发生的微小转移病灶，提高外科手术的治愈率，降低远处转移和局部复发率。尤其对于那些已经失去手术治疗机会的中晚期恶性肿瘤患者,化疗更是控制肿瘤发展的主要手段之一。

我们说化疗越早越好,是因为化疗药物的作用特点和肿瘤细胞生长特点等因素直接相关。

化疗药物的效果不仅与化疗药物的敏感性直接有关,还与很多其他因素直接相关,其中最为主要的就是与肿瘤细胞的数量,也就是肿瘤的负荷,即肿瘤的大小、体积呈反比。对于肿瘤细胞、肿瘤组织而言,在相同的治疗条件下,肿瘤细胞的数量越多,肿瘤越大,其化疗的疗效就越差。肿瘤化疗过程中,临床上多数是采用由几种化疗药物组合而成的多药方案。这些药物在每一个治疗疗程中可以按照一定的比例消灭固定的肿瘤细胞数量,这也就是我们常说的肿瘤细胞杀伤的1级动力学特点。这样的细胞杀伤过程不是我们想象、理解的全杀伤的过程。举个例子,如果一个肿瘤是由100个细胞组成的,每次化疗能够消灭30%的肿瘤细胞,那么经过一个周期的治疗,杀伤了30个细胞,剩下70个,在实施第二次化疗的时候,杀伤的是21个细胞,剩下的是49个。随着化疗的进行,肿瘤负荷出现明显下降,但是治疗的效果还是以等比例的模式进行。如此说来,在最理想的状态下完全按照数学模型实施化疗,肿瘤细胞也是不可能完全被药物杀灭到"0"的。待我们用影像学检查看不到肿瘤的时候,理论上还是有残存的肿瘤细胞的,而剩下的这一部分肿瘤细胞主要依靠机体自身的免疫系统对肿瘤施以细胞杀伤0级动力学,即以等数量杀伤的方式去清除肿瘤细胞。

我们的例子是最为理想化的,也是最为数学模型化的过程,现实中绝对不会是这样的。现实中肿瘤细胞会出现各种耐受性、耐药性,细胞还会发生转化等,这些也会给肿瘤的治疗带来困难,甚至会出现潜在的转移。

此外,从肿瘤细胞增殖动力学的角度出发,大块的肿瘤组织及其所属的淋巴组织，甚至是转移病灶被切除以后，机体的肿瘤负荷会出现一个明显降低的过程，此时的机体或者肿瘤组织则会产生一种反馈性的调节效应，刺激残存肿瘤细胞的再次生长、增殖，为肿瘤细胞的生长和肿瘤组织的增大创造条件。而此时处于生长、增殖过程中的肿瘤细胞又是对化疗药物最为敏感的阶段，此时实施化疗可以达到事半功倍的作用。相反，当肿瘤生长到了一定的阶段再实施化疗，效果自然差得多了。

每种肿瘤的治疗时机都有着特殊的规定和最佳选择，何时开始、何时治疗，这事还真得科学判断。

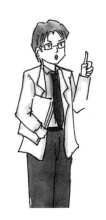

话题 15：化疗真的不能拖拖拉拉，听医生的不吃亏

"大夫，我这化疗非得做六个周期吗？您就让我做两三个周期意思一下得了。"

说这话是正在我们科室进行术后化疗的大刘。在结肠癌术后化疗的三个周期里，大刘总是与我们"讨价还价"，让我们把他的治疗时间缩短一些。在接下来的时间里，他对自己的治疗就出现了拖拖拉拉的样子。又进行了两个周期以后，大刘就从我们科室里消失了，电话不接，微信不回，在他的朋友圈里显示了已经坚定不再继续化疗的决心。半年后，大刘经过检查发现，他的肝脏里出现了散在的、多发性的肝脏转移病灶。大刘明显失去了往日的劲头。

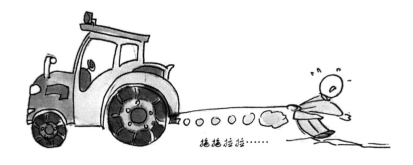

拖拖拉拉……

此后的日子里，在大刘的嘴里，我们能够听到最多的一句话就是"看来这化疗还真的不能由着自己的心情，随心所欲……这一回的治疗我一定听从医生的……现在听话做治疗，能补救前边不听话造成的损害吗？"

包括辅助性化疗在内的化疗，其目的是要最大限度地消灭残存的肿瘤细胞，降低肿瘤的负荷，减少肿瘤细胞发生转移或者肿瘤局部复发的机会。

目前的化疗适应证、化疗方案、化疗药物组合都是经过严格筛选、历经多种循证医学验证的。由于药物自身作用特点，在实施化疗的过程中有着严格的治疗时间和间隔。目前临床上使用的化疗方案多数情况下是由多种药物组成的联合方案，按照化疗药物的作用特点，可能几个药物同时使用的，也可能是几个药物序贯使用。

众所周知，在化疗过程中，每一个疗程可以按照一定的比例消灭肿瘤细胞，这也是我们常说的肿瘤细胞杀伤的1级动力学特点。这在前文已经介绍了。如此说来，化疗而不是我们想象、理解的那种全杀伤的过程。随着化疗的进行，肿瘤的负荷出现明显的下降，其治疗的效果依旧还是以等比例的模式进行。在这样最为理想的状态下，在完全按照数学模型实施化疗的过程中，肿瘤细胞也是不可能完全依赖化疗药物而杀灭到残存数量为"0"的状态。此外，化疗也不能无限期地进行，任何化疗药物都有上限剂量和不良反应限制。在临床上制订的肿瘤治疗方案也是最大限度地满足治疗的需要，而不是做到肿瘤"彻底"杀伤。因此说，这样的肿瘤杀伤模式是最为理想化的，也是最为数学模型化的过程。现实的临床疾病诊疗过程绝对不会是这样的。

肿瘤细胞经过化疗药物的作用后，绝对不会老老实实地停在那里等待着医护人员再次用药杀伤。它们中的部分细胞会把自己从不断增殖的状态逐渐转变到一个被称为 G_0 期的细胞状态,这个期的细胞对药物的作用不甚敏感,甚至可能产生抵抗、耐药。也就是说,它们把自己暂时性地隐匿、休眠、潜伏了下来,以躲避化疗药物的打击和杀伤作用。这个过程也是导致肿瘤细胞发生残存、耐药的主要原因。当这波化疗药物的打击结束后,这部分肿瘤细胞就可以再次增殖、生长、转移。由于它们避免了一次又一次的化疗药物的打击,在后续的治疗中就有可能产生耐药性。

肿瘤细胞与临床医生之间是不是也有些像猫捉老鼠的意思,肿瘤细胞也是一边在"被打",一边在想尽一切办法躲避和再生长。每一次化疗其实都是方法、模式和时间在进行比拼,也是在与肿瘤细胞实施较量的过程。

如果在治疗中途停了下来,换取所谓的休息和调整,不仅会大大降低打赢这场仗的概率,还会为肿瘤细胞的耐药性创造机会,更为未来的治疗带来极大的困难。因此,肿瘤化疗过程中除非遇到了极其特殊的原因,或者说是完全不能耐受化疗方案、药物,那么该坚持的治疗最好还是要坚持。

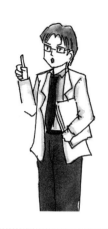

话题 16：化疗间歇期的注意事项

很多患者在实施化疗以后，对化疗的不良反应和治疗感受总是心有余悸，有人甚至产生了宁死也不再接受治疗的想法。说到肿瘤化疗所导致的不良反应，依照目前的处理能力和处理手段，多数是完全可以解决的，且各种不良反应的处理已经有明确、有效的处理手段和应对方案。这也是肿瘤治疗安全性有所提高的主要表现。

然而，在肿瘤的化疗过程中，并不是所有的患者都会较长时间住在医院里的，尤其是在一些大型的肿瘤专科医院里，床位十分紧张，很多患者的住院时间仅够实施化疗药物静脉输注。治疗前的化验检查，治疗后的处理都是在门诊实施的，即一个治疗周期的大多数时间都是处于院外。我们也把这样的时间段称为非化疗药物使用时间或者是化疗间歇期。该时段患者的表现、观察、处置或者应对十分重要，也是保障化疗实施安全，病情观察完整，不良反应及时发现、评价、准确干预的主要手段。

对于完成医院内治疗的患者，在其出院之前，首先要与自己的管床医生进行交流，获知治疗间歇期的主要注意事项和观察指标，同时

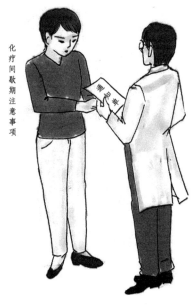

化疗间歇期注意事项

还要向临床医生索要出院小结，并认真、仔细地阅读。患者的出院小结中应该明确标注出院后注意事项，尤其是出院间歇时间里需要随诊、复查的日期、项目、内容及处理建议，再就是要明确下一次住院再诊疗的预约床位、办理入院、实施化疗前的准备内容和化疗的日期等。

化疗间歇期的随诊分为两种情况，其中一种是在原化疗所在的医院、科室就诊、随诊，这种实际上是最方便的，也能保证患者的病情，观察注意事项也有直接性和针对性。如果随诊不能在自己化疗的医院进行，就需要患者选择一所位于自己家附近的医院进行。最好选择固定的、综合性的医院，且最好是设有肿瘤内科，或者是在一个自己觉得方便的、固定的医疗机构的一个相对固定的科室，如综合内科、普通内科、全科医学科。如果可以选择固定的医生那就更好了。我们之所以有这样的要求，就是要保证患者疾病诊疗的动态连续性。

患者在每一次复诊时，都要带上出院小结和能够提示疾病诊疗过程、状态的临床资料，这些内容包括患者的肿瘤治疗病史、简要的诊疗经过和处理意见，这些内容对随诊医生有极大帮助。但是，诊疗过程患者、患者家属切忌对随诊医生指手画脚或者要求随诊医生"照方抓药"，这样最终会害了自己。

化疗间歇期的主要检查项目包括血常规、生化、肝功、肾功等，都是需要采血的。做到定期进行是检查、检验的关键，例如，化疗后的血常规检查要求是每周最少要有1~2次，出现异常时要适当地增加频次和检查内容。不能以患者自身的感受、意愿来确定是否需要检查。很多时候，患者自身可能没有任何的不适反应或者是感觉，相关问题只能通过血液化验来发现。因此，按时化验检查是必须的。

化疗间歇期要密切观察自己的身体反应，出现任何的身体状况、不良反应、异常表现等，最好及时与自己的随诊医生联系或者是前往医院就诊。发热、腹泻、恶心、呕吐、乏力、消化不良、浮肿等问题都是肿瘤化疗最为常见的不良反应。发现问题及时处理是避免诊疗中出现大问题的基础。在此过程中切忌自我处方，总是用"我觉得""我琢磨""人家说"等随意处理，这样往往导致小病变大，甚至产生危及生命的危险。对于晚间或者周末出现的问题，最好可以到医院急诊科就诊，以免贻误病情。

在化疗间歇期，患者的体力、体质和免疫状态一般较差，即便如此也要做到丰富营养素摄入、劳逸结合、适当运动，避免不洁饮食或者是长距离运动，还要规律作息、生活。

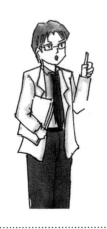

話题 17：超说明书用药

"按说明书用药或遵医嘱"你是不是觉得很熟悉？的确，这是我们在医院就诊、取药后最常听到的一句话。按照说明书用药比较好理解，也就是药品在使用的时候，其用量、用法严格按照药品说明书上书写的进行即可。大家可别小看了这一张药品说明书。药品说明书是说明药品重要信息的法定性文件，是选用药品的法定指南。新药获得审批以后，其说明书是不得自行、任意修改的。

按照相关法律规定，药品说明书上需要记载的内容很多，主要包括药品的品名、规格、生产企业、药品批准文号、产品批号、有效期、主

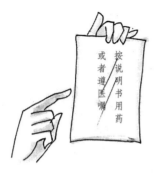

要成分、适应证或功能主治、用法、用量、禁忌、不良反应和注意事项等。在中药处方制剂的说明书中，还应包括主要药味、成分的性状、药理作用、贮藏等内容。

药品说明书上推荐的用法、

剂量一般都是常规用法或剂量，是指正常成年人或者是特定人群的使用方法。由于患者的病种、病期、状态、年龄、性别、体质、病情及对药物的敏感性等不同，特别是一些特殊患者，如老年人、小儿或肝肾功能不全者等，就要求医生根据具体情况实施治疗药物的选择、增减，甚至出于不同的治疗目的，选择、实施不同的用药方案。在这种情况下，遵医嘱就成了主要事项。临床医生们也会在权衡利弊后，决定用药剂量、途径和用药时间等。如此就形成了一种新的药物使用的状态，即超药品说明书用药（OLDU）。

OLDU又称药品说明书外用法、药品未注册用法，是药品使用的一种特殊形式和方法。它是指药品的适应证、剂量、疗程、途径或者适用人群等内容都未在药品监督管理部门批准的情况下，也不在药品说明书记载范围内的用法。

世界各国超药品说明书用药的定义虽然有所差异，但其核心内容是一致的。2010年3月18日，我国广东省药学会制定了中国首个《药品未注册用法专家共识》。目前，全球范围内（包括美国、德国等国家）已经有了超药品说明书用药相关的立法，除印度禁止超药品说明书用药以外，其余国家均允许合理的超药品说明书用药，并且制定了相关的指南或建议。这样做的目的在于既可以加强管理，又可以合理地促进临床诊疗用药。

应该说，超药品说明书用药是临床诊疗的必然结果，也是推进临床用药的主要途径、手段之一，更是临床诊疗多样性的主要原因之一。以恶性肿瘤为例，目前施行的各种临床指南只规定了限定范围内的诊疗原则和治疗用药，对于那些经过多线治疗，具有特殊病理学类型，合并特殊体质、病期、分期的患者，必须由临床医生通过对患者状态的分析，充分结合自身的专业知识，对照、比较类似的研究结果、结论，为患者制订适合他们的诊疗方案。

超药品说明书用药的相关法律、法规、流程还是有相对严格的要求的。在国外,超药品说明书用药的主要责任由医生承担。在我国,现行的药品管理法、执业医师法等都不明确支持超药品说明书用药。我国制定的《超说明书用药专家共识》中指出:"本专家共识对医疗机构临床用药并非强制性规定,但在法律法规、行政性规章无明确规定的情况下,具有行业规范的作用。医疗机构药事管理部门应对本机构内超说明书用药采取'准入制度',组织医学与药学工作者对超药品说明书用药进行准入审批、定期评估,以防控用药风险。"

超药品说明书用药的信息及证据支持是在科学、全面的医学证据的基础上。对于具有条件的单位,还建议对超药品说明书的内容经由医疗机构的药事委员会、伦理委员会批准、备案,这也是一种医疗安全上的保障。与之同时,强调在临床实施过程中得到患者及其法定授权人的知情同意,尤其是对于超药品说明书用药的原因、可能取得的疗效,可能产生的不良反应、危害性及应对措施,是否还有其他的可替代治疗手段等内容予以说明,并签字确定。同时,作为药物企业不得干预超药品说明书用药的计划、实施、信息发布、传播。

超药品说明书用药的存在有其合理性与必要性。在我国,借鉴国外已有的大量临床试验、研究成果,结合我国的实际情况,应尽快完善相关管理制度,促进临床超药品说明书用药的合理性和安全性,也可以保障患者的用药安全,规避医疗机构和医务人员的执业风险,也可以规范超药品说明书用药行为。

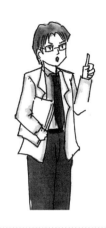

话题18：带你认识临床上常用的铂类药物

<hr />

说到化疗，这可是肿瘤内科病房最得力的武器之一，也是恶性肿瘤治疗史上具有标志性的治疗模式。近年来，随着科技的发展，靶向治疗药物、免疫检查点抑制剂的发现与临床应用使恶性肿瘤的疗效进一步提高，高效、低毒成了肿瘤治疗的主旋律。有人对化疗在肿瘤治疗中的基础性地位提出了质疑，甚至提出了所谓的肿瘤治疗"去化疗化"的概念。在我看来，这些方法虽说在肿瘤治疗上颇为有效，但究其作用和治疗价值，还差很远。化疗有独特的作用，尤其是在小细胞肺癌、头颈部恶性肿瘤、妇科恶性肿瘤的治疗上。

目前，在临床上应用的各种化疗药物中，铂类药物算是一种特殊类型，而且铂类药物的种类繁多，包括顺铂、卡铂、奈达铂、奥沙利铂和洛铂等。铂类药物的诞生和应用在肿瘤治疗过程中具有重要的作用和地位，被誉为肿瘤治疗史上的"第三次革命"，开创了晚期肿瘤患者全身性治疗的先河。

铂类药物在临床上被习惯性地分成三代。与绝大部分的抗肿瘤药物一样，铂类药物的这种分代并不代表后一代药物就比前一代药物效果好。这种分代只是提示药物研发、进入临床应用的时间前后而已，并不显示药物在治疗疗效上的差异或者肿瘤治疗毒副反应之间的差异。用一句时髦的话说，这样的分代完全是一种"熬年头"的规则，把一些药物硬生生地给熬成了"老药"。对于各种铂类药物来说，它们的作用特点、适应证、不良反应有非常独特的区别，虽然都是铂类药物，除了顺铂与卡铂有不完全交叉耐药作用以外，其他的各种铂类药物之间不存在交叉耐药情况。当然，它们也有一些共同点，如以卡铂为代表的铂类药物，包括奈达铂、奥沙利铂、洛铂等，均可以与铝、铝制品发生化学反应，因此配置或储存药液的容器、患者的餐具等都应当避免铝制品。

铂类药物

下面带你认识一下临床上常用的几种铂类药物。

顺铂

顺铂（DDP）最初诞生于1845年，于1978年被正式获批临床应用。至今它仍然是临床上应用最多的化疗药物之一，在化疗中有不可替代的作用。顺铂的化学结构简单、作用机理明确，属于细胞周期非特异性药物，对于肉瘤、恶性上皮肿瘤、淋巴瘤及生殖细胞肿瘤都有效果，尤其对睾丸癌的治疗作用显著。顺铂的应用使睾丸癌患者的死亡率从接近100%直接降低到10%以下。应该说，即使是在靶向药物、免疫药物迅猛发展的今天，以顺铂为代表的铂类药物依旧是肿瘤治疗的基础和基本保证。

顺铂具有适应证广、疗效好、毒副反应明显等特点。顺铂在肝、前列腺、肾等部位浓度较高，且能够迅速分布于胸水和腹水之中。因此，顺铂有广泛的适应证，可以用于多种肿瘤的治疗，或者与其他细胞毒性药物联合应用。临床上顺铂主要用于非小细胞肺癌、小细胞肺癌、胃癌、睾丸癌、卵巢癌、子宫内膜癌、宫颈癌、膀胱癌、头颈部癌、软组织肿瘤及骨肉瘤、非霍奇金淋巴瘤，以及放疗增敏等适应证。顺铂可以静脉使用或者胸腹腔内灌注使用，与所有的化疗药物一样，顺铂的用法用量主要根据适应证及患者的基础情况而确定，治疗方案差别也很大。

顺铂的不良反应明显，肾毒性是其最严重的不良反应之一，可以导致肾小管损伤、血尿、血肌酐升高等。出现严重药物性损害时应停药。目前看来，水化，也就是大量喝水或者输液，总量达到2500~3000ml以上是仅有的预防方式。食欲减退、恶心、呕吐、腹泻等消化道反应，耳鸣、耳聋、高频听力丧失等耳毒性，白细胞减少、血小板减少等骨髓抑制都是顺铂常见的不良反应，这些反应的发生与严重程度均与药物使用的剂量直接相关。因此，对于既往具有肾病史、中耳炎病史者临床上需要慎用。同时，在治疗过程中需要密切监测血常规及肝肾功能。

卡铂

卡铂（CBP）也是一款广谱抗肿瘤药物。卡铂的水溶性更强，约为顺铂的17倍。与顺铂相比，卡铂无明显的肾毒性，但是治疗前肾功能的水平可能会与治疗后出现的血小板减少程度有关,肾小球滤过率(GFR)低的患者更容易出现血小板减少。临床推荐根据患者的 GFR 水平调整卡铂的使用剂量。

卡铂的适应证较多,主要用于卵巢癌、肺癌、其他胚系肿瘤、头颈部肿瘤、食管癌等的治疗,疗效稍差于顺铂,多用于有不耐受顺铂的肾功能损害、呕吐、听力损伤等的患者。

主要根据患者基线肌酐清除率计算卡铂的用法用量。医生用固定的套用公式计算即可。在临床上,由于肌酐清除率检测较复杂,也可以通过血清肌酐(Cr)来计算肌酐清除率。需要注意的是,男性的肌酐清除率计算方法有所不同,注意加以区别。在实际应用中,也需要根据患者的病史、一般情况及治疗耐受情况进行剂量调整。

与顺铂相比,卡铂的不良反应较为轻微,但是卡铂的骨髓抑制作用却比顺铂强。卡铂消化道毒性、肾毒性和神经毒性(耳毒性)发生率较低,因此可以作为部分不耐受顺铂患者的替换药物。但是卡铂与氨基糖苷类药物共同使用会增加肾毒性和耳毒性。

奈达铂

奈达铂原创于亚洲,在亚洲应用较多,欧美地区使用较少,相关的临床数据不多。从疗效、适应证的广泛程度来说,奈达铂均不及顺铂。奈达铂的消化道反应、肾毒性等低于顺铂,目前多用于食管癌的治疗。奈达铂的骨髓抑制反应以血小板降低最为显著,程度超过了顺铂。奈达铂与放疗联合时,对放疗的增敏效果超过顺铂。

奈达铂目前在临床上常用于食管癌、非小细胞肺癌和小细胞肺癌、头颈部肿瘤、卵巢癌的治疗。其用法、用量与顺铂相当。奈达铂的剂量限制性毒性主要表现在白细胞和血小板减少的骨髓抑制上,尤其是血小板减少。在配制过程中,需要注意避免溶于 pH 低于 5 的酸性溶液中。此外,奈达铂对血管有一定的刺激性。

奥沙利铂

奥沙利铂(草酸铂,OXA)是所谓的第三代铂类化疗药物的代表。奥沙利铂在临床中主要用于结直肠癌、胃癌、胰腺癌、胆管癌、肝癌等治疗,在非小细胞肺癌、卵巢癌、淋巴瘤、头颈部肿瘤中也有使用。其在使用过程中不良反应更少、更轻,且肝功能不全的患者并不需要特殊的剂量,使用期间也无需水化。临床上,奥沙利铂经常与5-氟尿嘧啶及其各种衍生物联合使用。

奥沙利铂突出的不良反应就是神经毒性,主要表现为末梢神经炎,发生率约为80%,部分患者可能发生口周、上呼吸道、上消化道的痉挛及感觉障碍,这些不良反应通常是可逆的。累计剂量过高时,可能发生永久性的感觉异常和功能障碍。除了粒细胞、血小板减少以外,尤其要注意贫血的发生。奥沙利铂由于结构原因,配制时需要用葡萄糖溶液稀释,不可使用盐溶液溶解或稀释。奥沙利铂对血管有刺激。

洛铂

洛铂(乐铂,LBP)在临床上主要用于卵巢癌的治疗,此外,还可以在乳腺癌、小细胞肺癌及慢性粒细胞性白血病中使用。与顺铂相比,脱发、肾毒性、耳毒性等不良反应的发生率低,但血液毒性的发生率比较高,尤其是血小板减少的发生率。洛铂主要经由肾脏代谢,患者的肌酐清除率是影响患者不良反应的主要因素。血小板减少在卵巢癌的治疗中发生率可以达到75%。洛铂引发的血小板减少通常是可逆的,但是,此期间会导致一些继发的副作用,如血小板减少引起出血,白细胞减少引起感染等。如果在治疗过程中与其他骨髓抑制剂共同使用,可能增加骨髓毒性。但是,整体上说其胃肠道毒性、神经毒性、肝肾毒性相对较低。过敏性反应较为罕见。此外,洛铂在配制的时候,不可使用盐溶液溶解或稀释。洛铂同样对血管有一定的刺激作用。

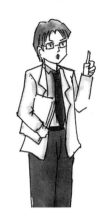

话题 19：你还要多找几个医生打听打听吗？

肿瘤患者的疾病诊疗真的是一件让人头疼的事。虽然目前恶性肿瘤的治疗效果较之以往已经取得了巨大的进步，甚至部分肿瘤性疾病的治疗已经被纳入到像慢性病（如高血压、糖尿病等）那样的管理模式，但是部分恶性肿瘤的疗效依旧难以令人满意。

多数肿瘤患者、患者家属是从医生那里得到的肿瘤的基本医疗诊疗知识，也有一些是从网络上查找相关信息的。但是，这样的知识很难满足对医疗的了解和进行医疗决策的需求。面对这样的情况，在患者的疾病诊疗中就会出现以下情况：一方面是医生需要征得患者、患者家属的同意，选择、实施某些治疗的具体措施、方法；另一方面患者、家属由于缺乏医学知识，想作出肿瘤疾病治疗的重大决策极其为难。

在恶性肿瘤诊疗时，诊疗过程、治疗手段、治疗方案、药物使用、诊疗周期等都有依据，包括各种循证医学指南、疾病诊疗规范或者专家诊疗共识等。然而，肿瘤疾病是复杂的，对于部分肿瘤患者所处的状态、分期，现有依据尚不能直接给予明确诊断的，疾病诊疗则主要依赖于临床实际、患者的高危因素、疾病的检查结果，再结合临床医生的诊疗经验等实施治疗。这样的诊疗建议自然就有差异。

面对这些情况，患者、患者家属如何听取医生的治疗意见，也就有了不同。其实，出现这样的情况也很好理解，这也充分说明目前对于肿瘤诊疗的基本知识、信息在医患之间不对等，或者说肿瘤的诊疗知识还是有着很多不确定、争议、值得商榷的内容。有时也与我国肿瘤疾病诊疗水平的不均等、参差不齐等直接相关。正因如此，社会上才会出现所谓的看病需要多找几个医生，多听听他们的不同意见，自己再综合考虑的现象。疾病诊疗决策不是可以使用投票方法决定的，也绝对不能采用所谓的少数服从多数的原则。

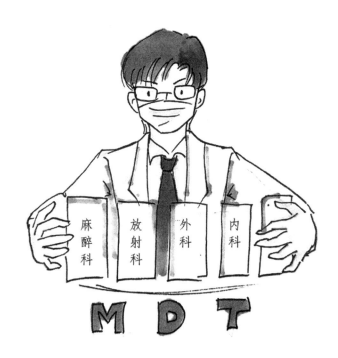

此外，作为患者，在听取多个医生的诊疗意见过程中，能听懂的内容又是多少？出现了争议性意见，又会有谁给出对争议的最后判断？

所谓的多找几个人打听,最后结果也是要么还是一头雾水,要么依旧各抒己见。

其实,在我看来,如果有条件就去肿瘤专科性医院或者是综合医院就诊,医院里有肿瘤多学科综合诊疗小组(MDT),可以直接确定治疗意见。MDT由与肿瘤疾病相关的多学科医生共同组成,可以说,MDT的诸多医生可以为患者制订一个具有针对性的、个体化的精准治疗方案。对于那些没有机会进入MDT的患者,建议选择"你信得过的医院或者是医生"。如此说来,此时的多问、多听不见得是一件好事,或者说不是聪明的选择。

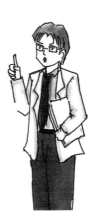

话题 20：肿瘤非手术治疗中的几个注意事项

肿瘤疾病的治疗手段多种多样，除了肿瘤手术切除治疗以外，非手术治疗的方法包括肿瘤的放疗、化疗、靶向药物治疗、免疫检查点抑制剂治疗、血管介入治疗、肿瘤消融治疗、传统医学治疗等。

如此多的肿瘤非手术治疗手段，患者选择哪个，如何选择，也是一个难题。好在近年来恶性肿瘤疾病的诊疗模式已经发生了转变，正由传统的经验医学模式向临床循证医学模式转化。在目前诸多的恶性肿瘤疾病诊疗中，疾病诊疗过程、治疗手段、治疗方案、药物使用、诊疗周期等都有了具体可循的依据，如各个国家、地区、行业组织所确定的各种循证医学指南、疾病诊疗规范及专家诊疗共识等。有了这些内容的支持，疾病的治疗就能达到齐同性、同一性、规范性。

虽说有了各种指南、诊疗规范或者专家共识的指导，但是，诊疗还是得由医生去做。因此，建议患者在诊疗时选择肿瘤专科性医院或者是综合医院的肿瘤科。此外，在诊疗中建议患者参与肿瘤多学科综合诊疗小组（MDT）的会诊，如此可以给患者带来最全面、客观、规诊的诊疗。

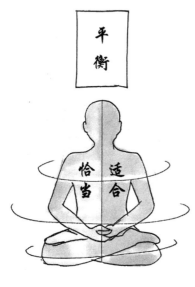

平衡

恰当 适合

肿瘤治疗强调适合、恰当,在保证疗效的同时,又可以减少不良反应,避免出现过度治疗。过度治疗不会给患者带来疗效,相反会增加治疗的危害,加速病情进展,使患者生活质量下降。患者自己受罪不说,还可能增加经济负担和心理压力。决定患者实施治疗的强度和模式依赖于肿瘤的病理学分期、分级、分化程度、浸润程度、分子生物学信息、临床分期等内容,这也是疾病治疗的基础。

应在专科医生的指导下使用治疗药物。同时还要遵循药物的说明书,对于说明书以外的超药品说明书使用,需要有循证医学的证据支持。化疗药物在使用过程中需要根据患者的身高、体重折算出体表面积,或者是依赖于体重,或者是根据化验检查后的指标计算出药物的使用剂量。部分化疗药物,如蒽环类药物、顺铂等,在使用过程中有累积剂量限制,也就是最大耐受剂量,这就是为什么化疗也需要在有经验的专科医生指导下实施的原因。至于靶向治疗药物、免疫制剂,其适用、使用、判断等更加复杂,也更需要专科医生指导。

肿瘤患者在实施非手术治疗之前,医生会对患者的各项常规、生化、肿瘤标志物等指标进行化验和检查,对于不符合治疗要求的会给予对症处理、纠正、调整或者改善。这个时候切不可因为耽误时间和进度而急于治疗,要知道欲速则不达。同样,在治疗的过程中,相关的指标也会实施定期或者不定期的复查,当出现身体不耐受等情况时,需要实施及早地干预和处理,切不可勉强治疗或者自以为是地不接受化验检查。

　　肿瘤患者在实施化疗、放疗、靶向药物治疗、免疫治疗等过程中,需要随时注意自己的各项临床指标的变化,特别是血常规、心脏功能、肝功能、肾功能等。人体的机能差异性很大,同样剂量的治疗药物,对于某些人来说是可以耐受的,而对于某些人来说则会出现各式各样的药物毒性反应。通过按时检查、检验,及早发现并实施各种行之有效的干预措施,可以最大限度地改善患者的治疗耐受性,保证治疗的安全。

　　实施靶向药物治疗、免疫治疗时,进行肿瘤组织、肿瘤细胞的基因检测是必要的,这样做的目的是能够明确肿瘤的基因类型和肿瘤细胞所固有的一些信息,这些资料和信息是实施靶向治疗药物选择的基础和依据。当肿瘤在治疗过程中出现耐药、复发、转移等情况时,需要再次进行组织和细胞学的检查。

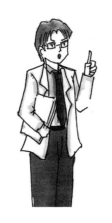

话题21：激素是肿瘤治疗中的好帮手

一说到激素，在大家的心里多少会有些"那样"的感觉，其实这也很正常。大家出现如此感觉，是因为我们对激素的了解还不够。

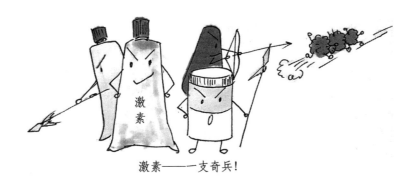

激素——一支奇兵！

激素是我们机体内具有广泛生物学效应的一种蛋白质。而在临床医生的口中，激素类药物如果没有特别指定时，一般都是肾上腺糖皮质激素类药物的简称，其临床应用较为广泛，主要影响糖、蛋白质的代谢，对抗炎症反应，对水盐代谢影响较小，临床上最多见的是泼尼松、地塞米松等。而我们熟悉的雄性激素、胰岛素、生长激素等属于另外一种。虽说激素的作用机理还不是十分的清楚，但是，激素在肿瘤治疗中却发挥着神奇的作用，有的时候甚至是"出奇兵"的效果。

作为抗肿瘤化疗药物使用。激素类药物是血液系统恶性肿瘤、恶性淋巴瘤的主要治疗用药。激素具有诱导淋巴细胞凋亡的作用，与细胞毒类化疗药物合用时可以增强蛋白质合成的抑制作用，也可以促进蛋白质分解而提高细胞毒类药物的疗效。恶性淋巴瘤、多发性骨髓瘤等疾病的治疗一般在清晨 6~8 时一次性使用激素类药物，这样就可以与机体激素分泌的正常节律同步而减少其毒性和不良反应。

治疗颅内肿瘤所导致的颅内高压。激素能够降低毛细血管的通透性，改善血脑屏障功能，稳定脑细胞膜离子通道稳定性，抑制脑脊液分泌等作用，从而减轻间质性脑水肿的发生。在临床上，激素通常会与甘露醇联合使用，控制脑水肿效果确切，还可以与针对颅内病变的治疗方式同步实施和应用。

治疗上腔静脉综合征。目前的上腔静脉综合征多数是由肿瘤，特别是小细胞肺癌、恶性淋巴瘤、乳腺癌等疾病引发的，在疾病初期和疾病治疗早期，激素的使用、维持需要约一周。激素可以暂时性地减轻患者的呼吸困难表现，缓解放疗或化疗相关性肿瘤坏死、放疗有关的水肿及炎症反应，进而改善阻塞情况，对于淋巴瘤和小细胞肺癌还具有协同治疗作用。

治疗脊髓压迫症。该疾病是因脊髓原发肿瘤或脊髓转移癌导致的脊髓区域占位性效应压迫局部神经、组织所引发的症状。在诊断的初期即需要短时间、大剂量的采用激素实施冲击治疗，如此可以达到减轻脊髓水肿，缓解脊髓压迫症状，短时间内维持神经功能的作用。同时，在实施放疗的时候，还可以减轻临床症状一过性加重。

缓解癌痛症状。激素类药物可以稳定神经元细胞膜，阻断神经肽合成，减轻受损神经根的炎症水肿，抑制前列腺素合成，这些作用的直接结果就是协同发挥镇痛作用。但是,临床上一般较少单独使用激素作为止痛的手段,多数是与止痛药物小剂量联合应用。

减少化疗药物毒副作用。 激素类药物与5-HT₃受体抑制剂、多巴胺受体激动剂联用有很好的预防及加强控制化疗药物引起的恶心、呕吐反应作用,这也是激素类药物减少化疗药物不良反应的典型作用。甲状腺切除术前给予合适剂量的激素,也能有效减少术后恶心、呕吐的发生。激素还可以降低铂类药物的耳毒性和部分药物的血液毒性。

减少放射性损害。 放射性损害是放疗中最常见,也是危害最大的不良反应,而激素几乎是改善、解决这些问题最有效的药物和手段。早期使用激素能降低组织细胞和微血管的损害程度,减轻组织渗出及水肿。即便目前尚没有更好治疗方法的放射性脑病,治疗上使用激素依旧可以抗炎、消肿,减少细胞因子释放和抑制免疫反应等。

化疗前预处理。 很多抗肿瘤药物,如紫杉醇、平阳霉素、博来霉素等,在使用前需要使用激素以预防过敏反应。对于培美曲塞等,为了降低皮肤反应的发生率及其严重程度,也需要口服激素类药物进行预处理。生物制剂(如利妥昔单抗、曲妥珠单抗、西妥昔单抗等)的过敏反应相对较多,一般会在药物使用前常规静脉注射激素。

化疗药物外渗的处理。 部分化疗药物,尤其是腐蚀性的发泡剂在治疗过程中会漏出或者渗浸到皮下组织中,导致皮下组织的损伤。含有激素与其他药物的联合局部皮下注射、封闭治疗,有缓解疼痛、减轻组织损伤、减少毒性反应、促进组织修复等作用。

高钙血症的治疗。 激素类药物有增加尿钙排泄,减少肠道钙吸收,对肿瘤和骨可能具有直接的作用。激素对淋巴瘤、血液肿瘤的治疗具有针对性,对乳腺癌伴发的高钙血症也有较好的治疗效果。但是,激素类药物的起效缓慢,维持时间较短,一般需要与其他降钙类药物联合使用。

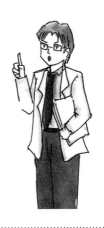

话题22：化疗的间隔时间可以推迟吗？

受疫情的影响，很多肿瘤患者的治疗模式也发生了改变。主要表现为两个方面：诸多的口服化疗药物取代了部分静脉输注的药物，部分患者的治疗时间有一定程度的推迟。

用口服化疗药物取代部分静脉输注的给药模式，既是一种无奈的选择，也是一种因地制宜的变化。这种治疗模式主要依据肿瘤疾病的类型，化疗药物的作用特点、作用效应，化疗药物的半衰期，肿瘤细胞的倍增时间及药物的毒副反应等因素来确定的。这种治疗模式可以满足临床需要，不会对患者的疾病诊疗产生影响。

化疗方案受到一定程度的执行推迟，这就是一个极其无奈的事情了。众所周知，对于化疗的患者来说，多数情况下一个周期的化疗时间基本上是21天（3周）。当然了，也有的化疗方案是采用14天（2周）或者是28天（4周）的。如此的治疗时间计算主要是以使用药物的第1天为开始，到了第22天再开始实施第2周期的治疗。当然了，在实施化疗药物使用的治疗周期中，药物也不是在21天里每天都在持续使用的。在这期间还是会安排至少1周时间进行化疗间歇时间休息的。如此安排也是为了保证肿瘤患者在实施化学药物治疗过程中的安全性，也是为了最大限度地降低药物不良反应的发生。化疗周期的设定，需要考虑的因素是化疗药物的作用特点、有效作用时间、作用效果。

由于肿瘤细胞是存在于机体的组织、器官中的，在对肿瘤细胞实施杀伤作用的同时，也会对机体的正常组织、器官产生一定的毒副作用。但是，比较而言，机体的正常组织、细胞对于化疗药物损害的应对能力、损害程度都远远低于肿瘤细胞，或者说，等同程度上的药物作用，对于肿瘤细胞的打击更加明显，它恢复如初的时间就会更长一些。

具体的肿瘤化疗间歇要观察患者的血常规、肝肾功能等指标是否已经恢复正常，或者说是接近正常，或者是满足了可以实施疾病治疗的标准。而此时对于肿瘤细胞来说，还没有获得完全修复其细胞功能的时机。因此说来，有的时候，化疗周期的制定也不是绝对的、一成不变的。有的时候也需要根据患者的具体诊疗实践来实施必要的调整。

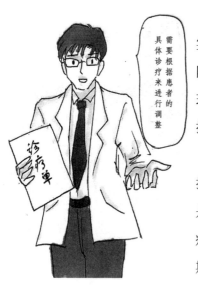

具体诊疗来进行调整

需要根据患者的

说到了肿瘤的化疗周期问题，提前实施化疗，缩短的是两次化疗之间的间隙，增加的则是化疗药物的毒副作用，理论上说得不偿失，自然也不是我们所推荐的。

如果是因为患者出现了感染、骨髓抑制、肝肾功能障碍等严重状况，或者是遇到不可抗力的因素，可以考虑将化疗延后几天，或者是直接调整化疗周期，如将 21 天的治疗周期变化为 21 到

28天，也就是化疗的间歇时间延长1周左右。此外，需要注意的是，在后续的治疗中需要加强对损害因素的预防和对症处理。

对于那些恶性程度高、肿瘤进展快、敏感度高的肿瘤，治疗中尽量不要延长化疗周期。而对化疗敏感度低、处于稳定期的肿瘤，延长几天到1周的化疗时间，也不会对疗效产生太大影响。这样的尺度最好由患者的管床医生判断和决定。但是，无论如何，单一周期的治疗不建议延长时间超过2周以上，或者是在一个方案的治疗过程中多次延期化疗，如此会影响肿瘤的疗效，增加耐药的机会和可能，对肿瘤的控制不利。

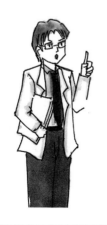

话题 23：肿瘤的化疗与放疗

说到恶性肿瘤的治疗方法，就算是没有多少医学知识的人也会脱口而出"手术""放化疗"。但是，再接着细问一下什么是放疗、什么是化疗，很多人就不知道了。更有甚者，患者在住院治疗完成后还会问医生"不是说要做化疗的吗，怎么还没做就让我出院了？"也有一些在一家医院实施治疗以后再到另一家医院实施进一步就诊的患者，自己未携带前边的就诊病历资料，对于既往治疗的手段也含含糊糊，这样也让医生很难了解患者的具体病情和具体的治疗经过。

在此就跟大家简要说一下肿瘤的化疗、放疗。

平时我们所说的"化疗"，其实就是化学药物治疗，主要是通过使用化学药物实施治疗，达到杀灭、抑制肿瘤细胞的目的。传统的化疗都是以静脉输液的方式进行的，近年来，化疗药物的使用途径也多种多样，也有了一些口服药物，通过规律、长期口服依旧可以达到稳定血药浓度，进而达到抗肿瘤治疗的作用。更为关键的是，口服治疗简便、易行。

化疗药物进入人体后可以随着血液循环到达全身的各个组织、器官,可谓是"血之所及,药之所向"。以往的观念是肿瘤转移风险高,已经发生转移、无法做手术的患者才会进行化疗。近年来,随着疾病诊疗观念的不断改变,目前新辅助化疗成为很多患者的重要治疗手段。新辅助化疗主要是在手术前进行化疗,目的是在手术前改善肿瘤状况、缩小肿瘤、提高手术切除率等。同时这种治疗手段可以客观评估化疗药物的疗效,为术后的辅助化疗提供指导和依据。化疗药物进入并不是只针对肿瘤细胞,其对于正常组织、细胞也有一定的杀伤作用,也即出现了一些化疗性毒副反应。为了减轻各种不良反应,患者在实施化疗期间还需要密切观察和使用各种护肝、护胃、止吐、升白细胞等治疗措施。

"血之所及，药之所向"

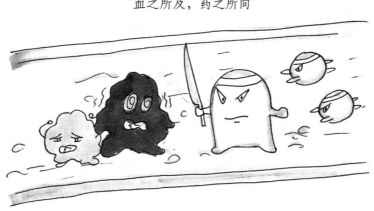

　　说完了化疗,再讲一下什么是放疗。肿瘤的放疗指的是肿瘤的放射治疗,也就是利用各种放射线及其他粒子束等进行治疗。与手术治疗一样,放疗也是一种局部治疗手段。

　　与化疗相比,放疗的历史并不长。但是,放疗的发展非常迅速,从二维放疗发展到三维放疗、四维放疗,放疗剂量分配也由点剂量发展到体积剂量,以及体积剂量分配中的剂量调强等。面对着这样繁杂的名词,你是不是也有些迷糊,一句话,目前的放射治疗的发展也是范围越来越准确,放射剂量越来越精细、放射治疗效果越来越提高。

　　放疗主要在专门的放射治疗室进行,每次治疗的时间并不长,也就是几分钟。放疗的周期也与化疗不同,根据治疗部位、目的等情况,通常需要数天到一月余不等。根据不同的治疗需要,根治性放疗可以获得与肿瘤外科手术一致的治疗效果。同时,放疗还可以用于手术后肿瘤残余、骨转移引起的癌性疼痛、上腔静脉压迫综合征的肿瘤及肿瘤并发症的治疗。但是,由于肿瘤的浸润性,放疗的区域很难局限于肿瘤所在的区域。目前调强放疗在保证靶区剂量的同时,也要减轻周围辐射野的剂量。放疗也会产生各种不良反应,包括皮肤破溃、放射性肺炎、放射性肠炎、骨髓抑制等不良反应。

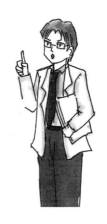

话题24：肝癌治疗方法ABC

一说到肝癌,大家的脑海里会立即浮现"癌中之王"。这句话如果往前推30年,肝癌还真是不枉这样的一个称谓,那时候我们对于肝癌的治疗还真是没有太多、太好的方法。大家习惯的理解是,肝癌患者从明确诊断到死亡也就3~6个月。

随着科技的发展,肿瘤早期筛查意识的普及,新的药物开发,医疗技术、手段的不断提高,人们对肝癌的认识也在不断深入,肝癌的治疗效果也有明显的改变,肝癌患者的生存期也出现了大幅度的提高。

目前,肝癌在我国的发生率仍然居高不下,位于所有肿瘤发病的第4位,致死性病因的第2位。目前,肝癌可以实施的治疗方法多种多样,选对治疗方法对于提高生存率十分重要。

在原发性肝癌患者中,不论是哪种病理组织学类型,对于可以满足手术切除或者争取实施手术切除治疗的患者,进行手术病灶切除和肝移植术都是第一位的。毕竟手术切除是目前使肝癌获得根治、肿瘤降低负荷最确切的治疗方法。

对于那些不能切除的肿瘤,或者是暂时不具有手术切除机会的病灶,肝癌的治疗即涉及实施多个学科参与、多种治疗方法共存的多学科综合治疗的 MDT 状态。这其中包括肝脏肿瘤的局部手术切除、消融治疗、介入治疗、放射治疗、靶向药物治疗、免疫治疗等系统的抗肿瘤综合治疗手段。针对不同分期的肝癌患者,选择合理的治疗方法联合、序贯治疗可以使疗效最大化。

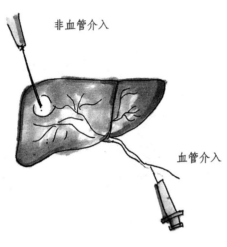

非血管介入

血管介入

目前,介入治疗是肝癌非手术治疗的首选方法,有创伤微小、疗效显著、毒副反应小、可重复性强的特点,其方法和手段不断更新,是对无法手术切除情况的重要手段补充,也是肝癌术后重要的治疗手段。对于暂时无法手术治疗的患者,还可以达到术前缩小肿瘤的新辅助治疗目的。

对于部分早期患者,介入治疗的疗效确切,部分患者甚至可以根治肿瘤。介入治疗和手术治疗的效果相当,甚至优于传统手术治疗。

对于中晚期的肝癌患者,介入治疗的适应范围则更加广泛,血管介入和非血管介入都可大显身手。血管介入治疗是将体外的各种化疗药物、免疫制剂、血管栓塞剂通过血管送达肿瘤局部,以达到治疗肿瘤的治疗目的。非血管介入治疗则主要包括射频、微波、激光、冷冻、电穿孔等物理消融技术,通过细针穿刺到肿瘤局部损毁肿瘤细胞膜等。而化学性消融技术则是通过穿刺针在肿瘤局部注射无水酒精、稀盐酸、醋酸、热盐水、化学药物等使肿瘤坏死或者肿瘤组织凝固、灭活等。

其中,肝动脉化疗栓塞(TACE)是介入治疗手段中名气最大的、最为重要的治疗方法之一。其适应证范围很广,即便是对于一些晚期患者，TACE治疗也可以缩小肿瘤大小，达到疼痛减轻的目的。

近年来，肝癌治疗药物的选择和使用逐渐成为肿瘤治疗的新热点，尤其是免疫检查点抑制剂（免疫药物）及其联合其他药物的治疗方式已经逐渐成为内科治疗的主流，患者的生存率也得到大幅度提高。免疫治疗药物PD-1与抗血管生成药物的联合，即"T+A"联合疗法被列为肝癌一线治疗的标准方案。此方案降低了肝癌死亡风险、肿瘤进展风险，疾病缓解率达到27%，为晚期不可切除的肝癌患者取得了一个良好的生存获益。也有研究者将"T+A"联合疗法与TACE技术联合应用，更是获得了80%甚至是90%的客观缓解率。

TACE治疗可以较好地改善肝癌患者的免疫微环境。肝癌病灶实施了TACE治疗后，肿瘤局部会因为阻断血液供应而出现缺血、缺氧等情况，这样反过来会促进肿瘤血管的生成，"T+A"联合疗法又是抗肿瘤血管生成的利器，二者联合就能具有协同、增效作用了。

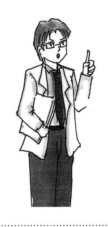

话题 25：手术治疗肿瘤的重要性

恶性肿瘤患者的疗效，是医生，也是患者、患者家属最关注的内容。但是，对于患者而言，他们最不解的就是在就诊过程中发现貌似相似、相近的疾病却有不同的治疗效果、生活质量、生存时间和治疗预后。问题到底在哪呢？

肿瘤的治疗方法很多，包括手术治疗、化疗、放疗等。在这些手段中，最被大家看中的是外科手术治疗，可以说，手术是目前治疗恶性肿瘤最具根治性的手段，也是决定肿瘤疾病诊疗预后的关键。

治疗肿瘤，首先要选择治疗方法。选择何种治疗方式与治疗措施取决于肿瘤患者的一般状况、肿瘤的组织病理学类型、肿瘤的分期等。对于肿瘤疾病来说，将肿瘤完整地手术切除的同时，还要切除肿瘤引流区域的淋巴结或者可能已经发生了局部侵袭的组织。

一般来说，对于可以实施根治性手术切除的肿瘤，其肿瘤分期一般比较早，患者的状态也不错。最大限度地实施肿瘤根治或者减瘤，可以获得根治，或者是为后续其他治疗创造一个有利的基础。

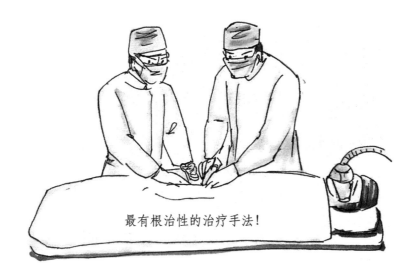

最有根治性的治疗手法！

对于那些就诊时不具备手术切除条件、机会，或者虽然可以实施手术，但是手术的难度太大或者由此会导致患者的损害相对较大的，医生会退而求其次，根据肿瘤的病理学类型、组织学特点实施术前的化疗、放疗、免疫治疗、靶向药物治疗等，这些措施也被称为"新辅助治疗"。

上述治疗方法可以单独实施，也可以联合起来或者是序贯应用，它们的主要目的是使肿瘤缩小，肿瘤对周围组织的侵袭减轻或者消失，为后续的手术治疗创造机会，如此达到对肿瘤组织、周围淋巴结以及部分侵袭肿瘤组织来一个"连锅端"的效果。

此外，这样的治疗模式也使得那些在疾病初期无法手术切除的患者达到了降期，也给那些不能手术治疗的患者创造了再次治疗的机会。需要说明的是，对于肿瘤患者来说，能手术和不能手术的预后是截然不同的。大家都说，肿瘤的外科手术治疗是目前唯一可能使肿瘤获得根治的治疗手段和治疗模式。这些足可以见到手术治疗的"龙头老大"地位。

此外，在实施新辅助治疗时，由于存在肿瘤，各种治疗药物、治疗方案的实施效果可以直接、直观地反映出来，或者说，随着治疗药物的使用，肿瘤大小的变化很直观。同时也可以看到人体、肿瘤对于这种治疗方案、药物的反应，在直接评价药物的治疗效果的同时，也可以显示药物的不良反应，为治疗药物的筛选、应用提供依据。

目前强调的是肿瘤治疗的综合手段，即便如此，手术治疗的价值和地位毋庸置疑，其他各种治疗手段也都是围绕手术治疗以辅助和配合。

健康中国 科普丛书

癌症不可怕

5 肿瘤的免疫治疗

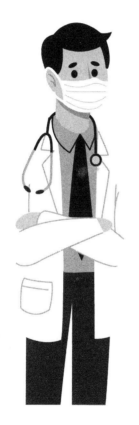

高文斌　刘　江　陈盛阳　潘文俊 —————— 主编

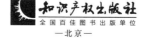

知识产权出版社

全国百佳图书出版单位

—北京—

图书在版编目（CIP）数据

癌症不可怕 / 高文斌等主编 . — 北京：知识产权出版社，2023.4
（健康中国科普丛书）
ISBN 978-7-5130-8660-8

Ⅰ.①癌⋯ Ⅱ.①高⋯ Ⅲ.①癌—普及读物 Ⅳ.①R73-49

中国国家版本馆 CIP 数据核字（2023）第 003961 号

内容提要：

本书以抗肿瘤诊疗过程中的案例、知识点为主要引导，介绍恶性肿瘤的预防、临床症状、诊断方法、治疗模式、诊疗不良反应和疾病随诊等相关内容。同时介绍肿瘤诊疗的新技术、新手段、新方法，真实说明疾病诊疗过程，澄清诊疗中的误区和错误观念，力求肿瘤诊疗过程规范化。全书突出科普性、大众性、专业性、实用性、规范性，既贴近于普通百姓，又服务于临床，内容翔实，资料丰富。适合普通读者和相关专业医生阅读参考。

责任编辑：张　珑　　　　　　　　　　　　责任印制：刘译文

健康中国科普丛书
癌症不可怕
AIZHENG BUKEPA

高文斌　刘　江　陈盛阳　潘文俊　主编

出版发行：知识产权出版社 有限责任公司	网　　址：http://www.ipph.cn
电　　话：010－82004826	http://www.laichushu.com
社　　址：北京市海淀区气象路50号院	邮　　编：100081
责编电话：010－82000860转8574	责编邮箱：laichushu@cnipr.com
发行电话：010－82000860转8101	发行传真：010－82000893
印　　刷：三河市国英印务有限公司	经　　销：新华书店、各大网上书店及相关专业书店
开　　本：720mm×1000mm　1/16	总 印 张：26.75
版　　次：2023年4月第1版	印　　次：2023年4月第1次印刷
总 字 数：321千字	总 定 价：140.00元（全5册）

ISBN 978-7-5130-8660-8

出版权专有　侵权必究
如有印装质量问题，本社负责调换。

目　　录

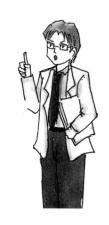

话题 1：肿瘤免疫治疗是什么？

　　一说到肿瘤的免疫治疗，大家是不是会立即想到让肿瘤患者吃好的、喝好的、好好休息、适当运动、保持好心情……其实，这些只是免疫治疗中极小的一部分。临床医学上所说的肿瘤免疫治疗是一个既古老、又全新的概念。

　　真正把肿瘤免疫治疗推到风口浪尖的事件发生在 2015 年。90岁高龄的美国前总统卡特不幸罹患恶性黑色素瘤并发生了脑转移。这事如果发生在过去，估计除了放疗就没有更好的办法了。然而，卡特的疾病最终被彻底治好了。难道他也只是吃好的、喝好的、好好休息、适当运动、保持一个好心情吗？答案当然不是，原来他是被一种称为肿瘤免疫治

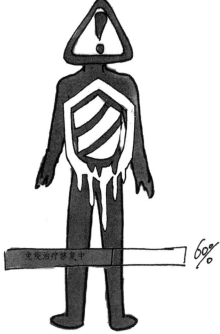

疗的手段治好的。我们这里所说的肿瘤免疫治疗主要是指肿瘤免疫检查点抑制剂的治疗。

那么什么是肿瘤的免疫治疗呢？

在人体中，很多正常的细胞都有发生突变的可能，即有变成癌细胞的可能。实际情况是，我们大多数人是不会产生癌细胞的，因为我们有健全的免疫系统对肿瘤实施监控，而且这样的监控非常有力，能及时发现病变的癌细胞，并将它们清除。这就如同我们的社会上有坏人、小偷，但同时也会有警察，完善的警察体系保证了我们的社会安康。但是，有些人的免疫系统天生有一些缺陷，其免疫能力相对较低，这时候再遇到狡猾的肿瘤细胞，肿瘤细胞就会发生免疫逃脱，成为漏网之鱼，并且随着时间的延长而逐步发展壮大。当这些肿瘤细胞长成较大的肿瘤组织时，就会产生一些对免疫系统有很强抑制作用的物质，这些物质会使免疫力进一步降低，肿瘤就得以进一步生成，周而复始。而肿瘤的免疫治疗就是要帮助患者把自身的这个免疫监控漏洞补上，以恢复机体对肿瘤的监控，阻碍肿瘤进一步生长。这就是肿瘤免疫治疗的基本原理。

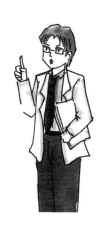

话题2:不要让患者多花钱还受罪

身患肺癌的李大爷接受了半年多的药物治疗,可效果一直不是很好,体力也是大不如前了。最近,听说一个被称作"免疫检查点抑制剂",又称为"肿瘤免疫治疗"的抗肿瘤"大明星"药物上市,老爷子有一些心动,想试一试这个药物。但是老爷子也有自己的顾虑,那就是自己的身体状态实在太差了,这样会影响药物疗效的发挥。

李大爷的想法我们十分理解。我们为李大爷分析了目前PD-1/PD-L1抑制剂的治疗疗效、不良反应等,尤其说明了在哪些情况下不能或者不建议使用免疫制剂PD-1/PD-L1(部分具有明确基因检测结果不适合使用的患者)。因为在这些时候,使用这些药物不会产生疗效或者疗效极低,白花钱又受罪。这些情况以下。

①身体状况不好,身体虚弱,长期卧床患者需要慎用;

②免疫制剂有别于化疗药物、靶向药物等短时间内起效的药物,其起效时间一般在2个月到3个月,因此,预期寿命少于3个月的患者一般不建议使用;

③有严重肝、肾功能损伤的患者也需要慎重选择;

④患有自身免疫类疾病（如红斑狼疮、白癜风等）且处于活跃期的患者，需要慎重选择；

⑤接受过器官移植手术治疗的患者；

⑥合并有乙型肝炎病毒感染的患者，其病毒的DNA拷贝数大于2000IU/ml者治疗时候需要谨慎；

⑦携带HIV病毒或者艾滋病患者在药物使用时也需慎重决策；

⑧免疫制剂在18岁以下儿童和青少年及65岁以上的老年患者中应用数据较少，使用需要谨慎，但无须进行剂量调整。

对于有上述情况的患者，根据他们的化验检查等指标，再经由医生的综合评估，最后由医生来判定患者能不能使用PD-1/PD-L1。专业医生的建议尤为重要。

还是那句话：听专业医生的话没毛病！

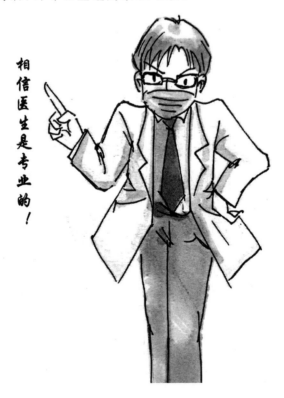

相信医生是专业的！

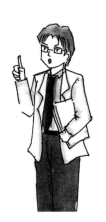

话题 3：免疫治疗的疗效能先知先觉吗：
免疫的预测指标

"医生，免疫治疗效果是好，不过药物的价格也很高。我们想知道，目前是否有什么可以在治疗前检测的指标，能推测和提示治疗效果，也让我们花钱有点'方向'。"这句话是临床上很多使用免疫制剂治疗的患者都要问的内容。大家都想知道免疫制剂的疗效是否可以在治疗前预测。

免疫治疗是目前被广泛应用的抗肿瘤治疗的新疗法，在多种肿瘤的治疗上发挥着重要作用。由于免疫药物的价格较为昂贵，很多人在临床使用之前，都想着是否可以找到像靶向药物那样具有预测效应的指标，这样就会使临床用药更加有的放矢，提高成功率。

比起其他治疗手段，免疫制剂的临床应用时间尚短，临床上很多研究结果还具有一定的争议。学术界相对被广泛认可的观点都是针对 PD-1 抗体、PD-L1 抗体的相对敏感的人群，这些人群有着以下特点。

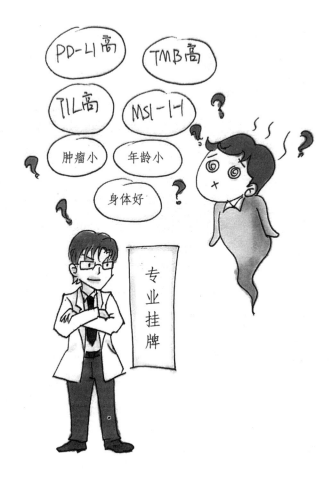

①PD-L1 表达情况：一般来说，PD-L1 的表达越高，临床治疗效果就越好。PD-L1 表达＞1% 即可以使用免疫制剂，但是，当 PD-L1 表达＞50% 时其疗效更好。

②肿瘤基因突变负荷（TMB）：TMB 检测值越高，其效果就越好，如 TMB＞20/Mb 的疗效就很好；

③肿瘤组织中有大量的免疫细胞浸润，也就是所谓的肿瘤浸润淋巴细胞（TIL）数量高；

④微卫星高度不稳定；

⑤此外，肿瘤相对较小、年龄较轻、身体情况较好的患者也是治疗

的优势人群。

说到这里,对于很多患者来说,除了⑤以外,其他的几项指标貌似还不太懂。其实,这很正常,这些指标都会出现在患者的病理报告中。最简单的方法就是听医生的说明,相信医生是最专业的,他们会为患者提供最优、最适合的诊疗方案。

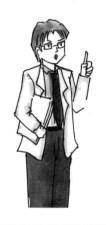

话题4：魔高一尺、道高一丈：如何面对免疫制剂的耐药

PD1/PD-L1 为代表的免疫制剂是近年来恶性肿瘤临床诊疗的"大明星"，很多肿瘤患者在此药的作用下获得了新生。但是，即便是如此的好药，也会产生耐药性。从 2006 年 PD-1 抗体在欧美启动临床试验以来，已有 15%~20% 的患者出现了耐药现象。

众所周知，PD-1/PD-L1 为代表的免疫治疗，其主要的作用机制就是阻断 PD-1/PD-L1 信号通路。如此看来，要克服耐药就要做到知己知彼，然后施以对应的措施。

确定耐药的部位，找到耐药的原因，再根据原因进行治疗，这应该说是应对免疫制剂耐药的最佳手段。在临床上，发现 PD-1/PD-L1 药物的耐药部位，可以通过对最新、进展的病灶重新穿刺活检，最新的进展区域病理组织是明确患者情况的最佳组织材料。检查时发现有的患者某些部位有特殊基因表达，如 TIM-3、LAG-3 或 IDO 代偿性高表达，这样就可以选择 PD-1 抑制剂联合 TIM-3 抑制剂、LAG-3 抗体、IDO 抑制剂，把引发耐药的因素处理掉。

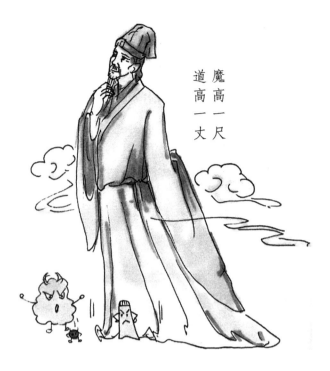

对于那些不能明确耐药原因的患者，多种治疗手段的联合治疗也不失为一个不错的选择，如我们常说的联合放疗、联合化疗药物、联合血管靶向药物、联合细胞治疗、CTLA-4治疗等。

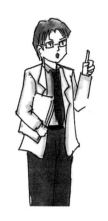

话题 5：别把免疫药物当成"救命稻草"

"几进宫"的患者老李，身体状态明显大不如前了。面对目前状况，我们建议他先调整身体状态，暂时不再使用抗肿瘤药物。可是老李的儿子却坚持想试一试抗肿瘤免疫治疗"神药"PD-1。在他的眼里，这个药不只是"神药"，还是"救命稻草"。

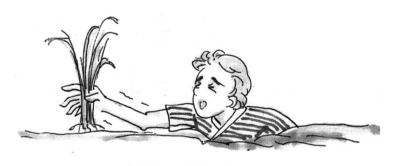

免疫药物不是救命稻草！！

PD-1/PD-L1 的使用主要还是借助于机体存在的较为完善的免疫系统。甚至可以这样说，机体的免疫水平是使用免疫制剂的主要适应证之一。在什么时候用免疫制剂最合适，回答是肯定的：免疫治疗越早使用越好！绝对不能把免疫制剂当成"救命稻草"，或者是没药可用时候的"最后一搏"。

　　免疫治疗是通过去除机体免疫系统的免疫抑制，再激活人体的免疫细胞，从而达到杀伤肿瘤细胞的目的。患者的状况越好，免疫功能越强，免疫治疗的效果越好。于人体而言，就是要在基础免疫状态较好的时候，合理使用药物。因为只有在这个时候，患者体内存有足够的免疫细胞，才可以担负起免疫治疗的责任。一旦患者的疾病发展到了终末期，免疫系统已经严重损伤，再用免疫药物也是事倍功半的。免疫治疗其实就是重启人体自身的免疫功能，因此，治疗越早越好。

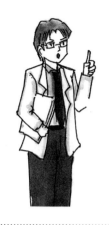

话题6：时间和数据是检验真理的唯一标准

　　对于肿瘤患者来说，"肿瘤治愈""治疗结束"或者是"不再需要继续用药"都是他们最喜欢听到的内容。但是，在过去一个相当长的时间里，恶性肿瘤的治疗一直处于瓶颈。在临床上很难获得治愈的人们转而求其次，希望与肿瘤长期共存，或者是维持一个荷瘤存在状态，无进展生存时间的概念也逐渐被人们所接受、认可。几年前，随着肿瘤免疫治疗药物的临床应用，一些既往难以治疗或者治疗效果不佳的肿瘤（如恶性黑色素瘤等）也取得了出奇的治疗效果，甚至绝大部分肿瘤可以获得"临床治愈"的效果。

　　问题也随之而来了，既然没有了肿瘤的存在，那么用于治疗的免疫药物还要继续使用吗？免疫治疗作为全新的治疗药物在临床应用过程中没有成熟的经验可循，那么可否借鉴以往使用细胞毒类化疗药物时的规定呢？在化疗药物使用过程中，当治疗获得完全缓解以后，一般会继续应用原方案2个周期后再停药。对于肿瘤未获得完全缓解的患者，则是在连续两次疗效稳定的情况下停药，或者是采用维持治疗的模式，其原因主要是化疗药物毕竟是细胞毒性药物，不能不考虑药物毒性而没有期限的持续使用。而免疫治疗在实施的过程中，从最早的黑色素瘤、淋巴瘤等恶性肿瘤的治疗上可以看到其疗效长。免疫检查点抑制剂可以在较低毒性的基础上获得接近半数以上的治疗有效率，而且免疫制剂一旦有效，患者即可以获得长期生存获益，这个现象在临床上又被称为"拖尾效应"，很多出现治疗应答的患者其生存期甚至可以超过5年。这样的结果在以往是不可想象的。

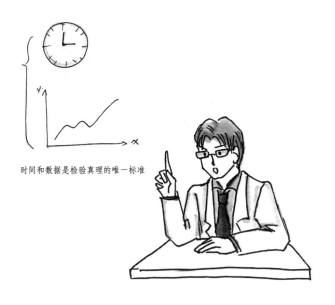

时间和数据是检验真理的唯一标准

在实施PD-1抑制剂治疗时，部分恶性黑色素瘤患者在接受了大于6个月的药物治疗后获得了完全缓解，可见病灶都消失了，在此基础上又继续使用了至少2个疗程的PD-1药物后停药，其后的随访结果证实，停药后患者发生复发的概率很小。在比较、研究的105位患者中，有67位停药，其用药的中位时间是24个月，而大多数患者使用的时间是12个月。在这67位患者中，5年内病情稳定、没有发生进展的61位，占比为91%。在后来的其他研究中，大家也对持续使用免疫药物2年后停药的患者进行了观察，2年内病情没有发现进展的患者比例达到了78.4%,而且95.9%的患者总体生存期超过了2年。如此说来,长时间的免疫治疗貌似的确可以获得很好的治疗效果,尤其是在有了完全缓解这样效果后再停药,其疗效也会持续存在。

在对另外一部分患者的评价中发现(治疗达到完全缓解后立即停药),随访3年后,这部分患者的存活比例达到72.1%。完全缓解后继续使用2周期以上免疫治疗的患者,在降低复发概率上貌似也有一定的优势。但实际情况却不一定是这样,因为两组数据还是存在着一定的差异,上述这些数据还与治疗用药的时间这个因素有关,因此,这样的结果也就不能只做单一因素的归因分析。在实施科学评判的时候,治疗达到临床完全缓解之前的用药时间、后续再治疗时间、复发风险等指标、因素需要在相同的研究背景之下才能有针对性地比较,否则,这样的内容就会产生偏倚,甚至误导治疗。开展有针对性的前瞻性研究,积累更多的数据可能是未来话语的主要依据。

既然停药后有复发可能,那么再使用免疫制剂是否依旧有效呢?用"这个会有,但需要一点点运气"来回答最恰当不过了。完全缓解后复发的患者再次使用免疫制剂,其临床有效率差异表现较大,最高的可以达到80%左右,也有报告为50%、44%,甚至是12.5%。这么大的差异也推动着临床工作者研究其产生的具体原因。

如此说来,在使用免疫制剂后获得完全缓解的患者,如何使用免疫制剂还真有待于进一步的研究。

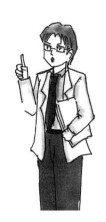

话题7：免疫治疗出奇兵：食管癌治疗的诀窍

　　说起食管癌，很多人并不陌生，主要原因在于我国是世界上食管癌发病率最高的国家之一。河北、河南、山西、江苏、陕西等省都是食管癌的高发区，其中河南省林州市（林县）的食管癌发病率最高。应该说，食管癌的发生与很多其他恶性肿瘤一样，也是一个多因素相互作用的结果，这些因素包括年龄、性别、职业、种族、地域、生活环境、饮食习惯、生活习惯、遗传等。我国食管癌的病死率也相对较高，这些特点与食管癌的治疗手段和效果不佳也有直接关系。

　　长期以来，食管癌的治疗手段和方法研究进展速度不快，主要还是依赖于手术、放疗和化疗三种经典治疗模式。近年来，随着科技的发展，靶向药物在食管癌的治疗上也显示了较为优秀的疗效。即便如此，诸多食管癌患者依旧无法避免复发、转移的风险，患者的无病生存时间依旧徘徊在低水平。对于那些可以手术切除的局部晚期食管癌、胃食管结合部癌的患者，手术治疗一定是排在第一位的，它也是最积极、有效的治疗方法。以手术治疗措施为中心的新辅助联合放、化疗，再后续实施手术治疗的模式已经成为多数医疗机构所采用的标准治疗模式。

即便如此,患者再复发、转移的风险依旧很高,这也是治疗失败的主要原因。尤其是手术治疗后病理标本检查确定没有达到"病理学完全缓解"或者"淋巴结检查阳性"的患者,他们的疾病控制状态和总生存期远远无法达到预期。因此,术后继续施行有效、低毒、持续的抗肿瘤治疗十分重要。

近几年,新型抗肿瘤免疫治疗药物成为肿瘤治疗领域的新热点、新途径。很多既往治疗棘手的恶性肿瘤,通过免疫治疗获得了意想不到的治疗效果。在部分肿瘤的治疗上,免疫制剂单药也获得了长期、有效的治疗效果。那么,免疫制剂是否可以在食管癌、胃食管结合部肿瘤及肿瘤术后特殊人群的治疗中发挥优异的治疗效果呢?国内外很多学者对此实施了有益的尝试。

研究表明,食管癌术后辅助免疫药物治疗,可以取得积极的治疗结果。免疫制剂为可切除的食管癌、胃食管结合部癌患者带来了无病生存的临床获益。免疫治疗使得食管癌患者的无病生存期延长了一倍左右,接近2年,明显降低了疾病复发和死亡风险。其中,食管鳞癌患者的获益更为显著。这个结果,对于以鳞癌为主的食管癌患者,无疑又是一个极好的消息。至于对那些有淋巴结转移的患者,其获益更加明显。此外,不同病理分期的食管癌患者均可从这种治疗模式中获益,对于一些特殊类型的食管癌患者,如HER2阴性患者、PD-L1阴性和食管部位肿瘤患者,其临床获益或者疾病风险降低更加显著。我们最为关心的降低肿瘤转移,减少肿瘤复发,降

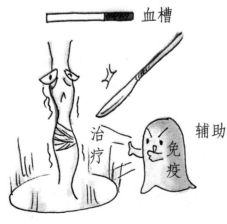

血槽

治疗

辅助

免疫

低死亡风险,采用免疫治疗药物有积极作用。无独有偶,国内学者用国产药物实施的临床试验研究中,免疫治疗药物、免疫治疗药物与化疗药物联合使用也获得了相近的治疗效果。更加令人欣慰的是,这些临床研究同样也有较好的安全性。大多数与治疗相关的不良反应都很低,而且容易控制,这也保证了治疗的顺利实施和进行,为术后进一步巩固治疗效果起一定保证作用。

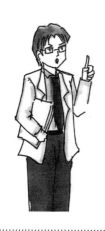

话题 8：120 万元根治肿瘤？这事多数人都想多了

随着一位接受国产抗肿瘤细胞免疫药物治疗的淋巴瘤患者出院，各大网络、媒体和搜索引擎中"CAR-T""120 万元""免疫治疗""治愈"等词汇上了热搜，也成了朋友圈中的热词。

近年来，恶性肿瘤的治疗进步十分快，而免疫治疗更突出。但就最近上市的第一个国产抗癌药物 CAR-T 而言，它只是一种全新的细胞免疫治疗新疗法，有特殊的适用人群，并不适合于所有肿瘤患者。目前，它也只是被允许用于治疗复发难治的弥漫大 B 细胞淋巴瘤患者，包括纵隔大 B、转化大 B 等淋巴瘤患者。面对"120 万元可以治愈肿瘤""神奇抗肿瘤新药诞生""肿瘤治疗获得突破"等诱人的宣传和介绍，我却想说：120 万元根治肿瘤，这事儿多数人是想多了。

早在 2012 年，5 岁的 Emily 被确诊为急性淋巴细胞白血病，她接受了 CAR-T 免疫疗法治疗，也是全球第一个，且此后未出现复发等现象，如此神奇的效果无疑是肿瘤治疗界的新希望。很多人更愿意把 CAR-T 治疗理解为肿瘤治疗的"特种兵"。在这种治疗中，医生会把患者血液中的免疫 T 细胞用细胞分离的方法取出来，然后再对 T 细胞实施基因工程技术，将其改良、加工、修饰，以增强 T 细胞的能力，使它能够更好地识别、杀伤癌细胞。再对它进行扩增，增加细胞数量。当 T 细胞增殖足以满足杀死患者全身癌细胞的时候，再注射回输到患者的体内，完成抗肿瘤的作用。

　　CAR-T 疗法是否可以普遍应用于所有恶性肿瘤的治疗中？目前，CAR-T 疗法在国内获批的适应证只有"复发难治的弥漫大 B 细胞淋巴瘤患者，包括纵隔大 B、转化大 B"等。而且并不推荐应用于初次诊断的淋巴瘤患者，或者说，它是淋巴瘤治疗的一个后线、补充手段。这种全新的治疗药物为淋巴瘤患者提供了一个新的诊疗选择。CAR-T 疗法对于肺癌、胃癌等其他实体肿瘤的治疗还处于实验阶段，暂时只能适用于血液肿瘤或者淋巴瘤。

　　CAR-T 疗法真的如同传说中的那样只需 120 万元就可以完全根治肿瘤吗？从目前的临床数据来看，对使用此种治疗的患者实施的最长随访为 4 年，仍有 40% 以上的患者可以继续生存，因此这样的治疗也不是一劳永逸的。同时，CAR-T 疗法也有各式各样的临床应用风险和不良反应。这样才符合它作为药物治疗的本质，而不是如想象的那样，只要足够贵，就没有什么其他不良反应了。在目前的 CAR-T 治疗过程中，在血液、淋巴瘤患者 CAR-T 回输 8 周内，不良反应主要表现为发热、低血压、共济失调、CPS、神经麻痹等。CAR-T 治疗不能等同于普通抗肿瘤药物的治疗，它需要具有特殊诊疗资质的医院，且由经验丰富的临床医生实施严格的评判、评估和做好应对手段后才能使用。

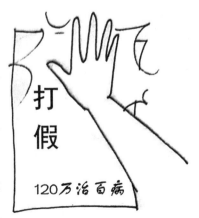

　　由此说来，CAR-T 疗法并不是我们想象中的那种神药，其研究、开发、

临床应用还有很长的路要走。更为关键的是,它的价格还有待于通过技术进步、国家政策、多方筹集治疗基金等方式来解决,这些也需要时间。

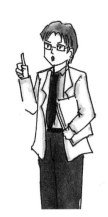

话题9：选择靶向、免疫治疗药物有"门道"

通过对肺癌患者老张进行组织取材、病理和基因检测，我们决定给他实施后续治疗。他的儿子小张每天都会问我们各式各样的问题，这些问题都涉及靶向药物、免疫药物选择。医生询问小张以后才知道，他最近一直在网上查询，对他老父亲的治疗药物选择很是纠结。其实，像小张这样的患者家属临床上还真的不少见，尤其是面对使用新近研发的抗肿瘤药物的，如靶向药物、免疫治疗药物，一时间还真有些发蒙。其实，选择这类药物时还真有些"门道"。

像靶向药物、免疫治疗药物这样新近研发上市的抗肿瘤药物，在临床上使用的时间不长，积累下来的临床经验也不多。临床上一般会围绕临床疗效、毒副作用、临床安全性及药物价格等几个因素综合评判。

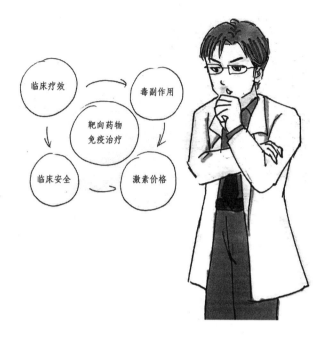

临床疗效。说起抗肿瘤治疗药物的疗效,这可不能单纯凭借一个"好""不错"或者是"还可以"来说明,临床上往往需要从多个角度进行评估,包括临床研究数据和临床指南推荐。

临床研究数据。在药物实施临床研究的过程中,一般会设置多个临床观察指标,这些指标都是评估药物疗效的依据和标准。首先是被誉为临床获益"金标准"的总生存期(OS),OS 数值越长也就意味着患者的存活时间越久。其次是关注无进展生存时间(PFS),从 PFS 的名称上就可以看出,它是指患者可以有质量地活着的时间,也是治疗有效状态的持续时间,其把时间和生活质量联系到了一起,PFS 越长,患者的生活质量越高。最后是客观缓解率(ORR)和疾病控制率(DCR),ORR 和 DCR 是肿瘤通过治疗在大小上获得缩小的直接体现。一般来说,按照肿瘤体积缩小的情况和维持时间将肿瘤的治疗疗效分为完全缓解(CR)、部分缓解(PR)、稳定(SD)和进展(PD)。ORR 指的是"CR+PR"患者占全部患者的比例，而DCR则是CR、PR加上SD所占的比例，这些都是肿瘤治疗近期疗效的评价指标，但没有指出药物实施的长期疗效和临床获益情况。

临床指南的推荐。临床指南是帮助医生和患者作出恰当选择和处理的指导性意见，不具有强制性。但是，指南的制定和治疗策略的推荐却是在大量的临床研究的基础上，它能直接、间接地反映药物和治疗手段的疗效。目前常用的指南包括《CSCO指南》（中国）、《NCCN指南》（美国）和《ESMO指南》（欧洲）。指南不是绝对的，它只是有临床指导性。考虑到临床研究的适应人群、研究条件、干预条件等，还真的不能完全照搬、照做，有选择性地实施个体化、精准化是必要的。

药物毒副作用。毒副作用是患者和医生在临床治疗过程中最关注的因素，有的时候我们甚至说，"就算不能治好病也不要添新病"。治疗过程中的毒副作用往往以不良反应为表现，可以提示药物对人体影响的严重程度，这些影响在临床试验过程中有着严格的检查、定义、项目设计和标准。例如，《NCCN指南》将靶向药物的毒副反应分为1~5级，反映了靶向药物的毒性作用对于人体的影响程度，也可以将其理解为安全性的分级。其数值越大，安全性就越好。

药物临床安全性。药物的安全性评价贯穿药物研发、试验、应用的全过程，主要包括临床试验证据的成熟度和临床使用经验。成熟的临床试验数据可以很好地证明药物的疗效和安全性。按照不同的试验目的和阶段，临床试验分为Ⅰ到Ⅳ期。不同时期纳入研究的患者数量、研究目的、方法也会有所不同，但是其安全性要求却是一致的。部分临床试验研究所形成的临床评价结论有局限性，这很正常，必须在药物上市以后继续通过各种监管、监测，进一步扩大临床研究来保证新药评价结论的正确性，也可以在后续的使用中不断收集和丰富使用数据，以进一步发现和评价药物的安全性。这样也可以弥补临床试验阶段病例数量相对较少、疗程较短、病情及用药情况单一、缺乏特殊人群的研究这些不足。

药物价格。在相当长的时间里,药物的价格一定是肿瘤综合治疗、选择、评价的重要依据和决定性因素。费用的参照因素很多,包括直接的药物治疗费用、医保报销情况、患者援助项目(PAP)、商业保险等。临床医生、患者和患者家属在选择时还是有很大的空间和余地的。

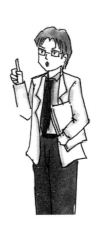

话题10：免疫治疗这条好汉也需要三个帮

2018年6月，第一个免疫检查点抑制剂（免疫治疗）药物在国内成功上市，"肿瘤免疫治疗元年"到来。从那时候开始，被称为PD-1、PD-L1的免疫治疗药物成为肿瘤治疗领域的热点、重点和焦点。免疫治疗的确也没有辜负大家的期盼，在很多恶性肿瘤的治疗中发挥了神奇的效果。

虽然仅有几年的应用，临床医生们却逐渐认识到，免疫制剂不只是可以单使用，还可以与其他治疗模式联合应用。免疫制剂与多种治疗方法、治疗模式、治疗药物的联合、序贯应用，可以发挥更大、更优的治疗效应，这就大有"一个好汉三个帮"的意思。

与化疗药物联合使用。 化疗药物的使用对癌细胞来说是毁灭性的打击，肿瘤细胞上一些自我伪装和逃避打击的"肿瘤抗原"也会被释放和显露出来。这样的抗原通过一个类似信息传递的呈递模式，就可以激活免疫细胞、免疫系统，从而发挥巨大的抗肿瘤作用。化疗使肿瘤缩小也可以为免疫治疗带来更多机会，还会减少免疫治疗的负担，降低发生耐药的机会。非小细胞肺癌、小细胞肺癌和三阴性乳腺癌等疾病患者就是典型的获益者。

与靶向药物联合使用。在免疫制剂之前,靶向药物也算得上是风光无限。免疫制剂是否可以与靶向药物联合使用,来一个强强联手、再创辉煌呢?几年的研究表明,这种组合"有喜有悲"。对于肾细胞癌,免疫制剂与VEGF受体酪氨酸激酶抑制剂联合使用收获了满意的效果。而对于部分恶性黑色素瘤、难治性转移性结直肠癌患者却没有效果,联合治疗所产生的不良反应、毒副作用还明显高于单药。这些都提示我们,对不同肿瘤、不同状态、不同药物的选择还有待于进一步的观察、研究和探索。

与放疗联合使用。应该说,这是目前放射肿瘤学最热的领域之一。与放疗联合应用的研究显示,它有与化疗相似的作用原理,此外还与干扰素诱导作用、改变肿瘤的微环境、促进肿瘤对免疫制剂的反应效应等方面有直接关系。据统计,目前在研的相关临床项目超过百项,这些研究结果也是吊足了我们的胃口。

一个好汉三个帮!

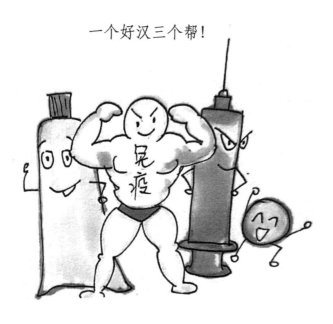

　　除了上述经典的"三个帮手"以外,临床上正在实施的联合研究还有很多,部分研究甚至已取得了很好的效果。但是,不可置疑的是,这些结果都处于萌芽状态,即便有很好的治疗效果,也有待于进一步扩大临床研究加以证实。目前主要的研究如下。

　　与双特异性抗体的联合使用。T细胞招募双抗(TCB)占据了50%的双抗管线,如果T细胞本身是耗竭状态,则无法起到杀伤肿瘤的作用,因而联合PD-1抗体,恢复T细胞活性,在理论上是可以增强抗肿瘤活性的。TCB还可以增加T细胞对肿瘤再定向,这样就克服了冷肿瘤对PD-1抗体不敏感的问题。

　　与其他检查点抑制剂联合使用。免疫检查点上调是免疫制剂耐药的一个重要原因,与其他免疫检查点抑制剂联合使用则是克服这个问题的手段之一。经典的CTLA-4和PD-1联用已经成为未来的趋势之一。

　　与其他细胞因子的联合使用。肿瘤免疫反应、治疗如同一张大网,在这些网扣与节点中,存在着发挥不同作用的各种细胞因子。研究显示,IL-2和IL-15是免疫治疗中的重要因子,也是目前临床研究的主要热点药物。

　　与溶瘤病毒的联合使用。有研究者采用一种改良的单纯疱疹病毒,即溶瘤病毒对不可切除的皮肤、皮下和淋巴结黑色素瘤实施治疗,获得了高达62%的反应率。

　　与其他细胞治疗联合应用。细胞免疫治疗一直被看作是肿瘤治疗的未来之星,各种T细胞、CAR-T细胞与免疫制剂的联合应用在白血病、淋巴瘤、骨髓瘤等患者中显示出了一些希望,但是其临床试验都还处于早期阶段。

与肿瘤疫苗的联合使用。疫苗与免疫制剂结合可以增强免疫原性,增强免疫反应,改善肿瘤微环境,增加肿瘤特异性 T 细胞的数量。这些都为这种组合模式奠定了基础,也是目前研究的前沿内容之一。

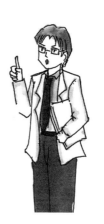

话题 11：合并自身免疫性疾病的肿瘤患者还能用免疫治疗吗？

"大水冲了龙王庙，一家人不认识一家人"这样的事情如果发生在我们的身体上，你能够想象是什么样的结果吗？其实，这样的疾病还真的很常见，也就是我们常说的"自身免疫性疾病"。

所谓的自身免疫性疾病，通俗地讲就是我们身体里的免疫系统对自身正常细胞、组织、器官发起免疫反应，从而导致自身组织损害而引起的一系列疾病，这也是免疫状态失调的表现。临床上常见的自身免疫性疾病包括甲状腺功能亢进、溃疡性结肠炎、系统性红斑狼疮、类风湿关节炎、系统性血管炎等。

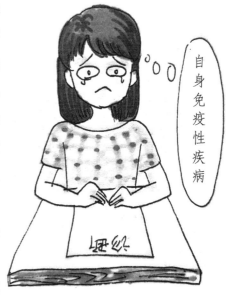

自身免疫性疾病的治疗方法主要就是抑制免疫功能的失调，抑制这种病态的免疫反应。临床

上，一般会根据疾病使用不同的免疫抑制剂、糖皮质激素、生物制剂等进行治疗。然而，不幸的是，有研究表明，这类自身免疫性疾病患者罹患肿瘤的风险比正常人群高。例如，患有系统性红斑狼疮、类风湿关节炎的患者，其罹患生殖系统、血液系统、呼吸道、消化道肿瘤的风险会更高；而溃疡性结肠炎疾病本身就存在着癌变的风险，且患病时间越长，癌变的风险就越高。甚至多项研究还表明，在治疗自身免疫性疾病的时候也会增加恶性肿瘤的发生风险。如此说来，恶性肿瘤似乎成为此类疾病患者死亡的主要原因，也是影响预后的关键因素。因此，当这类患者不幸得了肿瘤的时候，抗肿瘤治疗就需要放在首位。

近年来，免疫检查点抑制剂治疗已经成为肿瘤治疗的主要手段之一，免疫治疗应用于临床虽然只有短短的几年，但其在部分肿瘤的治疗上已经获得了喜人的疗效。免疫检查点抑制剂治疗的作用机制是通过打破机体的免疫抵抗、耐受，释放机体中具有针对性的、潜在的免疫能力来对抗肿瘤。如此说来，免疫治疗和自身免疫性疾病之间是不是有一些"剪不断、理还乱"的味道呢。部分临床研究显示，有自身免疫性疾病的患者更容易发生免疫相关的不良反应，所以不建议使用免疫药物治疗。

随着免疫检查点抑制剂治疗在临床上的普及、应用，很多临床学者已经将目光聚集到这一部分特殊人群了。目前，不断有合并自身免疫性疾病的患者或者使用免疫抑制剂的肿瘤患者，同步在使用免疫治疗的研究被报道出来。在一项回顾性的研究中，同时合并自身免疫性疾病的晚期肿瘤患者在使用免疫治疗时，的确会更容易出现免疫相关性不良反应。不过，这些反应中大多属于轻度或者中度，临床上实施对症处理即可获得改善，一般来说不会因为不良反应而中断免疫治疗。最为关键的是，这部分患者确实能从免疫治疗中获得益处，这也是这部分自身免疫性疾病患者的最大福音。与之同时，部分实施了肾移植、角膜移植等的患者，需要使用抗排斥性药物保护移植的器官，但是免疫检查点疫制剂依旧可以在这些群体中使用，并且也获得了很好的治疗效果。

如此说来，临床上对这部分患者治疗时，在排除了其他治疗有效或者可以实施的方式下，如分子靶向治疗，化疗等，如果患者接受免疫治疗，临床医生在充分告知其可能存在的风险的基础上，权衡风险与治疗获益，有保障地实施免疫治疗也是完全可行的。

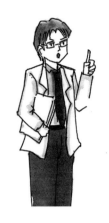

话题 12：别只看贼吃肉，也要关注贼挨打

以针对 PD-1、PD-L1 为代表的免疫检查点抑制剂的治疗已经对肿瘤的临床治疗产生了巨大影响，尤其在 2018 年之后，免疫制剂和免疫治疗逐渐进入人们的视野，凭借作用广谱、低毒、疗效持久等特性，它们很快被临床医生们所认可，也被众多患者主动寻求使用。俗话说得好"是药三分毒"，即使免疫治疗是通过调动患者自身免疫功能进行抗肿瘤治疗的，其治疗所带来的不良反应也不应该被忽视。这就如同我们生活中常说的，"别只看贼吃肉，也要关注贼挨打"。

一项包括 125 项临床试验、涉及 20128 名患者的临床资料的荟萃分析结果显示：使用免疫制剂实施免疫治疗的时候，所有级别的不良反应事件的总体发生率平均为 1.66%，其中，3 级及 3 级以上的严重不良事件的平均发生率为 0.11%，这样的不良反应发生率或者严重程度与传统的肿瘤治疗手段，如化疗、靶向药物治疗的不良反应相比，确实是低了很多，甚至不止一个数量级上的差距。除此以外，免疫制剂所导致的不良反应也与既往治疗手段中的常见不良反应有所差异，主要包括疲劳（发生率约为 18.26%）、瘙痒（10.61%）、腹泻（9.47%）。

最常见的 3 级及 3 级以上的不良反应主要是疲劳（0.89%）、贫血（0.78%）、天冬氨酸氨基转移酶升高（0.75%），而这些不良反应多数情况下根据具体情况给予对症处理即可缓解或改善。

目前，主流的免疫治疗是通过阻断免疫检查点通路并重新激活免疫系统功能，以实施对肿瘤细胞的继续消灭、杀伤。免疫制剂在发挥治疗作用的同时，也会引起一系列的自身免疫症状，这些症状被称为免疫相关不良事件（irAE），包括各种内分泌功能紊乱和其他自身免疫样疾病，其中发生率最高的依次为甲状腺功能减退、甲状腺功能亢进、高血糖、肾上腺功能亢进等。同时，还要关注一些组织、器官的免疫不良反应，如皮疹、免疫性肝炎、肺炎、肾炎、心肌炎、胰腺炎等，这些器官发生的特异性不良反应往往可以表现出相关的症状或者检查结果有异常，如出现呼吸困难、腹泻、转氨酶升高、大量蛋白尿、脂肪酶升高、心律失常等。临床上医生、患者、患者家属应高度重视这些症状，这些反应也有可能成为某些脏器发生免疫反应的早期征象，也是提示患者需要立即就医的主要依据。

由自身免疫性因素所介导的不良反应疾病往往是很严重的，甚至可能危及生命。在临床上，免疫性肺炎是接受免疫治疗的患者死亡的最常见原因，肝炎也是最有可能发生严重不良事件的副反应之一。对于严重的毒副反应，其基本处理原则就是停用免疫治疗，然后在第一时间里使用大剂量的激素，如糖皮质激素进行对症处理。但是，糖皮质激素不是解决所有不良反应的唯一良药，在临床治疗中，还需要针对出现的内

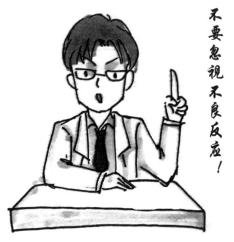

不要忽视不良反应！

分泌毒性实施对应的处理,如免疫治疗期间出现甲状腺功能减退、甲状腺功能亢进等时,就需要同时补充甲状腺素,或者使用 Beta 受体阻滞剂。在处理内分泌毒性期间,一般不需要停用免疫治疗药物,定期复查甲状腺功能即可。

此外,某些免疫检查点抑制剂会有一些特定的不良反应,如卡瑞利珠单抗会出现反应性毛细血管增生,多数情况下出现在头面部、躯干等部位,表现为红痣型、珍珠型、桑椹型、斑片型、瘤样型,尤以前两者为多见,一般在用药一周后即出现,可逐渐增多、增大,一般在 3~4 月便不再增长并出现萎缩。这样的反应大多不需要特殊治疗,当出现破溃、出血等反应时,可以采取局部压迫止血、局部药物使用、激光治疗或者使用小分子血管抑制剂对症治疗。

免疫治疗作为当前最热门的抗肿瘤治疗手段,给我们的治疗带来了很多意想不到的疗效,也确立了其在抗肿瘤治疗上的地位和作用。但是,临床上切不可因追求疗效而忽略或者轻视其不良反应。知己知彼,如此方能从容应对免疫治疗期间出现的不良反应。

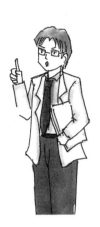

话题 13：免疫治疗与糖皮质激素的"爱恨情仇"

近年来，免疫检查点抑制剂在恶性肿瘤免疫治疗中的应用已经取得了明显的疗效。其凭借广谱、低毒、疗效持久的特性，对肿瘤的临床治疗产生了巨大的影响。不知道什么时候开始，免疫治疗仿佛成了恶性肿瘤治疗中的"刚需"，逐渐占据了肿瘤治疗的"C位"，尤其是在2018年6月以后，这种影响力更加明显，人们对免疫治疗的认识也逐步加深。

免疫治疗观念的更新也推动了诊疗模式的改变。免疫治疗的模式有别于放化疗等传统的抗肿瘤治疗模式。同时，免疫治疗进展的更新，在有的时候真的是超出了我们的想象，包括临床医务人员在内的很多人对于免疫制剂、免疫治疗都存在着认知上的不足，甚至是存在一些诊疗上的"误区"，其中之一就是免疫治疗过程中是否可以与激素同时使用的问题。

我们首先了解一下免疫制剂、免疫治疗与激素对免疫系统的作用和影响。

在正常情况下，人体的免疫系统具有识别并清除体内肿瘤细胞的功能。如果我们把免疫细胞比作"警察",那么这些肿瘤细胞就是"歹徒",机体内的正常细胞可以凭借自身生成的"好人卡"(PD-L1 配体),依赖着"警察"身上携带的"读卡识别器"(PD-1 受体)进行"好人"身份识别,识别后就可以放行实施正常的生理活动。而狡猾的肿瘤细胞看到这样的情况后,也开始自己制造"好人卡",从而躲避"警察"的身份验证和把关、检查,这就是所谓的免疫逃逸。当前,主流的免疫治疗就是让"好人卡"与"卡片识别机器"失灵,彻底打破这种"歹徒"依赖伪造的"好人卡"蒙混过关的局面,从而让"警察"对"歹徒"实施再识别,召唤机体中的免疫大军进行肿瘤细胞的免疫清除。

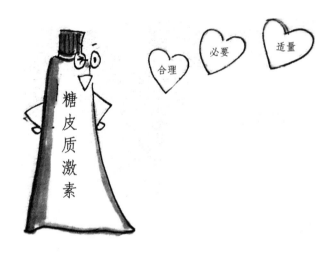

在上述过程中,糖皮质激素可以诱导 T 细胞的凋亡,抑制 T 细胞的增殖、活化,增加了上述"卡片识别机器"的表达等多种机制,从而抑制机体内的免疫反应。一个具有增强免疫系统的功能,一个可抑制免疫系统的功能,这就如同一脚踩着油门,一脚又踩着刹车,理论上不应该共同使用的。在免疫制剂早期也是这样认为的,尤其是在非小细胞肺癌患者免疫治疗疗效研究中,使用泼尼松的剂量超过

10mg 的患者，相比于未使用或者使用激素剂量较低的患者来说，其疗效明显较差。此外，无论是疾病的客观缓解率，还是生存期也均有明显的差异。

然而，综合分析使用激素的原因之后发现，对于那些有着特殊情况，如脑转移患者使用激素减轻脑水肿、骨转移患者使用激素止痛、恶病质的患者使用激素改善食欲等，使用激素的患者其免疫治疗的疗效更差。而部分患者在因为其非肿瘤因素使用激素时，如治疗期间出现造影剂过敏、患者自身合并慢性阻塞性肺疾病、化疗前预处理等情况下，即便其激素的使用剂量大于 10mg 时，也不会影响免疫制剂、免疫治疗的疗效。同时，当治疗中出现免疫治疗相关性皮疹、心肌炎等脏器损伤时，激素又会成为主要的治疗手段和治疗药物。

面对这样的结果，你是不是有些无所适从，还觉得免疫制剂与激素之间俨然是现代版的"成也萧何、败也萧何"呢？其实，在我看来，在使用免疫治疗的时候，同时也使用了激素治疗，在这些患者中出现了更多的预后不良，这主要是因为需要激素治疗的疾病导致更多预后较差因素的发生，或者是产生预后不良的主要因素。这原本就与激素的使用没有太大的关系。

因此，免疫治疗期间要不要使用激素，我们还是需要区别对待。在排除特殊情况下，合理、必要、适量的使用激素其实是不会影响免疫治疗疗效。

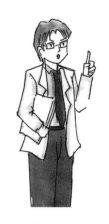

话题 14：免疫治疗副作用，塞翁失马焉
知非福

"医生，我身上长了好多红色的疙瘩，这是怎么回事啊？"应用2个
周期免疫检查点抑制剂治疗的陈大姐心情有些复杂。高兴的是，经
过2个周期的治疗，原本咳嗽、咯血、胸痛等不适反应明显减轻了。

听了陈大姐的诉说，我笑着告诉她这也是一件好事，这样的红色
皮疹是由免疫治疗药物引起的一种不良反应，这种不良反应可以作
为初步判断陈大姐治疗获益的主要依据。紧接着，我检查了她脖子
上的淋巴结，果然比之前小了很多，这也证实她使用的免疫药物有疗
效。此后，陈大姐也做了CT以进行2个周期后的疗效评价。当她看
到报告单上"肺部肿瘤、颈部淋巴结较前明显缩小"字样后，终于把心
放下来了，瞅着身上的红色疙瘩也越来越顺眼，甚至说"那我还希望
这个疹子长得越多越好咧"。听了她的说法，我也赶紧告诉她，两者
虽然是有相关性的，但并不是说不良反应越多、越重，疗效就越好。

都说"是药三分毒"，但免疫治疗药物所带来的不良反应并不完全
是坏事。越来越多的数据表明，免疫治疗期间出现的免疫相关性毒
副反应与药物疗效有一定的关联性，一般来说，出现毒副反应的患者

相比于未出现毒副反应的患者，其疗效普遍要好，且发生多种毒副反应的患者比出现单一毒副反应的患者生存期更长。

毒副反应有自身的特殊性、独特性。如陈大姐身上出现的皮疹就是使用了卡瑞利珠单抗以后出现的"反应性皮肤毛细血管增生症"，这种皮疹多数在用药后第一个周期内出现，随着用药频次的增加，结节数量、体积都会增多、增大，直到用药3~4个月后开始消退。已有研究表明，应用卡瑞利珠单抗引发的这种"反应性皮肤毛细血管增生症"具有可以预测治疗的疗效的作用。

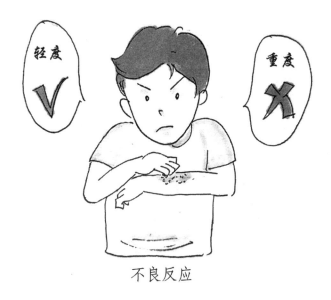

不良反应

读到这里，很多患者恨不得把药品说明书上的不良反应都体验一遍。应该说，这种思想可是万万不能有的，因为随着免疫治疗临床经验的不断累积，并不是所有的不良反应都能预测免疫治疗的疗效。具体而言，皮肤反应（如皮疹、瘙痒、白癜风等）和内分泌毒性反应（如甲亢、甲减等）往往与免疫治疗的疗效呈正相关，而免疫相关性肺炎、心肌炎等不良反应的出现则往往预示着疗效较差。同时，所有的不良反应均会按照其严重程度进行临床分级,当皮肤出现重度不良反应(如中毒性表皮坏死松解症)时,往往需要立即处理,同时要暂时或者永久性地停药。除此以外,临床上还有不少患者多种免疫相关性不良反应同时出现,如甲减与间质性肺炎同时出现,这些情况不仅会影响药物治疗疗效的判断,也会增加药物毒副反应的处理难度。

因此,免疫制剂不良反应必须区别对待,当出现一些能够接受的不良反应时,我们确实可以产生一点小小的欢喜,毕竟这确实提示了免疫治疗有疗效。但是,当出现重度不良反应时,尤其是在面对一些预后不良的情况时,不能盲目乐观、自信,需要立即就医。除此以外,当治疗中没有出现这些不良反应时,也不能觉得免疫治疗没有效果或者是没有从免疫治疗中获益。因为不良反应虽然提示了治疗的疗效,但不是只有出现了不良反应后才会产生疗效。

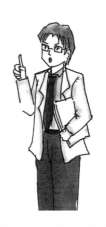

话题 15：1+1 等于几，这也是一道难题

手术、化疗、放疗绝对是抗肿瘤治疗中最经典的手段，也是恶性肿瘤治疗的基石。近年来，随着科学技术的发展，恶性肿瘤诊疗和抗肿瘤药物开发也获得了巨大的进步。以 PD-1、PD-L1 为代表的免疫检查点抑制剂的治疗（免疫治疗）与靶向药物治疗在肿瘤治疗史上也有着里程碑式的意义，它们治疗效果好、特异性强、毒性反应低、住院周期短。

靶向治疗是指药物进入人体内会特异地选择致癌位点，并与之结合而发生作用，使肿瘤细胞发生特异性的死亡，这种治疗方式不会波及肿瘤周围的正常组织、细胞。根据靶向部位的不同，又可以将靶向治疗分为两大类，即肿瘤细胞靶向治疗和肿瘤血管靶向治疗。在具有驱动基因阳性的非小细胞肺癌患者中，单用靶向治疗就可以取得很好的疗效，治疗效果远好于传统的化疗。免疫治疗则是通过调整我们的免疫系统，帮助机体重新识别肿瘤细胞，进而杀死肿瘤细胞。免疫治疗进入大众视野之后，很快就成为很多晚期肿瘤二线治疗的标准治疗模式。在短短的几年时间，免疫治疗已经"晋升"为很多肿瘤的一线治疗方案了。说到这里,肯定会有人提出一个新的方案,那就是在使用靶向药物治疗之后再接受免疫治疗的疗效会如何呢?或者同时使用两种治疗方式,又会取得什么样的抗肿瘤效果呢?换句话说,1+1等于几呢,这可是一道难题。

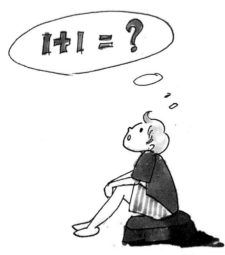

靶向药物与免疫制剂联合使用的早期研究数据显示,靶向治疗耐药的患者,再实施免疫治疗的获益较少,甚至基本不获益。这似乎也就给人留下免疫治疗不适用于驱动基因阳性的肿瘤患者的印象,如 EGFR 突变的晚期非小细胞肺癌患者。进一步的研究表明,即便是在一线治疗的探索中,将分子靶向治疗与免疫治疗联合不仅疗效改善有限,而且还会带来比较严重的毒副反应,如严重肝脏毒性、间质性肺炎等。同时,驱动基因(如 EGFR)突变患者的 PD-L1 的表达水平也普遍较低,即便是患者 PD-L1 高表达,也被认为是免疫治疗原发性耐药的表现。如此说来,免疫治疗和靶向药物治疗的组合成了部分肿瘤治疗的相对禁区,这种现象在晚期肺癌中最明显。如此在回答 1+1 等于几的时候,答案自然是小于1。

但是,这样的观念也会随着研究的不断深入而发生改变。2019 年的一项 PD-1 与仑伐替尼联合治疗肝癌的研究中,在 30 位肝癌患者中,13 位患者的肿瘤明显缩小,16 位患者病情稳定,1 位患者不能评估,疾病的控制率为 93.3%。这样的研究虽然参与的患者数量比较小,但也可以体现出靶向药物与免疫治疗并不是不能共存的。无独有偶,在一项针对 BRAF 突变的晚期恶性黑色素瘤的治疗中,靶向药物维罗菲尼、考比替尼和免疫制剂联合应用也获得了很好的疗效，这也提示免疫治疗是可以与分子靶向治疗联合使用的，而且还有不错的疗效。随着免疫治疗研究结果的不断更新，越来越多的数据显示，靶向治疗联合免疫治疗能明显改善部分癌种的生活质量、延长患者的生存期。如此回答 1+1 等于几的时候，答案自然就是大于 2。

如此看来，"1+1 等于几"的关键在于需要把握合适的时机、合适的瘤种、选择合适的药物组合。不同时期的研究结果存在着如此大的差异，归根结底，还是我们对于肿瘤、肿瘤微环境等内容的掌握远远不足，而肿瘤的复杂程度依旧需要我们不断地探究。

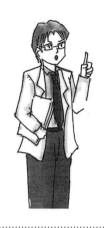

话题16：免疫治疗能成为救命稻草吗？

　　我们时常可以看到有的患者、患者家属把肿瘤免疫治疗当成是救命稻草，尤其是在身体状况极差、疾病状态很晚的患者身上，患者或者家属总是期盼着免疫治疗可以出现治疗奇迹。然而，现实的诊疗过程中，这样的奇迹只是偶有发生。患者对于免疫治疗的印象，似乎忘记了那只是一个极小的比例和概率，仿佛它真的就是一个神药。

　　抗肿瘤治疗过程其实就是发生在患者体内的一场战役。患者的身体就是战场，己方有的是手术、化疗、靶向、免疫、放疗等五大统领，无论是如何精妙地排兵布阵，无论能否有效地打击肿瘤，战场都会一片狼藉。因此，判断患者的身体状态能否耐受抗肿瘤治疗就显得至关重要，这也是决定患者治疗方式的第一道分水岭。

　　临床上常用于判断患者一般状况的指标包括卡氏评分（KPS）、ECOG评分等。当评分提示患者目前的状态难以耐受抗肿瘤治疗时，选择接受抗肿瘤治疗显然不明智，此时治疗的获益多数情况下远远低于不良反应的发生，不良反应对于肿瘤患者来说无异于雪上加霜。对于这些患者，实施有针对性的对症治疗也许更加适合，这也是提高生活质量、改善营养状况、减轻症状的最好方法。

治疗方法的探索和寻找始终是医生、患者、患者家属的迫切需求。那有没有温和些的治疗手段，既能发挥抗肿瘤作用，又能减少对机体的毒副作用和影响呢？

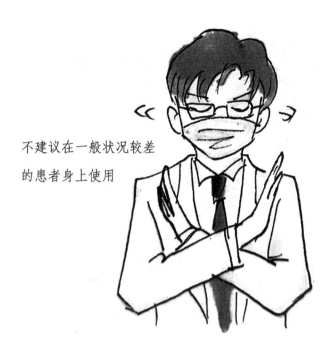

不建议在一般状况较差的患者身上使用

以针对PD-1、PD-L1为代表的免疫检查点抑制剂的治疗成功引起很多人的注意，它通过调节身体内的免疫系统，使其重新识别肿瘤细胞，进而杀灭肿瘤细胞。这种通过自身免疫功能调节模式进行的抗肿瘤治疗，听起来就比传统的放疗、化疗等更加温和。这样看来，一般评分状况差的患者是否就可以从中获益呢？

其实，就算免疫治疗具有广谱、低毒、疗效持久等特性，也不建议在一般状况较差的患者身上使用。肿瘤是一种慢性、消耗性疾病，并不是心肌梗死、卒中那样突然发生的急症。随着肿瘤的进展，患者体力也会不断变差,当患者每日需要卧床休息的时间超过50%、生活不能自理时,这本身就提示患者无法耐受抗肿瘤治疗所带来的副反应。对于这部分患者,病情重、处于疾病的晚期,抗肿瘤治疗难以逆转病情进展,本质上这部分患者机体的免疫能力也处于一个枯竭状态。而这些情况与免疫治疗起效时间较慢,免疫治疗主要是通过打破免疫耐受来释放机体的免疫能力,再实施抗肿瘤的理论基础是相悖的,更别说免疫治疗过程中可能出现的免疫性肺炎、心肌炎等危及生命的不良反应了。

任何事情也非绝对,对于PD-L1高表达的部分肿瘤患者(比例约在25%),即便采用免疫治疗单药,其疗效也能达到50%,且起效时间较之其他患者会明显缩短,一般一个月内就可能起效。相比于化疗,免疫治疗的毒副反应也普遍较低。另外,对于食管癌、胃癌等上消化道肿瘤患者而言,因为局部梗阻导致进食困难、减少而引起的恶病质状态,可以通过低毒的免疫治疗减轻梗阻,并通过加强肠外营养补充改善患者身体状况。

因此,对于一般情况较差的患者,如果有治疗意愿的话,在没有检测出可作用的分子靶点的前提下,也可以考虑行PD-L1表达水平的检测,如果检测出PD-L1高表达的话,尝试使用PD-1仍然有较高获益的可能性。

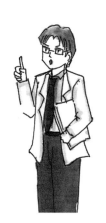

话题 17：免疫制剂在使用过程中也会踩雷

在传统的中医药应用中,有关相生相克的研究很普遍,因为这会直接影响治疗的效果和安全。在西医的理念中,这一类别的问题一般都归结于药物之间的相互作用。临床上,不同作用机制、作用效应的药物相互间也会产生不同的作用。

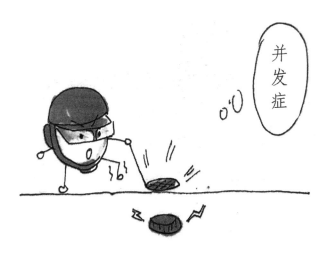

免疫抑制剂：免疫抑制剂的治疗效应与肿瘤免疫治疗刚好相反。患者使用了PD-1、PD-L1抑制剂后，可能会因为药物因素或者患者的体质因素出现不良反应，如皮疹、免疫性肝炎、免疫性肠炎、免疫性肺炎等。出现这些问题以后，临床上通常会建议给患者使用糖皮质激素或者其他免疫抑制剂，以最大限度地减轻这些不良反应，达到治疗和维持患者生命稳态的作用。糖皮质激素或者免疫抑制剂对PD-1、PD-L1抑制剂疗效的影响是显而易见的。小剂量的激素可以改善患者免疫治疗不良反应且不影响疗效，但大剂量激素可能直接干扰肿瘤的治疗疗效。这种结果在使用TNF-α抑制剂英夫利西单抗来处理免疫治疗相关不良反应中有所体现，患者的中位生存期明显下降。

广谱抗生素："不管怎么样，先消消炎"在一段时间里成为我们周围很多人的口头禅，貌似抗生素可以治疗百病。这也是引发抗生素乱用、滥用的主要原因。一项前瞻性多中心队列研究发现，在免疫治疗开始前使用抗生素的患者，其总生存期会大大缩短，而且这样的效应在多种恶性肿瘤中普遍存在。尤其是在治疗前30天以前使用，其影响更大，患者的总生存期可以相差13倍左右。而在实施免疫治疗期间使用抗生素的影响却不是很大。这种现象可能与广谱抗生素对人体肠道内微生物菌群的破坏直接有关，肠道内微生物菌群也是一个重要的免疫系统。如此说来，肿瘤患者使用抗生素还真要慎重。抗生素不是不能使用，而是要科学使用或者给予必要的益生菌补充。

抑酸药：抑酸药又称质子泵抑制剂，也是临床上使用范围较广的药物。它可以抑制胃酸的分泌，保护胃黏膜。然而，就是这种临床使用广泛的药物，在相关的研究中却显示会影响PD-1、PD-L1的疗效。使用抑酸药的患者，其中位总生存时间较未使用者缩短了近5个月，而且生存风险增加了26%。更有研究显示，抑酸药会使患者的客观缓解率、无进展生存时间和总生存期均减半。原因与抑酸药引起的肠道菌群失调、细菌丰富度降低和 T 细胞耐受性增强等因素有关，从而降低了免疫治疗疗效。

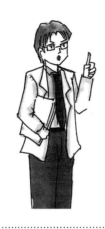

话题 18：如何在"内卷"的免疫制剂中作出选择

"内卷"是目前最为流行的网络语之一，也是现实社会竞争最为真实的写照。

在过去几年，一个又一个针对 PD-1、PD-L1 的肿瘤免疫检查点抑制剂被批准上市。尤其是最近一年，免疫制剂被批准上市的速度已经达到了以往我们不可想象的程度。目前，在全国各医院、药房可以直接购买的免疫制剂有 12 种。

当我们面对多种可以选择的药物时，该如何选择？ 标准是什么？ 我们应该遵循着怎样的原则呢？

其实，还是那句话："不要看广告，要看数据、疗效和经济花费情况。"

目前已经上市的 12 种免疫治疗药物虽然在药物作用机制上大致相同，但也有差异，主要表现在药物结构、药代学、药动学参数、有效肿瘤治疗谱、治疗疗效、不良反应等多个方面。此外，这些药物均属于免疫检查点抑制剂，因此它们的众多临床相关数据基本上是一致的，或者说很接近。

免疫治疗药物的上述特点为临床治疗用药选择提供了原则："重点看疗效、实际缴纳的费用！"

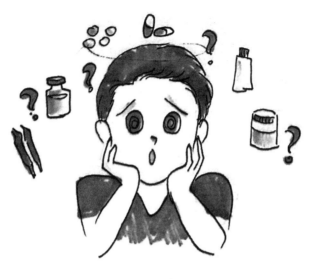

到底该怎么选？

说到看疗效，首先最为看中的是免疫制剂的获批"适应证"和"临床研究数据"，它们是药物能够上市的最基本的信息和依据。"适应证"是该药物在某些肿瘤中被允许使用的官方证明和凭证，选择对症的药物可以获得最大的治疗效果和最小的治疗风险，这也是治疗优先选择的标准。当出现相似、相同适应证时，药物的选择则要比较临床研究数据。也就是说，这样的研究是针对什么样的患者进行的，患者中中国人占据的比例如何。靶向药物、免疫制剂都有着明确的种族差异，国外有效的药物对中国人还真不一定能复制出同样的效果，这也许就是"一方水土养一方人"的道理。

此外，在对进口药物与国产药物进行比较时，相关数据几乎没有什么差别。国产药物的优势在于，其临床研究中选择了中国人特有的疾病,或是中国人多发、常见的肿瘤,如合并有乙型肝炎、肝硬化的肝癌,食管癌,胃癌和鼻咽癌等肿瘤,这些具有"本土"特色的肿瘤疾病采用中国国产药物治疗已经取得了令人满意的疗效。中国人的科研论文同样发表在国际顶尖医学杂志上,中国学者也被邀请到国际舞台,展示自己的研究结果。可以说,国产药物的治疗效果一点也不逊色于进口药物。

恶性肿瘤的治疗是一个长期过程、持久战,因而药物价格和经济承受能力也是药物选择的必要因素。最近几年,部分药物经过"国家医保药品谈判""医保报销目录"的筛选,费用明显降低,这也是缓解普通家庭经济负担的途径。单从价格上看,国产药物有碾压式优势。

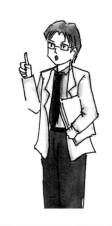

话题 19：免疫治疗再挑战

近年来，免疫治疗正以迅雷不及掩耳之势闯入人们的视野之中。同时，各种免疫检查点抑制剂的临床适应证也迅速更新迭代。免疫制剂凭借其广谱，低毒且作用、疗效持久的特性，对肿瘤的临床治疗产生了巨大影响。各种药物出现了大降价。那么，在此之前因为药物不良反应而停药的患者，是否还能再享受免疫治疗带来的获益呢？

免疫治疗药物的不良反应与其他抗肿瘤药物的不良反应有一定的差异。两者最大的区别是，免疫治疗期间出现的免疫相关性毒副反应与免疫治疗的疗效存在着一定的关联性。这就是说，在使用免疫制剂的时候，出现毒副反应的患者相比于未出现毒副反应的患者，其免疫治疗的疗效普遍要好，而且发生多种毒副反应的患者比出现单一毒副反应的患者生存期更长。

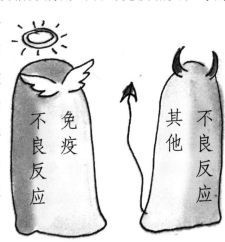

这样看来,临床上出现的轻微免疫相关性毒副反应,一般可以不给予处理。但是,当出现了重度,影响患者工作、学习、生活,甚至是危及生命的不良反应时,需要停止免疫制剂的治疗和使用。这种药物的停止使用是否为永久性的,还是待病情稳定以后再确定。

基于免疫治疗广谱、低毒且疗效持久的特性,研究人员也希望能够摸索出既往治疗有效的患者重新接受免疫治疗的条件。研究过程主要需要考虑的问题就是患者在重新接受免疫治疗时,再次出现免疫相关不良反应的概率是否会更大,其严重程度是否会更高。这些是在保证疗效的基础上大家更加关心的问题,也是临床治疗是否可以安全、有效实施的基础。

2021 年,一项临床荟萃分析发现,肿瘤患者免疫治疗后的不良反应得到缓解后,再次免疫治疗所有级别不良反应与高级别不良反应的发生率分别为 34.2% 和 11.7%。即与初次免疫治疗相比,再次使用免疫制剂的不良反应发生率还是明显升高了,但是,高级别不良反应的发生率却基本相同。而在治疗疗效方面,再次接受免疫治疗的患者获益并不比首次接受免疫治疗的患者差。

基于此项研究结果,临床学者认为,对于发生了严重免疫制剂相关性毒副反应的患者,即使是经过了对应处理,相关不良反应达到了完全缓解,此时也不能再继续使用免疫制剂进行免疫治疗。与之相对,对于发生其他不良反应的患者,如皮肤毒性反应的患者,在排除了一些极其严重的毒副反应(如中毒性表皮坏死松解症(TEN)等)之后,完全可以考虑继续接受免疫制剂治疗。但是,对于再次接受免疫治疗的患者而言,需要给予更加密切的治疗监护,适当延长患者治疗后的住院观察时间,以最大限度地保证治疗的安全性。

除此以外,在决定是否实施免疫治疗再挑战时,需要进行必要的评估,同时还要结合患者既往毒副反应的持续时间、严重程度、处理效果，以及患者既往接受免疫治疗的疗效等诸多因素进行综合的分析和判断。此外，应该告知患者实施免疫治疗再挑战所存在的潜在的危害性，最后在充分考虑治疗风险、治疗获益的前提下，审慎考虑是否接受再挑战。

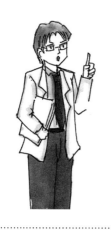

话题20：免疫治疗也会雪上加霜

在临床上，医生与患者、患者家属总是有着一些相同的期望，那就是希望恶性肿瘤可以尽早地被控制，肿瘤的治疗效果能够更好一些，尤其是对于那些不能手术而需要实施姑息治疗的患者。

然而，肿瘤的治疗包含有很多的不确定性。医疗科技发展到现阶段，也依然没有任何一项检查、指标能够精准地预测出疗效和不良反应。就是已确定诊疗靶点的靶向药物治疗，临床上也无法保证可以获得百分百的疗效。

近年来，免疫治疗以其广谱、低毒、高效的特性，已经在多种肿瘤的治疗上获得了让人满意的效果，免疫治疗已经进入很多实体肿瘤治疗的一线方法行列。然而，如那句俗语所言，"别只看见贼吃肉，还要看到贼挨揍"，在免疫治疗过程中，一种因为免疫治疗导致的"超进展现象"（HPD）让患者的治疗过程雪上加霜，所出现的

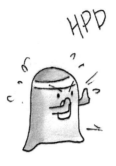
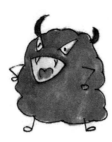

不良反应甚至可以危及生命。

超进展现象主要是指实施了免疫治疗以后，肿瘤病灶的体积没有减小反而增大，且病灶进展比治疗前更加迅速，在第一次评估时，肿瘤生长的速度与治疗开始前的基线相比超过了50%，具有上述特点的患者预后往往不佳。临床上，免疫治疗超进展的标准尚未统一，但目前较多观点认为需要满足以下三个条件：在免疫治疗中肿瘤进展时间小于两个月；肿瘤负荷相比于基线期增长超过50%，免疫治疗后肿瘤生长速率（TGR）增加大于两倍。

对超进展发生的原因尚不十分清楚，目前所知主要依赖于对以往荟萃分析的探究，再结合已经确定的基础和临床研究。然而部分研究结果却相互矛盾。探究免疫超进展还有很长的路要走。

以往的几项荟萃分析显示：肿瘤超进展的发生率差异较大，一般来说为8.02%~30.43%，这也与肿瘤类型和判断标准的差异有关，且在胃腺癌、肺癌和头颈部鳞癌中的发生率略高。部分研究显示，在老年患者中，即年龄大于65岁者发生率更高。此外，患者的一般状态ECOG评分>1分、RMH评分≥2分、血清乳酸脱氢酶大于正常上限、肝转移等临床病理特征也可能与之相关。基础研究显示，治疗前免疫细胞计数，染色体11q13上的MDM2/MDM4、EGFR和不同基因的扩增的肿瘤超进展发生率较高。而性别，吸烟史，中性粒细胞/淋巴细胞比值，PD-1、PD-L1状态，单药治疗，联合治疗，既往治疗线数，肺癌的组织病理类型，EGFR突变，KRAS突变，ALK重排无显著相关性。当然，这些相关性研究中也有部分数据有差异，或者存在着肿瘤类型的差异。但是，一个特殊的现象是，超进展的发生率与PD-L1表达并无太大的关系。这样说来，即使PD-L1高表达的患者，免疫治疗获益的可能性相对大，但一点也不影响超进展的发生。这有点"你忙你的，我忙我的，互相之间不相干"的味道。

近年来,基础与临床专家们从基因的角度寻找答案,希望发现某些基因的表达与免疫治疗后超进展之间的关系。基因检测技术、免疫分子机制研究等为此提供了可能,如 PTEN、STK11、K-ras、MDM2、BRCA2 等。但是,这些数据往往来源于免疫治疗单药,或者并未考虑肿瘤微环境的复杂性,以此判断患者存在免疫治疗超进展的风险显然依据不足,因此基因检测并未作为患者接受免疫治疗时的必做检查项目。而对于之前提到的状态差、多处转移、治疗效果差的患者,如果经济条件允许,这样的基因检测再结合综合评估免疫治疗超进展风险还是具有意义的。

临床上最大限度地避免超进展更有意义。建议对这部分患者首先使用联合治疗的模式,如免疫治疗联合化疗、联合抗肿瘤血管形成药物治疗,一方面可以避免甚至减低超进展的风险,另一方面,也能通过提高疗效来达到快速缓解症状的目的。

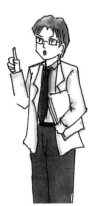

话题21：免疫治疗与抗感染，一波未平一波又起

老年人是肿瘤侵染的主要群体，他们或多或少都会同时存在慢性基础疾病，如糖尿病、高血压等。而这些疾病又容易引发或合并感染，更别说这些患者在接受放化疗后，出现免疫水平降低，也极其容易诱发感染。

一般来说，肿瘤患者在接受放化疗之前出现明确感染的，会暂缓放化疗，并予适量的抗生素治疗。待感染控制以后，再行抗肿瘤治疗。有研究表明，抗生素的使用还会在一定程度上降低化疗的疗效。近年来，免疫治疗作为一种独特的抗肿瘤手段，以调节机体免疫功能达到抗肿瘤治疗目的。那么，当免疫治疗遇上抗生素，又会出现怎样的结果和变化呢？

理论上讲，抗生素的使用是会降低免疫治疗的疗效的。已经有多个小型临床研究表明，对于转移性肺癌、肾癌、黑色素瘤、膀胱癌患者，无论是在接受免疫治疗之前或是在免疫治疗之后，使用抗生素后，肿瘤患者的临床获益都会降低。原因可能是使用抗生素会干扰一些人体内的菌群代谢，尤其是肠道菌群，而这些菌群在调控免疫微

环境中扮演着不可或缺的角色。更有相关研究报道,肠道微生物组
更加多样、丰富的患者,从免疫治疗中的获益更大。

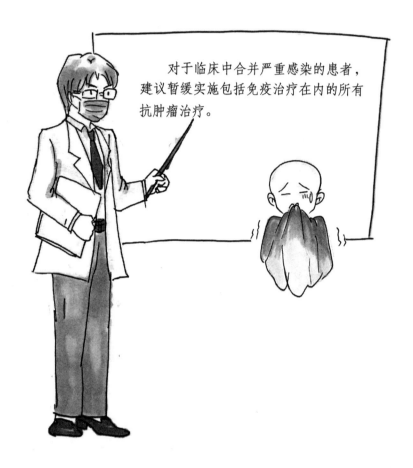

然而,在临床上接受免疫治疗的患者,似乎也并不都如此。很多
同时使用抗生素治疗与免疫治疗的患者,依旧能取得不错的疗效。
这主要与免疫系统受多个方面的影响有关,尤其是免疫微环境的复
杂性(包括免疫细胞、血管状态、周围环境等因素)的影响有关。所
以,很难单从菌群失调这样的单一角度来得出抗生素的使用会影响
免疫治疗疗效的结论。此外,大部分患者也不会单一只接受免疫治

疗这一种模式,多数情况下是采用化疗或者是放疗等联合免疫治疗的综合治疗模式。在2021年发布的一项研究里,非小细胞肺癌患者在接受化疗联合免疫治疗的同时,也接受了抗生素治疗。通过随访可发现,抗生素的使用并不会降低非小细胞肺癌患者接受化疗后的总生存期、无进展生存期和客观缓解率,这可能是因为化疗诱导肿瘤细胞破坏后增加其抗原性,进而增加了免疫治疗的疗效。这一增一减之间,并不是数学里加减那么简单,这就说明人体是复杂的,所有的疗效不能武断地从片面、单一的角度下结论。

无论抗生素对免疫治疗的影响如何,对于临床中合并严重感染的患者,建议暂缓实施包括免疫治疗在内的所有抗肿瘤治疗。一方面,严重感染是肿瘤诊疗的急症,甚至可能危及患者生命,需要优先处理。另一方面,是为了最大限度地避免各种药物间的相互作用,否则会增加药物毒副反应、加重疾病风险。对于抗肿瘤治疗而言,完全可以在感染得到有效控制后再实施,毕竟磨刀不误砍柴工。

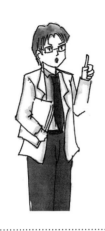

话题 22：被遗忘的孩子——肿瘤患者合并 HIV 时的免疫治疗

总有些人群被人们无意或者刻意忽视。艾滋病患者就是这样的一个群体。即使国家通过科普宣传让公众对艾滋病有了更多的了解，但是，谈"艾"色变仍然是当前的常态。外有不解，内患也重，艾滋病患者因 HIV 攻击免疫系统造成免疫缺陷，这也使得他们比正常人更容易发生恶性肿瘤，最常见的就是卡波西肉瘤，另外，淋巴瘤、肝癌、肺癌的发生率也不低。

对于 HIV 感染或者是合并肿瘤的患者而言，治疗是矛盾的。由于艾滋病会导致免疫系统功能低下，易遭受各种感染，化疗、放疗又可以引起骨髓抑制进而增加感染的风险，因此艾滋病合并肿瘤的患者应当谨慎选择放化疗，并实施必要的治疗保护。

靶向治疗在这类患者中的疗效似乎也并不理想。一项肝癌合并 HIV 感染的研究发现，这部分人群接受索拉菲尼的疗效比正常肝癌患者更差，而且索拉菲尼还会影响艾滋病患者原本的抗病毒治疗。如此说来，抗癌与"抗艾"似乎走向了对抗。

更为雪上加霜的是，临床上在进行新药、新型治疗方案的临床试验时,HIV阳性这种特殊群体往往被排除在外。艾滋病患者易患肿瘤、患病后可选的治疗方案有限、新药研发的天平偏斜等使得这个群体看起来像被科学所遗忘。

所幸,现代医学并不会抛弃任何一个人。近年来新兴起的免疫治疗给这个群体带来些新希望。

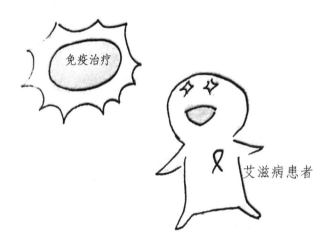

免疫治疗在艾滋病合并肿瘤患者身上又有怎样的效果呢?保证安全性是新治疗实施的前提,研究报道,免疫治疗在这个群体中的耐受性是良好的,免疫治疗引起的不良反应发生率与一般群体相比并没有明显升高,而且发生的不良反应大多是可以接受,是在可控范围内的。同时,免疫治疗并未增加这部分群体HIV的病毒载量,甚至部分患者在接受免疫治疗后其HIV病毒载量还会有所下降。免疫治疗与抗艾治疗同时或先后进行时,也不会有治疗上的冲突。再者,免疫治疗的疗效并未因为感染HIV而打折扣。有研究显示,免疫治疗在既往接受过全身治疗的HIV感染肺癌患者的客观缓解率为26%,在未接受过全身治疗的肺癌患者的客观缓解率为50%,这与免疫治疗在普通肺癌患者的疗效相似。更加令人惊喜的是,免疫治疗对卡波西肉瘤患者的缓解率高达63%,这是其他治疗难以实现的效果。

如此说来,免疫治疗能给艾滋病合并肿瘤的患者带来新的希望,也希望社会能对特殊群体更加宽容,用爱"抗艾"、抗癌。

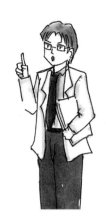

话题23：免疫治疗中的虚晃一枪

69岁的张老伯有着50多年的烟龄，去年5月因为咯血行CT检查发现右肺上叶肿瘤。肿瘤侵犯了大血管，无法实施手术治疗。病理确诊为低分化肺鳞癌，驱动基因检测阴性又不适合靶向药物治疗。根据他的情况，我们为他选择了化疗药物联合免疫治疗。2个周期后，张老伯的咯血、咳嗽、咳痰、胸闷等症状明显缓解。然而，CT检查结果却显示肿物较前有所增大，这样的结果让老人家很郁闷。经过综合分析，我们对此情况考虑为免疫治疗对肿瘤病灶引发的"假性进展"。就这样又继续原方案治疗了2个周期，不只是临床症状完全消失了，CT检查病灶也几乎没有了。

在免疫治疗过程中，很多患者会发生各式各样的、与免疫治疗相关的反应，其中就包括肿瘤病灶在治疗过程中较初始时明显增大，或者是出现了新病灶，经过继续治疗后，肿瘤又缩小，且经过病理组织或者细胞学活检证实为坏死或炎性细胞浸润，这种有别于传统的临床反应就被确定为"肿瘤免疫治疗的假性进展"。

说起假性进展，其最大的可能性就是免疫制剂激活了免疫细胞，大量活化的 T 细胞和其他免疫细胞朝着肿瘤病灶处富集,导致肿瘤的原发病灶、微小转移灶的表面或内部聚集了大量的免疫细胞,从外观上看,肿瘤的体积和大小也就明显增大了。这种假性进展与治疗无效而导致的肿瘤本身增大在影像学检查上很难区别。假性进展的出现,首先对疾病的转归会有一定的干扰,会直接影响疾病状态的评估、评价,极易导致治疗决策错误,使得无效方案继续使用,贻误治疗时机,增加不良反应发生,也可能会因失去有效的治疗手段而缩短患者的生存期。

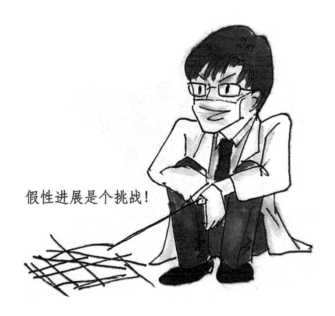

假性进展是个挑战!

假性进展出现的时间一般较早,多数在接受免疫治疗的前几周出现,极少在治疗之后的第 12 周出现。因此,可根据这个时间点,将假性进展分为早期假性进展和迟发性假性进展。此外,不同类型的恶性肿瘤,实施免疫治疗而发生假性进展的概率也有所差异。综合各种临床试验数据,黑色素瘤发生免疫治疗假性进展的概率为 2.78%~

9.69%，非小细胞肺癌为1.81%~5.77%，肾细胞癌为2.86%~8.82%。由此看来，假性进展在临床上较之肿瘤治疗失败、肿瘤真正进展来说，只是一个小概率事件。

科学有效的区分、评价肿瘤的假性进展与真正进展已成为疾病诊疗过程中的大问题。目前，在临床上除了常用的CT、MRI等放射影像学评估手段，以及血液中各种肿瘤标志物等指标检测以外，病理组织学检查则更加直观、准确，这也是判断假性进展的金标准。也可以联合MRI、超声血流检测、PET-CT等技术手段进行鉴别诊断。这些手段在使用过程中都有着各自的适应证、局限性，因此需要多手段相互联合的方法来实施判断和治疗决策。

ctDNA检测是近年来常用的鉴别诊断方法之一。ctDNA来源于肿瘤患者体内凋亡或坏死的肿瘤细胞，检测ctDNA水平可以评价肿瘤负荷、肿瘤突变负荷（TMB）、微卫星不稳定性（MSI）和一些罕见突变，对区分假性进展和疾病进展有较高的敏感性和特异性。ctDNA的检测可以排除免疫细胞浸润、组织坏死和水肿的干扰，还可以实时地反映肿瘤负荷大小。此外，血清IL-8水平变化与肿瘤病灶之间的比较也可以起到鉴别作用。血液学的IL-8检测更加方便、经济，也适合进行动态变化监测。

肿瘤患者一般状态、功能状态评估，在假性进展评价中有一定的争议性，这主要与假性进展所导致的病灶增大或者渗出物增加而引起的占位效应有关。但是，多数情况下，判断为假性进展的患者其一般状态、功能状态等主要指标均朝着临床利好的方向发展。

对于恶性肿瘤的临床疗效，目前都是以肿瘤大小为主要评价依据。对于免疫治疗而言，这种新兴的治疗方法势必需要选择更加适合免疫治疗特征的新的评价方法与手段。肿瘤大小的变化过程中，出现的先增大、再缩小的变化趋势是肿瘤免疫治疗中假性进展的主要特征所在。正因为如此,目前临床上采用的 irRC、irRECIST、iRECIST 肿瘤免疫治疗疗效评价标准,这有别于传统的评价方法和标准。

假性进展作为一种非典型的免疫治疗反应,无论对医生还是患者而言,都是一个挑战。只有及时、准确、正确地认识假性进展,才可使患者的免疫治疗获得最大化的生存获益。

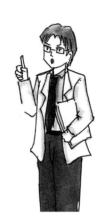

话题24：真假难辨的免疫治疗后进展

近年来，说到肿瘤治疗的热点和重点，非免疫治疗莫属。过去几年，一个又一个的肿瘤免疫药物被逐步批准上市，目前已经达到十余个品种。免疫治疗不仅从后线方案治疗跻身到一线治疗中，而且大部分免疫制剂的适应证也进行了调整和更新，覆盖的癌种更多，而且价格也愈发亲民。免疫药物进入医保以后，其价格甚至比部分化疗、靶向治疗药物还低。有效、低毒、价廉等特点已经成为免疫药物、免疫治疗最大的标签。

然而，在接受性价比如此高的治疗时，需要了解两个概念，即肿瘤的"假性进展"与"超进展"。毕竟在接受免疫治疗后，有一部分患者会出现肿瘤体积增大，面对肿瘤的增大或者出现的新病灶，需要鉴别到底是肿瘤假性进展还是治疗后的超进展。

假性进展是免疫治疗的特点之一，顾名思义就是肿瘤患者在实施免疫治疗以后，肿瘤的体积增大，甚至是出现了新的临床病灶。此时，肿瘤体积的增大并非是由真正的肿瘤细胞数量增多所引发的，而是因为大量被激活的免疫细胞侵袭、浸润到肿瘤组织内，同时也可能伴有体液潴留,造成肿瘤体积增大的假象。这其实是肿瘤对免疫疗法产生的应答,是一种治疗起效或者说是有了治疗反应的表现。临床统计,目前大概有6%~15%的肿瘤患者在接受免疫治疗后会出现假性进展,患者往往不会有太多主观感受,部分由于占位效应而产生的不适反应也是一过性的。随着治疗的继续,肿瘤体积又会逐渐缩小。

免疫治疗超进展则是免疫治疗中独特的不良反应,它主要是指实施了免疫治疗以后,肿瘤病灶的体积不仅没有减小,反而出现了增大、增多,而且病灶进展的速度比治疗前更快:一般来说,在治疗后的第一次疗效评估时,肿瘤生长的速度与治疗开始前的基线相比,一般增幅超过50%。临床上出现了上述表现或者是具有这些特点的患者,往往提示其预后不佳。

临床上,目前对于免疫治疗超进展的标准尚未统一,相关诊断标准尚有一定的争议。趋向一致的观点认为:检查往往需要满足以下三个条件:即在免疫治疗中肿瘤进展时间小于两个月;肿瘤负荷相比于基线期增长超过50%;免疫治疗后肿瘤生长速率(TGR)增加大于两倍。

此外,在这些真真假假的肿瘤变化过程中,还有对肿瘤免疫治疗确切无效的真性进展,这些患者确确实实没有从免疫治疗中获益而使得肿瘤增大。

那么如何鉴别以上几种情况呢?超进展多发生在一般状况较差的患者身上,部分基因检测技术、免疫分子(如PTEN、STK11、K-ras、MDM2、BRCA2等)可用于超进展的判断。假性进展一般在患者接受免疫治疗的前几周出现,患者一般状况较好且患者的主观感受并不明显,而体表或口腔肿瘤患者可以发现肿瘤在数天内出现增大,如果体内具有多个病灶,通常表现为同时变化,即所有病灶同时增大,而在接受治疗3个月后,绝大部分患者肿瘤体积开始缩小。如果是个别病灶出现增大,出现新发病灶、新症状,往往考虑是真性进展。如果需要进一步明确,则需要病理检查。假性进展的肿瘤组织中可见出血和成熟淋巴细胞的浸润,癌细胞数量减少;而真性进展和超进展的肿瘤组织中仍以肿瘤细胞为主。

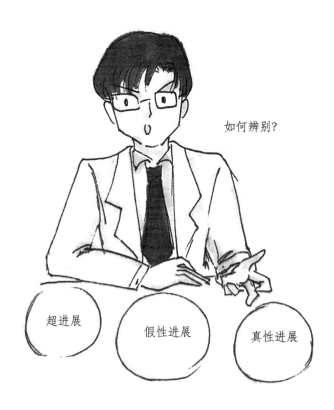

如此看来,免疫治疗后肿瘤体积增大,是好是坏并不能"一锤定音",还是要交由肿瘤科医生判断。如果确实需要,再行病理活检也是利大于弊。

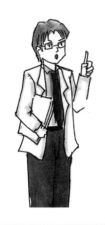

话题25：谁是免疫制剂的好帮手？

免疫治疗已经成为抗肿瘤治疗中的主力，也是肿瘤治疗中不可逾越的内容。在免疫治疗中，除了那些明确的免疫治疗优势生物靶点以外，是否还有其他可以提高免疫治疗疗效的好帮手，也是我们探索的主要方向。

提升免疫制剂的有效率，目前临床上应用最多的方法就是联合治疗模式。联合治疗的内容也是抗肿瘤治疗有效的各种药物，如免疫联合化疗、免疫联合靶向药物等。与此同时，近年来人们也把注意力转向其他治疗措施或者辅助用药，并获得了一定的效果。这些也为未来免疫治疗提供研究前景和方向。

1 改善肠道菌群

肠道菌群是近年来人体科学研究的重点、热点和难点。肠道菌群是否可能成为免疫治疗药物的好帮手已有一定的结果。初步研究证实，肠道菌群或许是免疫制剂疗效启动的钥匙或许是"托举"的助手。肠道菌群的状态对小鼠模型中肿瘤的免疫治疗疗效有决定性作用，*Science*（《科学》）上也曾聚焦肠道微生物对肿瘤免疫治疗的重要影响，证实肠道菌群会影响肿瘤免疫治疗的疗效。

加拿大学者的研究更是表示肠道细菌可以使免疫治疗疗效提高4倍。假双歧杆菌、约翰逊乳杆菌和奥尔森氏菌是三种与阳性免疫治疗结果相关的肠道菌群,也证实了肠道菌群在免疫治疗期间扮演了重要的角色。同时建议在免疫制剂使用过程中尽量不要使用抗生素。在日常生活中,尽可能保证结构平衡的饮食,确保肠道菌群的健康完整,建议在日常饮食中适当增加酸奶(含双歧杆菌)等食物。必要时服用一些药用益生菌或者保健类益生菌。

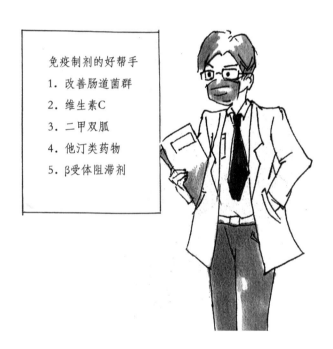

2 维生素C也是免疫制剂的好帮手

维生素C与免疫制剂的联合使用,既可以让"敌人"自行暴露,又可以强化"友军"。维生素C提升免疫制剂有效率的作用机制是它可以改变肿瘤细胞的状态,增加肿瘤细胞的抗原性,使其充分暴露,易被免疫细胞杀伤。维生素 C 预处理的肿瘤细胞被免疫系统杀死的比例可以增加 21%。此外,维生素 C 可以增强免疫细胞的功能,提高 $CD8^+$ T 细胞的杀伤效应,对肿瘤细胞的杀伤力增加 2.8 倍。

一项基础研究发现,"超大剂量"的维生素 C 与免疫制剂联合使用,可以显著增加免疫细胞对肿瘤细胞的攻击作用,肿瘤明显缩小超过 50%。这个研究虽然使用了临床上不可能实现的"超大剂量"的维生素 C,但是,肿瘤免疫原性的增加与免疫细胞杀伤力的增强效果却是毋庸置疑的。

3 二甲双胍再现"神奇"作用

近年来,二甲双胍由一款治疗糖尿病的老药,直升为一种"神药",在减肥、提高免疫、增寿、抗癌等诸多领域发挥着它的神奇效果。在与免疫制剂的联合治疗中,发现其有大幅度提升免疫治疗有效率的作用。在晚期恶性黑色素瘤患者中,二甲双胍可以为实施免疫治疗增敏,还可提升免疫制剂的有效率,尤其对于糖尿病患者来说,二甲双胍与免疫制剂的联合使用,可以获得更好的疗效。

4 他汀类药物的一举两得

他汀类药物不仅可以降脂,也可增加免疫制剂的敏感性。过多的脂肪,尤其是胆固醇积聚在免疫细胞里,会导致肿瘤患者失去抗癌的能力。而他汀类药物则在降脂的同时,又具有提高免疫制剂敏感性的能力,这一结果已获得了若干个临床研究的支持。对不同类型肿瘤的研究表明,免疫制剂联合他汀类药物可以提高治疗的有效率,患者生存期更长。部分研究则证实他汀类药物有增敏免疫制剂的效果,而不是直接有抗癌效果。

5 β受体阻滞剂也是"好搭档"

最近的一项前瞻性、I 期临床试验显示,β受体阻滞剂或许可以成为免疫制剂的好搭档。在晚期恶性黑色素瘤患者中,接受标准剂量的免疫制剂加盐酸普萘洛尔获得了78%的客观有效率,且临床安全性良好,这样的结果绝对振奋人心。

糖尿病、高血脂、高血压、胃肠功能紊乱等均是老年患者的常见病、多发病,部分中老年人在日常的慢性病管理中自然也少不了降糖药、降脂药、降压药的使用,这些药物如果有改善免疫制剂的疗效,也不失为一种一举多得的好事。